Eran Rolnik

Redekur

Psychoanalyse verstehen

Aus dem Hebräischen übersetzt
von David Ajchenrand

Brandes & Apsel

Deutsche Originalausgabe der 2022 bei Resling Publishing erschienenen hebräischen Ausgabe unter dem Titel *Redekur – 13 Gespräche zur Psychoanalyse*

Der Autor bedankt sich für die Unterstützung bei der Finanzierung der Übersetzung bei der Sigmund-Freud-Stiftung zur Förderung der Psychoanalyse e.V.

SIGMUND FREUD STIFTUNG
ZUR FÖRDERUNG DER PSYCHOANALYSE e.V.

1. Auflage 2023

Umschlag: Wolfgang Hildesheimer Original-Collage – Fragmentarisches 1986
DTP: Brandes & Apsel Verlag
Druck: STEGA TISAK d. o. o., Printed in Croatia
Gedruckt auf einem nach den Richtlinien des Forest Stewardship Council (FSC) zertifizierten, säurefreien, alterungsbeständigen und chlorfrei gebleichten Papier.

Bibliografische Information der Deutschen Nationalbibliothek:
Die Deutsche Nationalbibliothek verzeichnet diese Publikation in der Deutschen Nationalbibliografie; detaillierte bibliografische Daten sind im Internet über www.ddb.de abrufbar.

ISBN 978-3-95558-345-3

»Manchmal empfinde ich, daß es zwischen dem Analysierten und dem Nicht-Analysierten keine Möglichkeit der Verständigung gibt. Mit der Bezeichnung ›der Analysierte‹ meine ich noch nicht einmal den durch psychoanalytische Therapie Geheilten, sondern den, dem sie, über die eigene Person hinaus, Einblicke in die menschliche Seele vermittelt hat. Denn für den einigermaßen geschulten und intelligenten Analysanden enthält seine Analyse gleichsam Elemente einer Lehranalyse, indem sie, sich den Pfad hinab ins Unbewußte ertastend, Nebenwege aufzeigt, das heißt: das, was hätte sein können, aber in diesem Falle nicht ist.«

Wolfgang Hildesheimer, Die Subjektivität des Biographen

Inhalt

Dieses Buch ist meinen Studenten und Patienten gewidmet.

Vorwort

Psychoanalyse zu lehren, das heißt, Studierenden, Kandidaten oder erfahrenen Kolleginnen und Kollegen Worte und Gedanken anzuvertrauen, ist ein bedeutender Teil meiner Identität als Psychoanalytiker, Psychiater, Forscher und Autor. Beim Ausbruch der Coronavirus-Pandemie, im Verlaufe des ersten Lockdowns, nahm ich mir vor, die frei gewordene Zeit zum Schreiben zu nutzen. Das gewohnte Leben kam zum Stillstand, die Betriebsamkeit wich der neuen Gegenwart der Coronavirus-Pandemie. Sie war bedrohlich, lästig, erfüllte mich aber auch mit einem Gefühl von Dringlichkeit und Dankbarkeit. Es ist keine Alltäglichkeit, dass dem Menschen die Gelegenheit gegeben wird, zu spüren, wie ihn die Geschichte durchdringt. Dieses Gefühl habe ich dank Corona großzügig erfahren. Dann geschah etwas Unerwartetes: Ich stellte fest, dass es für mich besser war, die freie Zeit, die ich durch die Lockdowns gewann, mit dem gesprochenen Wort als mit Schreiben füllen. Die Erfahrung, Psychoanalyse im Gespräch mit Kolleginnen und Kollegen zu denken, hatte mir offensichtlich gefehlt.

Im März 2020 wandelte ich die Mittwochsseminare, die ich in der Praxis durchzuführen pflegte, in Videobegegnungen um und nannte diese digitale Begegnungsreihe »Psychotherapie in Gefahr«. Schon nach kurzer Zeit verwandelte sich das vertraute, intime Freud-Lektüreseminar in einen Studienkreis mit einigen Hundert Therapeuten, die sich im virtuellen Raum zu einer Reihe von theoretischen und klinischen Begegnungen trafen. Es nahmen Studierende (nicht nur der Fachrichtung Psychologie), Psychotherapeuten, Akademiker in leitenden Positionen und Anhänger der Psychoanalyse mit unterschiedlichen Hintergründen teil. In manchen Fällen schickte ich den Teilnehmern auch Artikel zur Lektüre, wobei die Diskussion zumeist bei Freud begann, sich um verschiedene psychoanalytische Fragen und Haltungen drehte und dazwischen auch auf Fragen einging, die mir während des Vortrags oder zwischen den Begegnungen per Chat oder E-Mail zugingen. Jede Begegnung dauerte anderthalb Stunden, in denen ich frei in die Kamera redete. Manchmal hielt ich kurz zum Verschnaufen inne und mein Blick streifte die Dutzenden Köpfe, die mir vom Bildschirm entgegenblickten.

Sie waren wirklich da, saßen zu Hause, in den leeren Kliniken oder unter freiem Himmel, im Wohnzimmer im Florentin-Viertel in Tel Aviv oder im Garten in Rosh Pina in Nordisrael, in Arbeitszimmern in Philadelphia, Chicago, London, Berlin oder San Francisco. Ich sprach über Themen, die mich und auch sie in normalen Zeiten beschäftigen, über Dinge, die ich für wichtig hielt für unerfahrene Therapeuten, und hoffte, dass sie auch die erfahrenen Kollegen noch interessierten, die am Seminar ebenfalls teilnahmen. Ich berief mich auf ältere Texte, die ich früher gelesen oder verfasst hatte, wagte Annahmen und ließ klinische und theoretische »Versuchsballons« steigen. Geschuldet ist dieses Buch auch ebendieser spezifischen raumzeitlichen und technologischen Konstellation.

Ob meine Ausführungen nun für erfahrene Psychoanalytiker oder für Psychologiestudentinnen bestimmt waren, die den Begriffen »Urszene« oder »projektive Identifikation« zum ersten Mal begegneten, jeder theoretische Gedanke, jedes klinische Dilemma und jede technische Streitfrage war nach meiner Empfindung von diesem historischen Moment geprägt, den uns die Pandemie bescherte. Vielleicht schwelgte ich in der Vorstellung, ich sei eine Art Freud, der mitten im Ersten Weltkrieg und auf dem Höhepunkt einer Grippeepidemie in Wien durch die schneebedeckten Straßen schreitet auf dem Weg zum Vorlesungssaal, um vor einem breiten Publikum Einführungsvorlesungen in die Psychoanalyse zu geben, vielleicht war ich von der Angst besessen, dass es sich um die »letzte Vorlesung« handelt. Pandemiezeiten sind auch eine Gelegenheit für Überzeichnungen.

Bei jedem Gespräch war ich jeweils bemüht, mich auf ein Thema zu konzentrieren – Psychotherapie und Ängste in Epidemiezeiten, Therapie via »Zoom«, das Unbewusste, Übertragung und Gegenübertragung, Deutung, Mitfühlen, Enactment, Widerstände, Behandlungsabschluss, psychoanalytische Weltanschauung etc.

Während der Lockdowns habe ich einige Dutzend Zoom-Veranstaltungen unter dem Titel »Psychotherapie in Gefahr« durchgeführt. Ganz ohne schriftliche Notizen und im Unterschied zur Vorlesung im Hörsaal oder zum Vortrag auf einer Konferenz ließ ich meinen Gedanken freien Lauf und behandelte die Themen in breiterem Zusammenhang. Ich befasste mich mit praktischen Grundproblemen der psychoanalytischen Psychotherapie, mit der Begriffsgeschichte und Streitdebatten – und auch mit dem heutigen Stand des psychoanalytischen Wissens. Es waren freie Assoziationen eines Klinikers, zugleich auch eines Historikers der Psychoanalyse über Theorie, Technik, Philosophie und Geschichte des psychoanalytischen Denkens, alle paar Minuten von Kollegen »gestört«, die Fragen stellten, Anmerkungen machten, Diskussionspunkte einwarfen. Das Ergebnis war eine Art psychoanalytischer *Midrasch*, eine Mischung aus theoretischer Reflexion und vertiefter Lektüre ausgewählter Texte der psychoanalytischen Literatur einerseits, und einem »klinischen Journal« mit praktischen Ratschlägen für Therapeuten aus der, wie erwähnt, zugleich persönlichen, gelehrsamen und diskursiven Perspektive andererseits. Einige dieser Vorlesungen vergingen wie im Fluge, ganz wie jene Traumstunden während der Analyse, bei denen sich der Analytiker in letzter Minute aus dem Halbschlaf rüttelt, um die Stunde pünktlich zu beenden.

Spät nachts, nach der Sitzung, habe ich mir manchmal die Aufnahmen angeschaut. Das Unbewusste meiner Gruppe und das meine blieben offensichtlich nie ganz ausgeklammert. Ich stellte fest, dass ich nicht immer einverstanden war mit dem, was ich kurz davor gesagt hatte, ja manchmal schien mich in der Hitze der Diskussion gleichsam ein Geist zu befallen, den ich in einem Artikel oder einer Vorlesung mit schriftlicher Vorlage vermutlich neutralisiert hätte. Allmählich gewöhnte ich mich an mein digitales Selbst und freute mich auf mein nächstes Treffen mit ihm und mit der Gruppe. Ich begann, über diese Zoom-Sitzungen als meine »Talking Cure« (Redekur) nachzudenken.

Bei dem Versuch, den Stimmen- und Ereignischor bei jeder Sitzung zu orchestrieren, begann ich, von den Aufnahmen Transkripte anzufertigen. Die Verarbeitung der aufgenommenen Sitzungen zu Texten ermöglichte mir auch, mich näher mit meinem psychoanalytischen Palimpsest auseinanderzusetzen. Ich war nicht überrascht festzustellen, dass Freud eine zentrale Rolle in meinen Vorlesungen einnahm – wenigstens daran hat die Corona-Pandemie nichts geändert –, doch ich erkannte auch, wie sehr sich meine Gedanken über die Psychoanalyse als Praxis und Ethik, als Lebenswandel und Erfahrung im Laufe der Jahre geändert haben. Aber noch wichtiger: Ich erkannte, wie sehr das Reden in die Kamera in demselben Raum, den ich mit den Patienten teile, seinen Widerhall in der Art findet, wie ich lehre, denke und rede. Das Reden aus dem Behandlungszimmer hinaus half mir, die objektive und die subjektive Dimension des psychoanalytischen Akts miteinander zu verbinden und unsere Gespräche in der Praxis zu verankern – in meiner *vita activa* als analytischer Therapeut. In einem Raum, in dem wenige Minuten zuvor eine Analysesitzung stattgefunden hatte, vor einer Kamera über Psychoanalyse zu reflektieren und zu sprechen und ein recht großes Therapeutenpublikum in Echtzeit daran teilhaben zu lassen, ist ein ganz besonderes Erlebnis.

Ein paar Worte noch zum Aufbau des vorliegenden Bandes: Das erste Kapitel »Psychotherapie in Gefahr« beruht auf der ersten Gruppensitzung, die zu Beginn des ersten Lockdowns stattfand. Anlässlich dieser Sitzung ordnete ich das Seminar in seinen historischen und erlebnisgeschichtlichen Kontexten ein: im alt-neuen Ereignis der Pandemie und in den verschiedenen Aspekten des Angstphänomens. Eine gekürzte Version des Vortrags erschien im April 2020 in einer Wochenendbeilage der Zeitung *Haaretz*. Die elf nachfolgenden Gespräche befassen sich mit ausgeprägt theoretischen und klinischen Fragen. Darin eingeflochten sind die Fragen und Anmerkungen der Seminarteilnehmer. Im 13. Gespräch, das diesen Band beschließt, betrachte ich das psychoanalytische Projekt erneut aus der Vogelperspektive durch Reflexionen zum Begriff »psychoanalytische Weltanschauung« und dessen mögliche Verbindungen zu politischem Denken und zur Demokratie. Frühere Versionen desselben trug ich auf der Konferenz »Bion in Marakesh« 2018 in Rom, in den Psychoanalytischen Gesellschaften von Philadelphia und Chicago 2019, in der Israelischen Psychoanalytischen Gesellschaft 2020 sowie auf der Gründungsveranstaltung des Studiengangs »Freud und seine Nachfolger« des Studienprogramms für Psychotherapie der medizinischen Fakultät an der Tel Aviver Universität im März 2021 vor. Rückblickend habe ich realisiert, dass es durch das letzte Gespräch auch möglich wird, die zuvor durchgeführten Seminare – trotz ihrer ausgesprochen persönlich-klinischen Ausprägung – als Teil des kulturwissenschaftlichen Forschungsprogram zu verstehen, dessen Anfang die Übersetzungen von Freuds Schriften ins Hebräische bilden, an denen ich als Übersetzer und Lektor ab 1994 teilnahm, und auch mein hebräisches Werk *Osej Hanefaschot* (Seelenagenten) (Am Oved, 2007), das in überarbeiteten Fassungen auch auf Englisch (*Freud in Zion*, 2012), auf Deutsch (*Freud auf Hebräisch*, 2013) und auf Französisch (*Freud à Jérusalem*, 2017) erschien.

Ich möchte mich an dieser Stelle bei den Teilnehmern des Seminars »Psychotherapie in Gefahr« für inspirierende gemeinsame Monate des Gedankenaustauschs, der Lektüre und des Lernens bedanken. Mein Dank gilt auch den mehreren Tausend Mitgliedern der Facebook-Gruppe »Psychoanalysis in Israel«, auf deren fruchtbarem Boden auch mein vorheriges Buch *Sigmund Freud – Michtawim* [*Sigmund Freud – Briefe*] (2019; s.a. 2020) gedieh. Die Tiefenströmungen, die in dieser bemerkenswerten Diskussionsgruppe zirkulieren, trugen auch zur Entstehung der hebräischen Version von *Redekur. 13 Gespräche zur Psychoanalyse* bei. Ich bedanke mich bei David Ajchenrand, dem Übersetzer, und der Psychoanalytikerin Sibylle Drews, die die Übersetzung gegengelesen, das Literaturverzeichnis erstellt und die Publikation auf Deutsch unterstützt hat sowie bei der *Stiftung zur Förderung der Psychoanalyse e. V.* für die Unterstützung der Übersetzungskosten. Für die Reproduktion von Wolfgang Hildesheimer Original-Collage – *Fragmentarisches 1986* – bedanke ich mich bei Inge Thurner und Christa Geitner.

Allen voran bedanke ich mich bei Nili Lubrani Rolnik, die Teile der Transkriptionsarbeit übernahm und mich, wie immer, auf Gedanken in meinen Worten hinwies, die mir verborgen geblieben waren.

Ich hoffe, dass die Anregungen und Fragen, die meine Seminarteilnehmer und ich im Verlaufe der virtuellen Begegnung einbrachten und Eingang in diesen Band fanden, nicht nur Zeugnis meines psychoanalytischen Bewusstseins ablegen, sondern auch von jenem anhaltenden historischen Moment, jenem Gefühl der fachlichen und menschlichen Schicksalsgemeinschaft, das die Kontinuität des zeitgenössischen psychoanalytischen Denkens in Pandemiezeiten ermöglichte.

Eran Rolnik, Tel Aviv/Poschiavo, Oktober 2022

1

Psychotherapie in Gefahr

Wie achtet man bei der Behandlung auf die Manifestationen eines historischen Ereignisses so gewaltigen Ausmaßes wie eine Pandemie? • Wie wirkt sich die Kamera auf das Behandlungsgespräch aus? • Was ist Angst? • Was ist der Todestrieb und wie schützt er uns vor dem Lebensschmerz? • Hat der analytische Therapeut eine gesellschaftliche Aufgabe? • Sind Psychoanalytiker Angsthasen? • Worüber sprachen Freud und der Dichter Rainer Maria Rilke während des Kriegs?

Ich möchte mit einer Anekdote beginnen, und zwar nicht aus der Frühzeit der Psychoanalyse, sondern aus dem Goldenen Zeitalter der amerikanischen Psychoanalyse. Es gab Zeiten in Amerika, in denen Psychoanalytiker gefragte Redner in allen möglichen Foren und auf Symposien waren. Ein solcher Star jener Epoche war der kalifornische Analytiker Ralph Greenson (von dem später bekannt wurde, dass Marilyn Monroe bei ihm in Behandlung gewesen war). Die Legende besagt – eigentlich ist es eine Geschichte, die seine Frau später erzählte – Folgendes: Greenson nahm 1960 an einem Podiumsgespräch in der Universität von Kalifornien über das Verhältnis von Psychoanalyse und Religion teil. Der Hörsaal war voll besetzt. Er sitzt also auf der Bühne am Tisch mit anderen Diskussionsteilnehmern, einem katholischen Priester, einem protestantischen Religionsvertreter und einem Rabbi – ganz wie in den Witzen. Die Diskussion nimmt ihren Lauf, und plötzlich ertönt ein lautes Donnern, die Lichter gehen aus und es herrscht völlige Dunkelheit im Hörsaal. Die Leute springen von ihren Sitzen auf und laufen wild durcheinander. Nach ein paar Minuten gehen die Lichter wieder an, und die Leute kehren allmählich auf ihre Plätze zurück. Greenson ergreift das Mikrofon und sagt: »Ich möchte nur festhalten, dass ich als einziger sitzengeblieben bin.«

Diese Anekdote lässt sich auf mancherlei Art interpretieren, etwa vor dem Hintergrund der Epoche, in der die amerikanische Psychoanalyse in einem gewissen Überlegenheitsgefühl schwelgte wie die Religion. Ein Interpretationsversuch könnte aber auch in Form der folgenden Frage erfolgen: Ist der Psychoanalytiker wirklich dazu bestimmt, als »Letzte sitzenzubleiben, wenn im dunklen Raum Panik ausbricht«? Ist das die gesellschaftliche Aufgabe als Analytiker? Greenson scheint Stolz darüber zu empfinden, dass er im Gegensatz zu den Religionsvertretern, die alle unter dem Tisch Schutz suchten, sitzenblieb.

Ich bin nicht sicher, ob wir das heute als Analytiker als Ideal empfinden würden, d. h. in jeder Situation die Fassung zu bewahren und sitzenzubleiben. Andererseits bin ich davon überzeugt, dass wir in der heutigen Zeit eine bestimmte Aufgabe haben. Nach meinem Verständnis haben wir tatsächlich eine Aufgabe, und diese besteht nicht nur darin, Menschen zu behandeln, sondern auch das Denken »unter Feuer« weiterzuentwickeln, wie Bion (1979) schreibt, also auch unter Bedingungen, unter denen die intellektuelle Auseinandersetzung kaum möglich scheint. Ich glaube deshalb, dass die Fragen, denen wir uns in unseren folgenden Begegnungen widmen möchten, über technische Fragen, wie man z.B. Psychoanalyse im Lockdown betreiben kann oder wie die Behandlungstechnik den Bedingungen einer Epidemie angepasst werden könnte, hinausgehen werden. Das sind durchaus wichtige Fragen, aber ich interessiere mich auch für Fragen wie folgende: Was können wir in einer solchen Zeit zusätzlich bieten, oder was kann uns diese Zeit über die Menschen und die therapeutische Begegnung lehren? Ich möchte die besonderen Umstände, in denen wir uns heute befinden, nutzen, um über die Dinge nachzudenken, die uns als Therapeuten auch in normalen Zeiten beschäftigen.

Unsere Disziplin, das dynamische therapeutische Denken, ist in vielerlei Hinsicht ein Denken, das sich in Notzeiten entwickelt. Wir sind uns dessen vielleicht nicht bewusst, doch ein Großteil der Theorien, an denen sich unsere Arbeit orientiert, sind Theorien, die sich »unter Feuer« entwickelt haben, also unter allen möglichen Arten von Erschütterungen und Angriffen von außen, die das psychoanalytische Denken in den 130 Jahren seines Bestehens begleitet haben. Ob wir über die Theorien von Freud, Reich, Ferenczi, Klein, Winnicott, Kohut, Bion oder Lacan debattieren, wir sollten auch die partikularen autobiografischen und zeitgenössischen Dimensionen des psychoanalytischen Denkens und der therapeutischen Praxis im Visier haben.

Fangen wir vielleicht mit der Ödipus-Geschichte an. Das Drama *König Ödipus* von Sophokles spielt sich in der Stadt Theben ab, die gerade von einer Seuche befallen ist. Die Seuche bringt das damalige medizinische Denken zum Ausdruck, das sich im Terminus »Miasma«, altgriechisch für »schädliche/bedrohliche Atmosphäre«, widerspiegelt. Die Lehre von den Miasmen dominierte die Medizin von Hippokrates bis zum 19. Jahrhundert, fast bis zu Freuds Zeit. Ärzte schrieben den Ausbruch von Seuchen wie Pest und Cholera Miasmen zu, das heißt, durch Fäulnis beinhaltende Luftpartikel von verseuchter Umwelt verursacht, etwa von verschmutztem Wasser.

Vordergründig klingt die antike Lehre von den Miasmen recht ähnlich wie die heutige epidemiologische Theorie, mit einem Unterschied: Sie ist völlig abstrakt und die Krankheitserreger werden nicht konkret benannt. In *König Ödipus* erhält das Miasma die religiöse Bedeutung der im Blutvergießen begründeten Unreinheit und Schuld. Auch die heutige Pandemie nimmt allmählich Ausmaße an, die über deren wissenschaftlich medizinische Bedeutung hinausgehen und wird vor unseren Augen mit religiösen, gesellschaftlichen und kulturellen Bedeutungen aufgeladen und natürlich auch mit dem Schuldmotiv. Als das Mikroskop erfunden wurde, wurden Bakterien als Krankheitserreger entdeckt. Die Medizin erklärte die Lehre von den Miasmen damit als unwissenschaftlich. Doch ich möchte darlegen, dass das Miasma, das aus dem medizinischen Diskurs verschwunden sein mag, nun in unseren Kliniken nicht weniger präsent ist und vielleicht sogar noch präsenter als das Corona-Virus. Ähnlich wie die Drachen und der Ödipuskomplex hat das Miasma offenbar tiefe Wurzeln in der Seele und in der Kultur.

Deshalb kann man in diesen Tagen vielleicht die Weltuntergangspropheten – darunter Ungläubige und Gläubige – verstehen, die den Ausbruch der viralen Epidemie als Auflehnung der Erde gegen den Menschen interpretieren oder, präziser formuliert, gegen den Kapitalismus, der sie verschmutzt. Die Auseinandersetzung mit Epidemien erfordert einen mehrdimensionalen Ansatz. Als Wissenschaftler sind wir gehalten, sie wissenschaftlich und therapeutisch, praktisch und rational zu behandeln, als Analytiker diese rationalen Ebenen jedoch auch mit der Vorstellung und dem Symbolischen zu kombinieren, als das Erlebnis »Teilnahme an der Epidemie«, sich »epidemisieren«, im objektiven wissenschaftlichen Verständnis einzubetten.

Wir müssen lernen, die Dinge, denen wir in der jetzigen Zeit in der Praxis begegnen, als Fälle zu begreifen, die auf mehreren Bezugsebenen stattfinden, auf persönlichkeitspsychologischen, gesellschaftlichen, kulturellen und politischen Ebenen. Doch wir haben da ein Problem: Einerseits treffen wir hier auf eine urzeitliche Kraft mit magischer oder mythischer Präsenz in der inneren Welt. Das Erleben der Epidemie ist in der Phylogenese des Menschen verwurzelt. Andererseits gibt es für Epidemien keine Erlebnisrepräsentation in unserer aktiven Erinnerung oder in jener unserer Eltern. Sie sind uns dann bekannt, wenn wir ihnen in der Literatur oder bei Kunstwerken begegnet sind, vor allem durch literarische und künstlerische Repräsentationen. Als Fachkräfte für psychische Gesundheit können wir somit einen nicht unerheblichen Teil der persönlichen und kulturellen Symptome mit den frühen Reminiszenzen von Epidemien in der Kultur verbinden. Alle möglichen Ängste im Zusammenhang mit »Reinheit« und »Ansteckungsgefahr« verbergen sich auch hinter manchen religiösen Bräuchen sowie hinter Zwangszeremoniell und Aberglaube. Angewohnheiten wie Spucken, Händewaschen, das phobische Verhältnis zu Blut und Menstruation sind offensichtlich Überreste einer Welt, in der Seuchen zum Leben gehörten – Epidemien der Antike, des Mittelalters und der Neuzeit. Die *Pessach-Hagada* erinnert uns ebenfalls an Seuchen der antiken Welt. Alle diese Bildnisse scheinen mir jetzt aus den Tiefen des kollektiven Unbewussten der Menschheit aufzutauchen und sich mit den heutigen Bildnissen der Corona-Pandemie zu vermischen. Globalisierung, Kapitalismus, Zerstörung des Erdballs, das sind die heutigen, modernen Bilder, doch sie mischen sich mit den alten Seuchenbildnissen. Wie behandelt man ein mentales Ereignis, das zugleich mythisch und singulär ist? Keine leichte Aufgabe. Ich gebe Ihnen ein Beispiel: Schauen Sie einen Moment die afrikanische Maske an, die hier hinter mir an der Wand hängt. Meine Patienten bemerken sie jeweils und reagieren darauf. Sie erscheint bereits seit mehreren Jahren in den Träumen der Patienten. Aber gerade weil diese Maske ein vertrauter Gast in den Gesprächen und Träumen der Patienten war, brauchte ich ein paar Wochen, bis ich realisierte, dass diese Maske, wenn sie in den Träumen des Patienten erscheint, bereits ein anderes Aussehen hat. Sie verkörpert nicht mehr Tarnung oder den Blick hinter die Kulissen, sondern etwas Neues. Meine Versuche, die Maske so zu interpretieren, als würde es sich um dieselbe Maske handeln, die vor zwei Monaten oder zwei Jahren in den Träumen erschien, erwiesen sich als eine Art Blindheit oder Verleugnung meinerseits der Transformation, die das Bild der Maske in unserer inneren Welt in der jetzigen Zeit erfährt.

Freud entwickelt seine erste Angsttheorie in einer Zeit weiter, in der die Angst im politischen und gesellschaftlichen Klima von Wien sehr präsent ist. Genau in den Monaten, in denen die Schulen und Universitäten geschlossen wurden, in der Zeit der Spanischen Grippe – wie jetzt hier – kehrte Freud zum Angstproblem zurück, das ihn seit den Anfängen seiner klinischen Arbeit beschäftigte. Er schreibt: »Das Angstproblem ist ein Knotenpunkt, an welchem die verschiedensten und wichtigsten Fragen zusammentreffen, ein Rätsel, dessen Lösung eine Fülle von Licht über unser ganzes Seelenleben ergießen müsste.« (Freud, 1916–17a, S. 408)

Die Angsttheorie, die der junge Freud in 1880er Jahren entwickelt hat, bietet eine revolutionäre, wenn auch etwas reduzierende Erklärung für körperliche Symptome von Ängsten. Diese Erklärung verbindet das Bedürfnis des Nervensystems nach möglichster Abführung von Spannung, verursacht durch Überreizung mit der Anhäufung nicht abgeführter Libido. Was will Freud seinen Patienten damit eigentlich sagen? »Eure Ängste haben einen Triebursprung, sie entstammen eurer unterdrückten Sexualität, der überbordenden Libido und vergiften euer Seelenleben.« Er weist auf die Ähnlichkeit der Angst und sexueller Aktivität hin: die Kurzatmigkeit, das Herzklopfen, ganz wie beim sexuellen Akt und wenn sich die Libido im Körper nicht entladen kann. Und Freud nennt eine ganze Reihe von Zuständen, die sexuelle Aktivität unbefriedigend machen. Dabei spricht er nicht nur von sexueller Abstinenz, sondern auch über Selbstbefriedigung, Coitus interruptus, über Zustände der Frigidität und Lustlosigkeit in der Liebe. Alle diese Dinge, die vordergründig als Entladung sexueller Spannung erscheinen mögen, führen eigentlich zu aufgestauter Sexualität, und diese Aufstauung wird, nach Freuds Worten, zu »Essig«. Die vergiftende Angst in der frühen Theorie Freuds ist die Libido, die sich in der Seele aufstaut – und verdirbt. Von diesem Punkt an beginnt sich die Unterscheidung zu entwickeln, die das psychoanalytische Denken prägt, nämlich zwischen der Angst als seelisches Ereignis mit mentalem Inhalt und psychischer Bedeutung und der Angst als eine Art körperliches, physiologisches Ereignis ohne symbolische Dimension. Der Angstbegriff wurde von Freud – genau wie der Triebbegriff – als bindendes Glied zwischen Körper und Seele konzeptualisiert. Noch heute können wir die Angsttheoretiker auf einer Skala einordnen, an deren einem Ende sich die Psychologen und Psychiater mit biologistischem oder sogar evolutionärem Angstverständnis stehen und am anderen Ende die Theoretiker des Sozialkonstruktivismus, das heißt die Theoretiker, die Angsterscheinungen weniger in individualpsychologischen Kontexten, sondern vielmehr in gesellschaftlichen, kulturellen und historischen Kontexten erkennen.

In dem Jahr, in dem Freud seine erste Angsttheorie präsentierte, also 1893, gibt der norwegische Maler Edvard Munch der Angst des modernen Menschen einen ersten expressionistischen Ausdruck in Form seines Gemäldes *Der Schrei*. Der Schrecken, den Munchs schreiende Gestalt zum Ausdruck bringt, ist gleichsam ein Vorbote für den Ausgang des 19. Jahrhunderts und den Auftakt zur modernen Epoche mit einem verheerenden Krieg, dem Ersten Weltkrieg oder wie er damals genannt wurde, dem »Großen Krieg«.

Im Großen Krieg wurden die kulturellen Grundbegriffe über die Ängste des modernen Menschen geprägt. Im Unterschied zu den Ängsten der vormodernen Epoche, die nur jene betrafen, die einer Gefahr selbst unmittelbar ausgesetzt waren, ist die Angst des modernen Menschen mimetisch. Die Angst ist viel ansteckender als die Epidemie selbst. Man braucht sich nicht in der Gefahrenzone aufhalten oder unmittelbar einer Gefahr ausgesetzt sein, um Angst zu erfahren. Es genügt, ein Bild zu betrachten, Radiosendungen zu hören oder Fernsehen zu schauen, um bei sich Angstreaktionen auszulösen. In unserer Zeit wird die Angst in kürzester Zeit zu einem Massenphänomen. Die Angst wird in Echtzeit von geübten Angstagenten, die sie für ihre wirtschaftlichen und politischen Zwecke einspannen, vielfach verstärkt weiterverbreitet.

Freuds späte Angsttheorie hat ihre Vorgängerin nicht vollständig abgelöst, sie jedoch auch in der Seele verortet, nicht nur im Körper, indem dargelegt wird, dass die Angst nicht nur ein Mittel zur Abführung von Essig gewordener Libido oder von anderen unerträglichen seelischen Lasten ist, sondern eine Kapsel, eine Hülse, die Bedeutung und das Wissen des Subjekts über sich selbst in sich trägt, und dieses Wissen wandert im Seelenraum und wartet auf eine Gelegenheit, es zu denken, und wenn es nicht gedacht werden kann, wird es zum Symptom, genau wie ein Traum oder ein Zwangssymptom. In der späten psychoanalytischen Angsttheorie hat die Angst also eine doppelte Funktion: das Ich vor konkreten Gefahren wie Schmerz, Verlust oder Hunger zu schützen, aber auch eine Funktion bei der kognitiven und emotionalen Entwicklung, nämlich dem Ich das Bestehen einer seelischen Existenz jenseits des Bewusstseins anzuzeigen. Der Ursprung der Angst, und an diesem Punkt kommen wir als Therapeuten zum Zug, liegt gleichzeitig innerhalb und außerhalb der Menschen. Dies, weil die Angst jenem triebhaften oder phantasmatischen Element entstammt, das vom Subjekt als fremd, als »Außer-Ich« wahrgenommen wird. Die Angst ist in dieser Hinsicht ähnlich wie die kindliche Sexualität. Sie ist traumatisch. Weshalb ist sie traumatisch? Sie ist traumatisch, weil sie gleichzeitig vom frühesten Entwicklungsstadium an von innen und von außen auf die menschliche Seele einwirkt, noch bevor der Mensch die geistige oder kognitive Fähigkeit erlangt, sie zu verstehen und zu deuten und ihr symbolischen Ausdruck zu geben.

Epidemiezeiten sind Hochzeiten des Todestriebs

Die Bedeutsamkeit der psychoanalytischen Traumatheorie liegt darin, dass sie den bekannten medizinischen Traumabegriff verwendet, ihm aber eine neue psychologische Bedeutung verleiht. Die freudianische Schule der Psychoanalyse »misst« die äußere Einwirkung auf das Subjekt nicht, sie legt ihr Augenmerk vielmehr auf jenes besondere Zusammentreffen zwischen der Kraft und dem Vorgang, die vom Subjekt ausgehen, und der Kraft, die von außerhalb des Subjekts kommt. Das Trauma im psychoanalytischen Sinne ist ein seelisches Ereignis, das wir nur schwerlich im historischen Raum verorten können. Es fällt genauso schwer, seinen Anfangspunkt zu erkennen wie seinen Endpunkt. Das Trauma ist ein anhaltendes seelisches Ereignis. Das gilt auch für unsere Perspektive als analytische Therapeuten beim Therapieren der Ängste unserer Patienten.

Nicht-analytische Psychologen weisen gerne auf den Unterschied zwischen Furcht und Angst hin. Sie argumentieren, die Angst sei irrational, die Furcht rational. Das Virus kann uns umbringen. Daher fürchten wir uns vor ihm. Diese Unterscheidung ist freilich unbefriedigend für analytisch denkende Therapeuten. Sie lässt außer Acht, dass die fantasmatische Dimension auch eine vermeintlich rationale Furcht aufweist. Denken Sie an ein Kind, das sich vor Hunden fürchtet. Empfindet es Furcht oder Angst? Sie mögen sich auch an den kleinen Hans erinnern (1909b). Er hat Angst vor dem Pferd. Ist das Pferd für den kleinen Hans gefährlich? Offenbar ja, Hans kann vom Pferd getreten werden. Aber unser Hans fürchtet sich nicht vor dem Pferd, weil es ihn treten könnte, sondern wegen dem, was das Pferd symbolisiert: die Kastration. Das heißt, der kleine Hans fürchtet sich vor dem Pferd genauso, wie er sich vor ihm ängstigt. Und auch wir fürchten uns vor der Krankheit, vor der Epidemie, so wie wir mit gutem Grund Angst davor haben. Unsere Arbeit besteht darin, die Patienten dazu zu bringen, die Furcht möglichst von der Epidemie abzukoppeln und in den Bereich ihrer Projektionen überzuleiten, damit sie sich auf paradoxe Weise zu einer Angst »wandelt« und damit eine tiefere subjektive Bedeutung erhält. Je mehr sich der Patient traut, Verantwortung und Interesse auch für Ängste mit realem Hintergrund zu übernehmen, desto besser kann er mit seinen unbewussten Ängsten umgehen. Die Fähigkeit, eine Angst zu regulieren und umzuwandeln, ist ein Entwicklungserfolg, auf individueller und auch gemeinschaftlicher oder kultureller Ebene. Wir können die Angst unterschiedlich benennen, etwa mit Sorge, Kummer, Trauer, Reue, Schuld oder gar mit Neugier und Bewunderung. Es gibt auch Menschen, die vom Schaden fasziniert sind, den diese Epidemie anrichtet. Sie geben es nicht gerne zu, aber sie sitzen von morgens bis abends in einem Zustand emotionaler Erregung vor dem Fernsehgerät. Wenn wir ihnen helfen, die Bedeutung dieser Erregung zu erkennen und sie von der allgemeinen Etikette – Angst – befreien, helfen wir ihnen bereits, diesem Vorgang eine Bedeutung zu geben. Die Fähigkeit, Ängste zu regulieren und umzuwandeln, bestimmt die Grenzen der Selbstbewusstwerdung und des Vermögens, die Umgebung und die Welt zu erfahren. Das Verhältnis zum Unbewussten – unsere Fähigkeit, die Art von Ängsten in der Phantasiewelt in Echtzeit zu erkennen und zu verstehen – bestimmt schließlich das Verhältnis zur Realität, zum Fremden und zum Anderen. Sie bestimmen die Haltung, die wir beim Zusammentreffen mit dem Unbewussten in uns und auch außerhalb einnehmen – und letztlich auch das Vermögen, sich einer historischen Realität anzupassen und als Individuum und Gruppe auf Ziele in der Realität hinzuarbeiten, die von unserem Verhältnis zu den unbewussten Ängsten und Phantasien abgeleitet sind.

Wovor versuchen wir uns seit unserer Geburt zu schützen? Wir haben »Geburtsangst«, ein umstrittener Begriff, der wahrscheinlich zutrifft, obwohl er Freud widerwärtig erscheint. Das ist vermutlich der erste große Angstausbruch, der das »Ich« bei der Geburt befällt.

Danach empfinden wir die Angst der Trennung vom Objekt, die Angst vor dem Verlust des Objekts oder, genauer gesagt, die Angst vor dem Verlust der Zuneigung des Objekts, das heißt die Angst vor der Beeinträchtigung des Objekts als Objekt der Zuneigung.

Diese Ängste werden in einer etwas längeren Aufzählung traumatischer Erfahrungen ausgeführt, die uns von der Geburt bis zum Tod begleiten: das Geburtstrauma, der Verlust der Mutter, die Kastrationsangst, der Verlust der Zuneigung des Objekts und – besonders wichtig – der Verlust der Zuneigung des »Über-Ich«, das heißt, die Angst vor dem Gewissen. Ich glaube, die Angst vor dem Gewissen lässt sich jetzt schon sehr stark aus dem öffentlichen Diskurs heraushören. Schuld. Schuld. Schuld. Wir haben das selbst verschuldet. Wir haben uns versündigt, vergangen, sind vom rechten Weg abgekommen, haben uns töricht verhalten, deshalb wurden wir bestraft. Nun mag man fragen: Und was ist mit der banalen und »selbstverständlichen« Angst vor dem Tod? Kann man das, was jetzt um uns herum geschieht, ohne sie verstehen?

Die Haltung, die die Psychoanalyse für das bereithält, was sich Todesangst nennt, ist alles andere als intuitiv. Man könnte sie mit den Worten von T. S. Eliot zusammenfassen, »in meinem Anfang ist mein Ende«. Der Mensch hat – aus der Sicht der freudianischen Psychoanalyse – keine Angst vor dem Tod, der ihn erwartet, sondern von dem bereits eingetretenen Tod. Das Unbewusste glaubt nicht an seine Endlichkeit. Auf rational-kognitiver Ebene können acht- oder zehnjährige Kinder zwar schon verstehen, was Tod bedeutet, doch im Unbewussten ist der Tod nie »dominant«. Wir empfinden manchmal Furcht vor dem Tod, wir alle empfinden sie im Moment, aber wir neigen auch dazu, die unmittelbare Furcht vor dem Tod mit der Todesangst zu verwechseln. Wie hat sich die Angst vor dem Tod in unserer Seele festgesetzt? Diese Frage ist umstritten. Mag sein, dass die Angst vor dem Tod dem Todestrieb am nächsten kommt, dem der Säugling in seinen ersten Tagen begegnet. Das heißt, wir haben eine Art protomentale Erfahrung oder möglicherweise eine Erfahrung im frühen Säuglingsalter mit dem Todestrieb. Vielleicht ist in unserer Seele eine Erfahrung mit der Ohnmacht und dem seelischen Zusammenbruch festgeschrieben. Ich glaube, es lohnt sich dieser Tage, den Begriff Todestrieb etwas näher anzuschauen, denn er hilft sehr dabei, davon abgeleiteten Weltschmerz und zahlreiche andere Phänomene – normaler und pathologischer Art – zu verstehen. Neben der Lebenslust und -bejahung nistet in uns auch ein Trieb, der von Geburt an nicht nur gegen die Lebenstriebe wirkt, sondern sich auch als Alternative und Schutz gegen Weltschmerz anbietet.

Der Todestrieb manifestiert sich im Seelenleben auf verschiedene Weise, und es wäre falsch, ihn einzig mit Verhaltensweisen zu identifizieren, die auf verlustig gegangenen Lebenswillen hindeuten. So wie es unzählige Manifestationen und Erscheinungsformen dessen gibt, was wir »Leben« nennen, gibt es eine riesige Vielfalt von Verhaltensweisen, unbewussten Wünschen und mentalen Funktionsweisen, die Konflikte mit dem Leben zum Ausdruck bringen. Der Todestrieb kann durch allmählichen Verlust des Verstandes, Passivität und Wiederholungszwang zum Ausdruck kommen oder auch durch Zerstörung des Denkens und der Aufnahmefähigkeit. Er kann auch eine Situation schaffen, in der die

Abhängigkeit vom Guten von der Lähmung des guten Objekts zunichte gemacht wird, was sich in ständigem Schwanken zwischen Leben und Tod äußert.

In Pandemiezeiten hat der Todestrieb, so scheint es mir, »Konjunktur« – möglicherweise noch mehr als in Kriegszeiten. Sie werden unter Ihren Patienten – bestimmt unter den jungen Patienten, aber nicht nur – solche finden, die die Bedrohung durch die Epidemie und die Krankheit in eine gewisse Gleichgültigkeit oder Hypomanie verfallen lässt. Einige von ihnen liefern sich einem megalomanen Untergangsexzess aus. Sie sagen dann zum Beispiel: »Covid gefährdet nur Alte und Schwache. Ich bin jung und gesund, mir wird schon nichts passieren.« Menschen wenden sich nicht deshalb dem Todestrieb zu, weil sie sterben wollen, sondern weil sie sich davon Schutz vor dem Weltschmerz versprechen – vor dem Überhandnehmen des Gefühls der Verletzlichkeit, der Ohnmacht und der Abhängigkeit.

Bei Virginia Woolf finden sich schöne Schilderungen solcher Stimmungen. Bei ihr persönlich nahm der Flirt mit dem Todestrieb ein schlechtes Ende, doch sie hinterließ uns faszinierende Schilderungen des Verhältnisses mit dem Todestrieb. In *Orlando*, dem biografischen Roman des gleichnamigen Protagonisten, der Raum und Zeit durchschreitet, beschreibt sie seinen ausgedehnten Schlaf. Er schlafe sehr lange, Jahrzehnte, Jahrhunderte. Genau wie viele unserer Patienten. Vielleicht ist Ihnen auch aufgefallen, dass die Epidemie eine gewisse Lähmung auslöst, Müdigkeit und Lust zum Schlafen? Ich denke, es wäre falsch, diese Lethargie nur auf Angst zurückzuführen. Sie ist meiner Meinung nach auch Ausdruck des Todestriebs, Ausdruck des Willens, das Denk- und Fühlsystem auszuschalten. Der Todestrieb kann verschiedene eigenartige Empfindungen von Vergnügen auslösen, die der Lebens- und der Sexualtrieb nicht hervorrufen können. Und vielleicht, wie Virginia Woolf über Orlando schreibt, »ist es so um uns bestellt, dass wir den Tod täglich in kleinen zugemessenen Mengen nehmen müssen, weil wir sonst mit dem Geschäft des Lebenmüssens nicht zurechtkämen?« Es kommt meines Erachtens nicht von ungefähr, dass viele Menschen davon berichten, dass ihnen dieses Gefühl der Lähmung und sogar die sie derzeit befallende Gefühlsabstumpfung Vergnügen bereitet. Ich lese in diesen Tagen wieder den *Zauberberg* von Thomas Mann. Auch das Sanatorium für Tuberkulose-Kranke, in dem der Romanheld Hans Castorp sieben Jahre lang feststeckt, scheint eine Art Schauplatz mondsüchtiger Faszination vom Todestrieb im frühen 20. Jahrhundert zu sein oder mit den Worten Manns: »Eine Einrichtung zur höchst gefährlichen Nachverfolgung der Geheimnisse des Lebens« (Mann, 1939). Der junge Castorp wird von der Tuberkulose geheilt, kehrt nach Hause zurück und nimmt auf den letzten Seiten des Romans noch seine nächste historische Rolle als deutscher Soldat ein, der in den Schützengräben des Ersten Weltkriegs zu überleben versucht.

Freuds Begegnung mit Rilke

Freuds kurzer Aufsatz »Vergänglichkeit« ist ganze drei Seiten lang, aber unglaublich viel Lyrik, Weisheit und Menschenliebe steckt in diesem kurzen Text. Es war der erste Text von Freud, den ich, noch als Arzt im Praktikum, ins Hebräische übersetzt habe. Aber lassen wir das Sentimentale. Es ist eine erste Skizze von Freuds Theorie der Trauer und der Depression, die Ihnen aus *Trauer und Melancholie* (1916–17g) bekannt sein dürfte. Die Abhandlung ist auf dem Tiefpunkt des Ersten Weltkriegs entstanden, als die Welt wirklich in Trümmern lag. Die Menschen hatten damals weniger den Überblick über das, was um sie herum geschah, als wir ihn heute in Echtzeit haben; aber die Zerstörung der Welt, wie sie 1915 bekannt war, wurde von den Zeitgenossen als erschütternder als alle anderen ihnen erinnerbaren Kriege wahrgenommen. Sie zogen in den Krieg mit Vorstellungen von Raum und Zeit des 19. Jahrhunderts und kehrten nach vier Jahren mit tiefen Wunden wieder zurück, direkt in die Moderne. Das ist der Hintergrund des Gesprächs, das Freud mit dem Dichter – vermutlich Rilke, aber auch das ist umstritten – über die Frage führt, inwiefern der Verlust der Zuneigung des Objekts als vergängliches Wesen unsere Beziehung zur Welt beeinträchtigt. Ich glaube, das ist eine wichtige Diskussion in klinischer Hinsicht, keine abgehobene philosophische Auseinandersetzung. Sie hebt zudem eine der wichtigsten Aufgaben des Klinikers in der jetzigen Zeit hervor. Der Verlust ist eine Gelegenheit, unser Verhältnis zu Objekten in der äußeren Realität und zum inneren Objekt zu prüfen. Und das ist, was Freud dort mit Rilke unternimmt. Er stellt fest, dass Rilkes Beziehung zum inneren Objekt narzisstischer Natur ist, das heißt, eine Beziehung, die mehr auf Identifikation mit dem Ähnlichen fußt als auf Identifikation oder Auseinandersetzung mit dem Verschiedenen. Freud »diagnostiziert«, dass es seinem Gesprächspartner, dem melancholischen Dichter, schwerfällt, das nicht perfekte Sein des Objekts, die Tatsache des von ihm Getrenntseins und dessen Vergänglichkeit zu akzeptieren. Unsere Beziehung zum internalisierten Objekt prägt unsere Beziehung zum reellen Objekt – dem geliebten Menschen – und bestimmt auch, wie wir auf den Verlust des reellen Objekts reagieren, ob es sich um einen vorübergehenden Verlust handelt wie eine Trennung oder um einen permanenten Verlust, der Trauer erfordert. Die Unterscheidung, die Freud zwei Jahre später in der bedeutenden Schrift *Trauer und Melancholie* trifft, ist relativ streng. Im Gespräch mit Rilke klingen die Dinge noch nicht so ausgeprägt, deshalb verströmt es auch Optimismus. Freud skizziert mit Meisterhand den Zusammenhang zwischen der Beziehung zum internalisierten Objekt – das Ausmaß der erreichten Distanz, das Ausmaß der darauf gerichteten Aggression, unsere Einstellung zur Abhängigkeit von diesem Objekt in der Realität, von einem Objekt, das uns sowohl Schmerz als auch Vergnügen bereitet, also unsere Ambivalenz dem Objekt gegenüber – und der Art, in der wir den Untergang des Objekts und die Trennung von ihm erleben.

Der Aufsatz endet mit einer erstaunlich optimistischen Note. Freud verleugnet den unvermeidlichen Schmerz des Verlusts des Liebesobjekts nicht, glaubt aber an die Fähigkeit der Seele des jungen Menschen, Ersatz zu finden, die Beziehung zum Objekt, das ihn verlassen hat, zu heilen und sich zu trösten. Trost macht es auch möglich, mit der jetzigen Krise fertig zu werden und mit den unvermeidlichen Verlusten, die wir wohl werden betrauern müssen. Ich denke, wir sollten dem Thema Trauer bei der Arbeit mit Patienten in der jetzigen Zeit hohe Priorität einräumen, auch mit denen, die es nicht spontan ansprechen. Die intuitivste Wahl könnte auf die Trennung von der Behandlung, die veränderten Behandlungsbedingungen oder den Abbau von der direkten Begegnung zur Zoom-Begegnung fallen. Ich würde sagen, das wäre die Gelegenheit, das Werkzeug dort anzusetzen und die Trauer zu verarbeiten. Wem Trauer und Sehnsucht schwerfällt, riskiert den Kontakt zum guten Objekt auch in normalen Zeiten zu verlieren, etwa wenn einem das Objekt Leid zufügt oder einen sonstwie enttäuscht. Das ist übrigens auch eine Gelegenheit, mit den Patienten die Unterschiede zwischen Sehnsucht und Nostalgie zu ergründen. Bei der Nostalgie handelt es sich offensichtlich um eine Projektion des Ich-Ideals, eines idealisierten Objekts, das heißt um ein Objekt der Zuneigung narzisstischer Ausprägung. So ist das mit den Psychoanalytikern, sogar in Pandemiezeiten beurteilen sie die Sehnsucht nach der »Welt von gestern« misstrauisch.

Warum gab ich unserem Seminar den Titel »Psychotherapie in Gefahr«?

Ich glaube, die Antwort darauf dürfte nun klarer sein. Ich habe versucht, mit dem Titel den Gedanken zu vermitteln, dass es nicht nur um die »Psychotherapie in Gefahrenzeiten« geht, was in der jetzigen Zeit nicht sonderlich erwähnt werden muss, sondern dass wir gerade eine Zeit durchleben, in der die Fähigkeit mancher Patienten, eine Psychotherapie zu durchlaufen und selbst das psychotherapeutische Projekt im weiteren Sinne in Frage gestellt wird. Diese Gefahr wird meiner Meinung auch dann weiterbestehen, wenn wir über einen Impfstoff gegen das Virus verfügen werden. Es ist ein Element bei unserem Gespräch und bei der zwischenmenschlichen Begegnung hinzugekommen, das meines Erachtens, wie erwähnt, in der Phylogenese der Menschheit bereits latent und verdrängt vorhanden war; aber ist es einmal präsent, wird es uns nicht mehr so schnell wieder verlassen. Es wird die zwischenmenschlichen Beziehungen beeinflussen und entfaltet sogar eine etwas größere Wirkung als jene, die einigen von Ihnen vielleicht noch von der Aids-Epidemie bekannt sein dürfte. Als ich in den 1980er Jahren Biologie studierte, hatten wir einen Dozenten, der sich über die Aids-Hysterie mokierte, die uns alle befiel: »Ihr habt nichts zu befürchten. Als Forscher kann ich euch versichern, dass derzeit mehr Menschen von der Aids-Epidemie leben als daran sterben.« Ich kann mich erinnern, wie sehr uns diese Aussage empörte. Wir waren jung und Aids hat unsere Einstellung zu Sex stark verändert. Aids wirkte sich nicht nur auf die Bevölkerungsgruppen aus, die den Daten zufolge stark gefährdet waren. Es beeinflusste auch die zwischenmenschlichen Beziehungen und die Empfindung der eigenen Sexualität generell.

Auch die Covid-Pandemie wird sich meiner Meinung nach langfristig auf unsere Objektbeziehung und unser Verhältnis zur Welt auswirken. Warum sie das tun wird? Da tappe ich noch ein wenig im Dunkeln und möchte erste Denkansätze dazu mit Ihnen teilen. Die Welt ist verrückt geworden. Was bedeutet das? Die Realität bestätigt all das, von dem wir dachten, es existiere nur in der unbewussten Fantasie. All das wird vor unseren Augen Wirklichkeit. All die Vorstellungen von Ansteckung, erschreckende Fantasien von Durchlässigkeit, alle unsere psychotischsten Fantasien finden unter diesen extremen Bedingungen nun alle Bestätigung. Und es ist sehr schwer, unter diesen Bedingungen ein Behandlungszimmer für Analysen zu führen oder Behandlungen nicht konkreter Art durchzuführen. Wir werden später darauf zurückkommen, wenn wir näher auf die Klinik eingehen. Sie mögen den Unterschied bemerkt haben zwischen den Patienten, die ihre Behandlung aus praktisch-technischen Gründen beenden oder unterbrechen, und Patienten, die plötzlich verschwinden, eine Art Ghosting vollziehen, weil sie befürchten, bei einer Behandlung unter den gegebenen Bedingungen erhöhten Drucks den Verstand zu verlieren.

Ist das eine Selbstrettungsaktion? Ich denke, wir werden neue Fertigkeiten entwickeln müssen: Wo loslassen, den Patienten gehenlassen, Druck zurücknehmen, und wo dem Patienten, der die Therapie beenden möchte, etwas resoluter gegenübertreten im Gedanken, dass das der Zeitpunkt ist, ihm zu helfen, an sich zu arbeiten. Doch nicht jeder Patient reagiert gleich. Sie haben bestimmt schon festgestellt, dass gerade Ihre regressiven Patienten, die schwierigsten Borderline-Patienten, nun aufblühen. Aus ihrer Sicht kommt die Welt ihrem Innenleben endlich ein Stück weit entgegen, beginnt, sich ihrer Lebensweise anzugleichen. Sie sind wunderbar und in der jetzigen Welt am gesündesten. Leute, die in normalen Zeiten kaum funktionieren, sind im vergangenen Monat wahrlich aufgeblüht. Menschen, die sonst sehr gut funktionieren und deren Leben in geordneten Bahnen verläuft – Ärzte, Professoren – ist das hingegen komplett zuwider. Sie können diese äußere Manifestation des Innenlebens kaum aushalten und es fällt ihnen schwer, in Behandlung zu sein. Wir müssen also wissen, wann wir jemandem einen Gefallen tun, wenn wir ihm Psychotherapie vorschlagen, und wann wir den Patienten damit tatsächlich überfordern.

»Taugt« das Unbewusste für den Bildschirm?

Bis neulich stand ich dynamischen Behandlungen per Video eher skeptisch gegenüber, doch die Entwicklung geht in diese Richtung und wenn uns noch der letzte Ansporn gefehlt hat, die Patienten und Therapeuten dazu veranlassen könnte, Behandlungen per Video der unmittelbaren Begegnung in der Praxis vorzuziehen, haben wir ihn jetzt mit der Pandemie erhalten. Die technischen Möglichkeiten, die uns begleiten, rechtfertigen sich nun endgültig und das Rad lässt sich nicht mehr zurückdrehen. Es besteht meiner Meinung nach auch kein Anlass dazu. Natürlich gibt es Patienten, die sich »hinter der Kamera verstecken«, aber es sind dieselben, die sich vorher »hinter der Analyse-Couch« versteckt haben. Wir wissen, dass sich Patienten durchaus zu verstecken wissen, auch wenn wir sie jahrelang fünfmal pro Woche treffen. Es gibt nichts bei einer therapeutischen Begegnung, was nicht als Abwehr dienen könnte. Inwiefern ist die Kamera ein solches versteckendes Element? Ich bin mir da nicht mehr so sicher wie früher. Man darf nicht vergessen, dass das, was vor allem aus der Sicht von Therapeuten und Patienten einer bestimmten Generation als Verrat an der Sache gilt, den Therapeuten (und Patienten), die während der Internetrevolution aufgewachsen sind, weit weniger revolutionär vorkommt, auch wenn es sehr viele Variablen gibt, von denen wir noch nicht wissen, wie sie sich auf die Behandlungsbegegnung auswirken, bei der die therapierende und die therapierte Person sich nicht im selben Raum befinden, ja oft nicht einmal in derselben Zeitzone.

Ich gebe ihnen das Beispiel einer Analyse, die seit 15 Jahren andauert. Jedes Mal, wenn ich versuche, die Therapie zu Ende zu bringen im Gedanken, dass eine gute Therapie irgendwann enden sollte – und vorzugsweise vor dem Tod des Therapeuten oder des Patienten, in diesem Fall eine Patientin –, jedes Mal, wenn ich also versuche, auf das Ende hinzuleiten, kommt es zu einer tiefen Regression und die Behandlung geht weiter. Zwischen mir und der Patientin besteht in dieser Frage eine Meinungsverschiedenheit. Da kam die Pandemie und die Patientin schlug mir aus eigenem Antrieb vor, auf Zoom auszuweichen. Und auf einen Schlag wurde die Trennung zwischen uns, die mir zuvor unmöglich schien, denkbar. Sie zeigt mir alle möglichen Gegenstände in ihrer Wohnung, »hier ist das und hier jenes«, und plötzlich springt eine Katze vor die Kamera. Die Wirklichkeit in extremis. Sie und ich haben gemerkt, der Abschied hat begonnen. Dank Zoom sind wir gleichzeitig zusammen und allein. Dank der Kamera wird sie nun vermutlich die wichtigste therapeutische Arbeit vollbringen, die sie bis jetzt jahrelang mied, nämlich sich von ihrem Therapeuten zu trennen. Ich bin der Meinung, dass es ohne Trennung keine erfolgreiche Therapie geben kann. Aber Sie haben gefragt: »Wie setzt man Therapien per Zoom fort?«, und ich bin der Frage ein wenig ausgewichen und habe gesagt, dass wir dank Zoom in der Lage sind, Therapien zu beenden und sie so erfolgreich werden zu lassen.

Es besteht die Gefahr, dass Therapien, die erst begonnen haben und zu früh auf Video ausweichen, in die Oberflächlichkeit und Verfälschung abgleiten, aber nicht zwingend. Ich bin dafür – das ist meine Intuition –, auf die Kamera zu verzichten. Die telefonische Therapie von früher kommt einem intimen Gespräch näher als die Therapie von Angesicht zu Angesicht per Video. Etwas am Reden zum Bild, das auf dem Bildschirm erscheint, hebt uns auf eine oberflächliche Ebene im Gespräch und erschwert die Vertiefung, ja erschwert die Begegnung. Beachten Sie, dass die meisten Patienten und vielleicht auch die Therapeuten bei einem Zoom-Gespräch auf dem Bildschirm sich selbst anschauen und die Kamera als Spiegel benutzen, was genau das Gegenteil jener »Selbstvergessenheit« ist, die ein Therapiegespräch fördern soll. Auch das Fehlen des Körpers im Behandlungszimmer wirkt sich meiner Meinung nach negativ auf die Qualität der Begegnung aus. Es ist mir wichtig, dass die Patienten, deren Behandlung per Zoom stattfindet, eine Möglichkeit finden, mich hin und wieder in der Praxis zu treffen. Die Verwendung der Computerkamera führt dazu, dass sich der Blick auf den Gesichtsausdruck des Gegenübers konzentriert. Ich fühle mich nicht gut dabei, den Patienten eine ganze Stunde lang ununterbrochen ins Gesicht zu blicken, wobei jede Abwendung des Blicks zumeist als Desinteresse interpretiert wird. Die permanente Nahaufnahme ist mir zu intensiv.

Was macht ein erfolgreiches Therapiegespräch aus? Das hängt natürlich von unzähligen Faktoren ab. Eine psychische Behandlung ist nicht wirklich ein Dialog, sondern eher ein Monolog in Gegenwart eines Mitmenschen. Und dieser Mitmensch stört diesen Monolog manchmal, das ist seine Aufgabe. Aber sobald ein Bildschirm vorhanden ist, wird die Sache zu sehr zum Dialog. Eine analytische Therapie, die diesen Namen verdient, ist nach meinem Verständnis nicht sehr dialogisch. Ein zehnminütiges Schweigen ist keine Sondererscheinung bei einer Therapiesitzung. Es verleiht einer bedeutenden Sache eine bestimmte Gegenwart und kann dem Therapeuten und dem Patienten in mancherlei Hinsicht dienen. Bei einer digitalen Sitzung erlebt man ein auch nur kurzes Schweigen als Kurzschluss in der Kommunikation. Das ist vermutlich ein weiterer Grund dafür, dass es schwierig ist, therapeutische Ereignisse im Fernsehen oder filmisch zu repräsentieren. »Gefilmte Therapien« neigen zu klischeehaften Darstellungen in Bild und Ton, selbst wenn die Szenen gut geschrieben sind und auch wenn sie jemand geschrieben hat, der sich mit Psychoanalyse auskennt und Erfahrungen damit gesammelt hat. Die Kamera erzeugt die Illusion, als würden Gefühlsmanifestationen oder das Schweigen das therapeutische Geschehen definieren. So raffiniert, feinfühlig und metaphorisch der Film sein mag, die Kamera zeigt uns den weniger wichtigen Teil der Therapiesitzung, eben was das Auge sehen kann. Die Kommunikation zwischen dem Therapeuten und Patienten ist für den außenstehenden Betrachter verbal, aber in Wirklichkeit findet sie überwiegend im Unbewussten statt, dem Blick und dem Sehsinn kommen dabei eher kleine Rollen zu. Ich bezweifle nicht, dass das Unbewusste per Bildschirm vermittelt werden kann, aber das ist ein Bereich, der mir noch zu wenig vertraut ist. Der Häufigkeit der derzeitigen Anfragen nach zu schließen, werden Sie in wenigen Jahren zu Theoretikern der Therapie via Zoom.

Ich glaube übrigens, dass das Unbewusste sich wunderbar schriftlich, in Briefen übermitteln lässt. Ich habe das, Sie mögen sich erinnern, in Texten über Freuds Briefe dargelegt (Rolnik, 2019, 2020). Er hat die Selbstanalyse nicht zufällig so schriftlich durchgeführt und blieb danach im Zuge der Entwicklung seines analytischen Denkens mit vielen Menschen gleichzeitig in Briefkontakt. Sind die neuen Technologien, mein jetziges Gespräch mit Ihnen – Sie sehen ja, dass ich frei mit Ihnen spreche –, den Assoziationen ähnlich, die ich hatte, als wir uns noch hier in der Praxis zu Seminaren trafen? Ich sehe durchaus gewisse Vorteile im Gespräch vor der Kamera. Die meiste Zeit bin ich mir nicht bewusst, dass ich vor Dutzenden von Leuten rede und mein Vortrag fällt befreiter aus als im Hörsaal. Ich bin nicht sicher, ob der Patient den Therapeuten auf dem Bildschirm ähnlich benutzt, wie wenn sich der Therapeut im selben Zimmer aufhalten würde. Doch so ist es nun mal. Es gehört zur freudianischen Tradition, technische Neuerungen anzunehmen und sie nicht als Bedrohung zu sehen. Wenn Freud heute leben würde, hätte er zweifellos einen Blog und eine Facebook-Seite. Er hätte sich meines Erachtens auch nicht von den sozialen Medien ferngehalten und wir hätten die eine oder andere Debatte über so heiß diskutierte Themen wie Pornografie oder Gewalt gegen Kinder und gegen Frauen, wobei er sich vermutlich politisch viel weniger korrekt, dafür umso origineller und weitsichtiger geäußert hätte.

Wir müssen lernen, so viel wie möglich von dem Gelernten und das für die neue Zeit Wesentliche und Richtige weiterzugeben. Hinter uns liegen 130 Jahre Psychotherapie seit der Behandlung von Anna O. 130 Jahre lang haben wir Menschen zur »Redekur« getroffen. Nun ist die Zeit gekommen zu schauen, was davon über den Bildschirm weitergegeben werden kann und was nicht. Mit Purismus kommen wir nicht weit. Unsere Lehrer haben uns schon schief angeschaut, wenn wir neben den Analysen mit fünf Sitzungen pro Woche auch solche mit »geringer« Sitzungsdichte von drei Sitzungen pro Woche durchführen wollten. Sie sagten uns: »Mit drei Sitzungen pro Woche kann man nicht wirklich eine Analyse durchführen.« Jetzt sind wir daran, unseren Schülern zu sagen: »Eine digitale Psychotherapie ist keine richtige Therapie.« Und sie tun dann das, was getan werden muss, um in der Gegenwart zu leben, und werden sich bemühen, daraus eine ernsthafte Sache zu machen. Gerade Analytiker gehören übrigens zu den Vorreitern im Bereich der Verwendung von Ferntherapie. Ich war vor zwei Jahren bei der psychoanalytischen Gesellschaft in Chicago zu Gast und konnte feststellen, dass die meisten Praktikanten dieser traditionsreichen ehrwürdigen Gesellschaft… chinesische Therapeuten sind, deren Lehranalysen per Video stattfinden.

Wir werden weiterhin auch dann als Analytiker funktionieren müssen, wenn draußen ein Virus wütet. Das ist meiner Meinung nach möglich, und ich ziehe das der Möglichkeit vor, den Laden dichtzumachen, denn, wie ich zuvor erwähnt habe, ich denke, dass wir in diesen Zeiten durchaus etwas beisteuern können.

Man hat das Gefühl, dass die Welt verrückt geworden ist. Was hat der Analytiker heute für eine gesellschaftliche Aufgabe?

Es ist wichtig, dass wir einen Dialog unter uns führen und vertieft von Therapeut zu Therapeut über das heutige Geschehen reden. Das scheint mir vordringlicher, als unser Denken hastig auf die Außenwelt zu richten oder Blitzanalysen über das Geschehen in der öffentlichen Sphäre zu bieten. Eine gute Therapie therapiert in der Regel mehr als nur eine Person. Denken Sie doch nur daran, wie lange es gedauert hat, der Welt die kindliche Sexualität zu erklären. Es dauerte ungefähr 100 Jahre, bis der Analytiker öffentlich über die mörderischen Impulse der Mutter ihrem Baby gegenüber oder ihr sexuelles Begehren nach ihrem Baby dozieren konnte. Es dauert jeweils lange, bis analytisches Wissen etwa für Artikel über Paardynamik in Tageszeitungen verwendet werden kann. Die Ideen sind schwer verdaulich. Sie sind für den Analytiker selbst schwer verdaulich, und es fällt ihm bestimmt nicht leicht, sie draußen kundzutun. Es kommt nicht von ungefähr, dass Bion gesagt hat, wenn Sie als Analytiker keine Angst haben, dem Patienten zu sagen, was Sie ihm sagen wollen, dann sagen Sie es ihm besser nicht (Bion, 1973). Eine Deutung, die diesen Namen verdient, macht auch dem Analytiker Angst. Das gilt auch für die Fragen, die wir in einem Fernsehinterview beantworten sollen. Unsere gesellschaftliche Aufgabe besteht also darin, die vertiefte analytische Therapiearbeit mit den Patienten durchzuführen und hin und wieder zu versuchen, etwas davon in die breite Öffentlichkeit zu tragen. Unser Beitrag – um wieder an die Anekdote zu Ralph Greenson anzuknüpfen, mit der ich dieses Kapitel begonnen habe – kann sich auch darauf beschränken, den Verstand zu behalten und uns selbst daran zu erinnern, dass die Einflusssphäre des Analytikers viel weiter reicht als die acht Patienten, die er täglich trifft. Dem sollte jeder Therapeut Rechnung tragen. Auch wenn Marylin Monroe nicht zu seinem Patientenkreis gehört.

Es würde Ihnen vielleicht helfen, die Debatte über die gesellschaftliche Rolle des Analytikers in einem breiteren Zusammenhang zu sehen, wenn ich daran erinnere, dass es Jahre gedauert hat, bis die Analytiker begonnen haben, Wesentliches über den Nationalsozialismus oder über die Psychotherapie in totalitären Staaten zu sagen. Über diese Sache wurde weitgehend geschwiegen. Es dauerte also so lange, nicht weil die Psychoanalytiker besonders ängstlich wären, einige sind es wirklich, sondern weil eine schwer überbrückbare Diskrepanz besteht zwischen dem psychoanalytischen Denken und dem, was der Normalbürger von allen möglichen psychologischen Experten zu hören gewohnt ist, Experten, die nicht psychoanalytisch denken, sondern lieber über Gehirnfunktionen reden. Wir haben noch viel Arbeit vor uns mit den Berufskolleginnen und -kollegen. An Seminaren in öffentlichen psychiatrischen Kliniken nehme ich oft mit einem unguten Gefühl teil. Auch in solchen Foren kostet es mich jeweils sehr viel Energie, in psychoanalytischen Begriffen über Trauma, Masochismus, Sucht und Selbstmord zu reden. Vielleicht machen es die Einflüsse der Gehirnforschung und bestimmter kulturell bedingter Denkansätze schwer, in öffentlichen Kliniken psychoanalytisch zu argumentieren und auch verstanden zu werden. In der jetzigen Zeit also mit Erklärungen über archaische Ansteckungsängste vorzupreschen, scheint mir etwas verfrüht.

Wir sollten auch beachten, dass gerade unser Beruf in dieser Zeit nicht ganz ungefährlich ist. Das Image des privilegierten außerirdischen Wesens, das sich in seiner Praxis verkriecht und nicht in der »wirklichen Welt lebt«, Sie kennen es, erfährt in dieser Zeit einen Wandel. Mit anderen Menschen, die uns anstecken können, so nahe zusammenzusitzen – der Psychotherapeut lebt momentan ziemlich gefährlich. Unsere Patienten und ihr Unbewusstes haben unsere starken Angstmomente zweifellos wahrgenommen. Einige von ihnen empfinden eine große Nähe zu uns. Ein Gefühl der Schicksalsgemeinschaft mit dem Therapeuten kann psychotherapeutische Behandlungen begünstigen. Andere, etwa perverse Patienten, missbrauchen diese Nähe. Sie haben uns quasi halbnackt gesehen. Jeder Patient schneidet sich von dieser Notsituation etwas für sich ab. Die größte Gefahr besteht darin, dass wir aufhören könnten zu denken und zu deuten und kein Interesse mehr an Traumdeutung zeigen. Es besteht die Gefahr, dass wir uns nur noch mit der äußeren Realität beschäftigen und damit, wie man mit ihr zurechtkommen kann, dass wir Empathie für die

Seiten empfinden, mit denen man sich leicht identifizieren kann und wir ihnen gegenüber empathisch sind. Identifikation, Empathie und Unterstützung spielen in der analytischen Psychotherapie bekanntlich eine wichtige Rolle, doch unsere Fachkompetenz liegt darin, Empathie gegenüber den Seiten und seelischen Bereichen zu zeigen, denen der Patient und die Gesellschaft generell nur schwer Empathie entgegenbringen können. Diese Aufgabe, »das betäubende Gefühl der Realität« (Bion, 1961, S. 108) zu widerstehen, nimmt uns niemand ab.

Der öffentliche Raum ist voll von Projektionen. Bereits jetzt ist die Luft meiner Meinung nach stärker von Projektionen als vom Virus belastet. Und diese Projektionen werden uns noch lange begleiten, auch nachdem ein Impfstoff entwickelt sein wird oder nachdem das Virus verschwinden und die Pandemie enden wird. Nicht ohne Grund habe ich unser Gespräch heute mit dem Miasma, der schlechten Atmosphäre im öffentlichen Raum, eröffnet. Es ist nicht nur das Virus, sondern es sind unsere Projektionen darüber, die den Raum verunreinigen und uns, unser Seelenleben gefährden. Es erwartet uns viel Arbeit bei der Entgiftung des öffentlichen Raums von den Projektionen, bis wir uns in ihm wieder sicher fühlen.

10. April 2020

2

Unbewusst

Zu den Besonderheiten des unbewussten Systems • Wie heilt die Analyse und können Gefühle unbewusst sein? • Was sind Deckerinnerungen? • Zur Aufregung, die die Begegnung mit der Therapeutin außerhalb des Behandlungszimmer bewirkt • Über die Pünktlichkeit und einen Patienten, der sich weigerte, von der Couch aufzustehen, als der Raketenalarm ertönte • Meine Gedanken zur Psychoanalyse und zur Gehirnforschung • Erinnern wir uns an ein schönes Diktum von Nietzsche, das die Therapeuten kennen sollten

Eines Tages fuhr ich in einem Gemeinschaftstaxi durch die Stadt. Ich sitze da und bin in meine Gedanken versunken. Neben mir, zwei Sitze weiter, sitzt jemand, der mich anschaut, und ich erwidere seinen Blick mit verträumten Augen, da fällt bei uns beiden der Groschen. Hey, das ist ja mein Analytiker! Das war ganz wie eine Szene aus einem Traum. Er brauchte ein paar Sekunden, um zu realisieren, dass er neben seinem Analytiker sitzt und ich ebenso, um zu merken, dass das der Patient ist, den ich schon einige Jahre mehrmals pro Woche treffe. Jeder von uns brauchte den Blick des Gegenübers, um ihm zu bestätigen, dass wir uns schon kennen. Wir nickten einander zu, doch diese Begegnung hatte eine komplett träumerische Qualität. Als würden wir im engen Gemeinschaftstaxi etwas von der Art der Begegnung des Bekannten-Unbekannten fortsetzen, die wir damals in der Analyse durchführten.

Einmal angenommen, Sie hätten sich für den Kurs »Einführung in die Psychoanalyse« eingeschrieben, den Freud im Winter 1915 in der Universität Wien gab. Sie wären in den Genuss von 28 spannenden Vorlesungen gekommen, die sich über zwei Semester erstreckten. Der Dozent hätte Ihnen Schritt für Schritt eine kohärente Theorie des Seelenlebens vorgestellt. Erst in der 22. Vorlesung wären Sie zum ersten Mal dem Begriff »Libido« begegnet. Vorher hätten Sie von Phänomenen gehört wie Traum, Fehlleistungen und hysterischen Symptomen, deren Erklärung sich nur zweier Begriffe bedient – »seelischer Konflikt« und »Unbewusstes«. Freud widmete in dieser Vorlesungsreihe, die später unter dem Titel *Vorlesungen zur Einführung in die Psychoanalyse* (1916–17a) bekannt wurde, drei Monate lang Vorlesungen über die Traumtheorie. In diesem Kurs hätten Sie fast nichts von Libido, Sexualität oder Übertragung gehört. Zum Beispiel in der 22. Vorlesung hätte Ihnen Freud von einigen heiß umstrittenen Punkten auf dem Feld der Psychoanalyse berichtet und Ihnen geraten, die theoretischen Meinungsverschiedenheiten zwischen den Wissenschaftlern nicht allzu ernst zu nehmen. Es handle sich zumeist um leere Debatten, die zu keiner Erkenntnis führten, weil sie darauf begründet seien, dass jeder sich nur einen Teil der Wahrheit aussuche und diesen vehement verteidige. Freud hätte Ihnen etwas Geschichte der von ihm gegründeten jungen Disziplin und der Psychoanalyse der Wissenschaften generell gelehrt. Auch ich möchte in unsere Gespräche neben den theoretischen und klinischen Inhalten auch eine Betrachtung über die Entwicklung des psychoanalytischen Denkens einfügen oder, wenn Sie möchten, Gedanken über das Unbewusste unserer Wissenschaft.

Unser heutiges Gespräch ist dem Thema Unbewusstes als Begriff und als Abhandlung gewidmet. Bei Freud lohnt es sich zwischen Begriffen zu unterscheiden, denen er eine Abhandlung gewidmet hat und solchen, die von ihm nicht gesondert abgehandelt wurden, wie etwa der Ödipuskomplex. Letztere tauchen in gedrängter Form in allen möglichen Abhandlungen in verschiedenen Kontexten und Bedeutungen jeweils weiterentwickelt auf. *Das Unbewußte* (1915e) ist eine von zwölf metapsychologischen Abhandlungen, die Freud in einem Anfall von Schreibwut innerhalb von sieben Wochen (!) niederschrieb. Von diesen Abhandlungen veröffentlichte er nur fünf. Die sieben restlichen Arbeiten vernichtete er, wobei die 12. Abhandlung 1983 im Nachlass von Ferenczi in einem Brief Freuds auftauchte, in dem er Ferenczi um seine Meinung zu der Abhandlung mit dem Titel *Übersicht der Übertragungsneurosen* bat.

Wenn wir *Das Unbewußte* lesen, öffnen wir die »Motorhaube« der freudianischen Schule der Psychoanalyse, die ich für die Psychoanalyse halte, aus der im Verlaufe des 20. Jahrhunderts nicht nur die anderen Psychoanalysen hervorgegangen sind, sondern auch die anderen Psychotherapien, einschließlich der Verhaltenstherapie, bei denen das freudianische Denken noch stärker versteckt und verklausuliert, aber doch vorhanden ist. Wenn sich zwei Menschen in den letzten 130 Jahren zum Gespräch trafen, ereigneten sich Momente, die ich – von Christopher Bollas (2007) inspiriert – nur »freudianische Momente« nennen kann. Menschen führten schon vor Freud intime Gespräche, doch der freudianische Moment hat eine besondere Qualität, die dem besonderen Status geschuldet ist, den er dem dynamischen Unbewussten bei der Konstituierung des Subjekts einräumt.

Was geht da also vor? Wir laden eine Person zu Gesprächen an festgelegten Tagen und zu einer festen Uhrzeit ein. Ab einem bestimmten Punkt im Gespräch ist seine psychische Energie des Unbewussten auf uns gerichtet. Wir bezeichnen das allgemein als »Übertragung«. »Übertragung« nach freudianischen Begriffen bedeutet Energie des Unbewussten. Diese Energie fällt sehr unterschiedlich aus und trägt alle möglichen Attribute, Merkmale und Ausprägungen, und wir sind darauf spezialisiert, sie zu deuten. Der Analytiker provoziert das Unbewusste allein durch seine Anwesenheit und beginnt seine Manifestationen zu deuten. Er fordert den Status quo der seelischen Funktion heraus. Auch das gehört zu den gesellschaftlichen Aufgaben des Psychotherapeuten, weshalb die Beziehung zu ihm ambivalent ausfällt. Auch unser Verhältnis als Analytiker zu unserer gesellschaftlichen Funktion ist ambivalent.

Unbewusste Gefühle

Freud betont, ein Trieb könne nie Objekt des Bewusstseins werden, außer auf zwei Arten: gebunden an eine Vorstellung – heute würde man das Wort Repräsentation verwenden – oder an einen Affekt gebunden. Freud schreibt: »Würde der Trieb sich nicht an eine Vorstellung heften oder nicht als ein Affektzustand zum Vorschein kommen, so könnten wir nichts von ihm wissen.« (1915e, S. 276)

Nachdem er die zwei Bedingungen genannt hat, unter denen ein Trieb bewusst sein kann, stellt Freud die Frage, ob Empfindungen, Gefühle und Affekte so unbewusst wie Vorstellungen sein können. Kann etwas in unserer Wahrnehmung wie Wut, Neid, Hass überhaupt unbewusst sein? Die intuitive Antwort darauf wäre ein klares Ja. In der Psychoanalyse reden wir schließlich ununterbrochen über unbewusste Liebe, Hass oder Schuld. Aber das trifft doch nicht ganz zu. Aus *quantitativer* Perspektive kann man von unbewusster Wut oder unbewusstem Schuldempfinden reden. Die Präsenz des Affekts im Bewusstsein hängt weitgehend vom *Ausmaß* seiner Verdrängung oder Verleugnung ab. Man kann deshalb auf rein deskriptiver Ebene von einer unbewussten Gefühlsregung reden. Auf dynamischer Ebene gibt es so etwas wie ein unbewusstes Gefühl dagegen nicht. Ein Gefühl ist, wie die Bezeichnung sagt, etwas, das man fühlt. Es wäre deshalb falsch, es im dynamischen Unbewussten einzuordnen. Was ist überhaupt ein »Affekt«? Ein Affekt ist entladene, freigewordene Energie, das heißt seelische Energie, die sich zu einem bestimmten Zeitpunkt an eine bestimmte Vorstellung heftet und sich zu einem anderen Zeitpunkt von dieser Repräsentation lösen und sich einer anderen Repräsentation anheften kann. Wir kennen das alle aus unserer eigenen Erfahrung. Plötzlich haben wir Tränen in den Augen. Wir hören Musik, lesen ein Buch, schauen Nachrichten und plötzlich haben wir Tränen in den Augen. Wir wissen nicht einmal, dass wir traurig sind, wir haben es nicht gewusst. Aber es entlädt sich da etwas – deshalb mögen wir übrigens Kunst: sie ermöglicht nicht nur Gedanken, sondern auch den Kontakt mit Gefühlen –, was da eingeschlossen war oder zumindest in nicht spürbarem Ausmaß vorhanden, und Tränen steigen uns in die Augen. Was tun wir, wenn dem Patienten die Tränen kommen? Wenn Sie nicht analytisch denken, stellen Sie mit Befriedigung fest, »der Patient weint, also spürt er etwas«. Das ist gar nicht sicher. Ein freudianischer Therapeut fragt den Patienten: »Was sagen die Tränen?« Das ist schön und gut, wenn der Patient zum Taschentuch greift, aber der Therapeut wird dann sagen: »Bevor Sie zum Taschentuch greifen, sagen Sie doch bitte etwas zu diesen Tränen.« Warum? Warum bestehen wir darauf? Warum begnügen wir uns nicht mit dem Erlebnis der Tränen? Weil wir nicht sicher sind, ob der Patient weiß, warum ihm die Tränen kommen. Manchmal ist das selbsterklärend. Er hat über seine Verluste gesprochen, über seinen Schmerz. Okay, verstanden. Wir haben es hier mit einem Schmerz zu tun, der vom Patienten erkannt wird, und er ist in der Lage, ihn einer seelischen Repräsentation zuzuordnen. Aber manchmal bricht der Patient unvermittelt in Tränen aus, wenn Sie ihm die Stunde belastet haben, zu der er nicht erschienen ist. Er bricht in Tränen aus, weil er verspätet ist, weil ihm die Temperatur im Raum nicht behagt. Er weint, weil er gehofft hat, dass ich seine Worte anders verstehen würde, als ich sie tatsächlich verstanden habe. Wir wissen nicht, wann der Affekt in einem Ausmaß auftritt, dass wir ihn bemerken. Wir halten danach Ausschau während der Sitzung. So geht das mit sogenannten unbewussten Gefühlen. Ich kann Ihnen ein Beispiel geben:

Ein junger Mann kommt zum ersten Mal in eine psychiatrische Sprechstunde nach einem Selbstmordversuch. Er weiß nicht, warum er plötzlich sterben wollte. Er arbeitete bei einer Fluggesellschaft und anlässlich des Covid-Lockdowns war er eine Woche zuvor entlassen worden. Am Vortag hat ihn sein älterer Bruder angerufen und ihm Hilfe angeboten. Der erfolgreiche Bruder, der gerade wieder einen Firmen-Exit hingelegt hat, gibt dem Patienten Ratschläge, wie er aus seiner finanziellen Krise herausfinden könnte. Der Bruder sagt, er sei bereit, dem arbeitslosen Patienten Studien zu finanzieren und ihn bei sich in seiner Hightech-Firma zu beschäftigen. Aus der Sicht des Patienten geht es dem Bruder nur darum, die Kontrolle über ihn zu erlangen und ihm vorzuschreiben, wie er sein Leben zu gestalten hat. Der Patient sagt, er habe seinen erfolgreichen Bruder schon immer gehasst. Schon als Kleinkind habe er den Bruder umbringen wollen. In dem Moment, als er den Hass gegen seinen Bruder in aller Heftigkeit gespürt habe, habe er versucht, sich selbst umzubringen. Es ist also klar, dass der Selbstmordversuch nicht zwangsläufig Ausdruck der Suizidalität des Patienten ist. Wahrscheinlich geschah das eher, um Gefühle wie Wut, Neid und Erniedrigung abzuführen.

In der Abhandlung *Das Unbewußte* von 1915 geht Freud ziemlich detailliert auf die Sprache des schizophrenen Patienten ein. Das tut er, damit wir uns mit der Denkweise des unbewussten Systems vertraut machen. Er legt sein Augenmerk besonders auf die »gezierte« Sprache des Patienten. Es ist eine Sprache, deren Inhalt oft eine Beziehung zu Körperorganen herstellt. Gewissermaßen eine semiotische, präsymbolische Primärsprache. Freud nennt sie »Organsprache«. Durch den Prozess der »Verdichtung«, dem wir bereits in der *Traumdeutung* (1900a) begegnet sind, kann ein einziges Wort bei einem psychotischen Menschen eine ganze Gedankenkette übernehmen. Genau wie bei einem Traum, bei dem ein Traumbild eine ganze Welt von Bedeutungen beinhalten und uns bei der Analyse stundenlang beschäftigen kann. Bei der Traumarbeit kommt es zu einer Art Verdichtung und Verschlüsselung der Traumgedanken. Die Traumdeutung ist wiederum eine Art »Auspacken«, bei dem die manifeste Traumhandlung zerlegt wird, um die verborgenen Bedeutungen freizulegen. In derselben Weise sollte auch mit den Worten des normal neurotischen Patienten vorgegangen werden. Der freudianische Therapeut hört nicht nur auf »den Ton des Gesagten«, wie man so sagt, sondern auch auf die Wortwahl. Und gerade in den ersten Stunden der Therapie, wenn Ihnen die Sprache des Patienten noch nicht vertraut ist, achten Sie auf seine Sprache, welches Gewicht er auf bestimmte Worte legt. Vielleicht benutzt er eher seltene Wörter, die wir nicht oft hören. Vielleicht bemerken Sie einen merkwürdigen Fehler bei seiner Aussprache, bei der Art, wie er bestimmte Worte ausspricht. Die Worte des Patienten erzählen uns eine Geschichte, noch bevor sie sich zu Sätzen und Affekten zusammenfügen. Worte weisen eine hohe Ladung auf. Sie merken, dass der Patient bestimmte

Worte hastig ausspricht, als wollte er sie schnell loswerden, während er sich mit anderen umgibt und sie gerne auf der Zunge zergehen lässt. Schizophrene Patienten haben oft Vorlieben für bestimmte Wörter und lassen ihnen Wörter mit ähnlichem Klang folgen, eine Art Klangassoziation. Ein guter Weg, die »Objektbeziehung« des Patienten zu verstehen, ist auf die Verwendung von Wörtern als Objekte seiner inneren Welt zu achten.

Redekur

Wie können wir die heilende Kraft des Redens verstehen? Um sich dieser Frage anzunähern, soll man sich die freudianische Unterscheidung zwischen Objektrepräsentation und Wortrepräsentation vor Augen halten. Wir sprechen von *Talking Cure*, weil wir über eine Theorie verfügen, die erklärt, wie man durch Worte geheilt werden kann. Die freudianische Schule der Psychoanalyse verfügt über ein Heilmodell, das die Theorie mit der Praxis verbindet. Der Patient spricht und sagt Dinge, die in seinem Bewusstsein noch nicht repräsentiert sind. Die akustische Repräsentanz im Bewusstsein erhält das Gesagte durch die Worte des Therapeuten. Wir benennen also nicht nur die Gefühle, die der Patient zum Ausdruck bringt, sondern gehen mit unseren Worten auch auf Dinge ein, die der Patient uns sagt. Damit verschaffen wir ihnen permanent Zutritt zum Bewusstsein und befreien sie von allen möglichen falschen Verknüpfungen und assoziativen Verbindungen und unbewussten Fantasien. Unser Schweigen spielt ebenfalls eine wichtige Rolle bei der Übertragung der Objektrepräsentationen vom Unbewussten zum Bewussten. Unser Schweigen hat durchaus seinen Platz. Wir sollten wissen, wann wir den Mund halten und dem Patienten ermöglichen sollten, die ruhige selbstständige Arbeit zu erledigen, auch sie hat ihre Berechtigung. Aber der Prozess des Übergangs zwischen den psychischen Systemen – dem Unbewussten, dem Vorbewussten und dem Bewussten – ist ein Prozess, der sich sehr stark auf das Reden des Therapeuten stützt. Mehr noch, denken Sie nur an die erste psychoanalytische Grundregel: Der Patient wird aufgefordert, »alles zu sagen, was ihm einfällt«. Warum eigentlich wird er gebeten, alles zu sagen, was ihm einfällt? Nicht nur, weil wir ihn ermutigen wollen, seine Widerstände zu überwinden und über unangenehme – sexuelle, aggressive, beschämende – Inhalte zu reden, sondern weil wir glauben, dass jeder artikulierte Gedanke das Potenzial birgt, etwas Neues in das Bewusstsein zu übertragen, etwas, wovon der Patient nicht wusste, dass es in seinem Inneren vorhanden ist. Es wird irgendein Wort gesagt, und »Zack« wird es mit einer Vorstellung belegt und gelangt so ins Bewusstsein. Worte sind wie »Lehnstühle, auf denen wir uns ausruhen«, wie es im Gedicht der israelischen Dichterin Raquel Chalfi so schön heißt.

Das ist die »Übertragung« im einfachsten Sinne des Begriffs. Es findet eine Energieübertragung zwischen seelischen Repräsentationen und Worten statt. Was meinen wir damit, wenn wir über jemanden sagen, er sei »in seinen Worten gefangen«? Wir meinen damit, dass es in seiner inneren Welt nicht genug Bewegung zwischen den psychischen Systemen gibt. Seine Worte dienen nicht wirklich dem Bedürfnis der Versinnbildlichung und befreien nur »bedingt«. Es gibt keinen Abstand zwischen den Worten und der Realität, die sie repräsentieren sollen. Ähnliches kann auch umgekehrt geschehen, wenn die Sprache zu abstrakt wird. Ab einer bestimmten Abstraktionsstufe gleicht sich unsere Sprache zu sehr der Sprache des schizophrenen Patienten an. Vielleicht hatte Freud deshalb Vorbehalte gegenüber der Philosophie. Etwas am philosophischen Schreiben erinnerte ihn an die »Organsprache« des Schizophrenen. In seinen Briefen kann man sehen, wie er Philosophen zunehmend kritisch und ablehnend gegenübersteht.

Wer redet also während der Sitzung?

Im Behandlungszimmer sitzen zwei Menschen und reden. Beide wissen nie genau, worum sich das Gespräch eigentlich dreht. Hin und wieder sagen sie: »Können Sie zu dem, was Sie gerade gesagt haben, etwas mehr sagen?«, »Haben Sie nicht gesagt, dass...?«, »Ihren Worten entnehme ich doch...« Für mich als Therapeuten gilt die psychoanalytische Grundregel nicht. Ich sage nicht alles, was mir einfällt. Aber ich kann auch nicht abschließend wissen, was mir eigentlich eingefallen ist, solange ich den Mund nicht öffne und nicht rede. Es ist eine technische Angelegenheit, die sich gegenüber jedem Patienten anders verhält, aber ich habe gelernt, dass es besser ist, meine Interventionen nicht als Fragen zu formulieren. Wenn man dem Patienten eine Frage stellt, bekommt man vielleicht eine Antwort, macht es ihm aber schwerer, zu erleben, zu denken und zu fühlen. Etwas am Fragezeichen rührt nicht an die tieferen Seelenebenen. Es mag manchmal etwas zu selbstsicher klingen, wenn ich auf das Fragezeichen verzichte, aber ich bin nicht so selbstsicher, ich stelle nur eine Annahme in den Raum, ohne sie als Frage zu formulieren. Ich ziehe es vor zu sagen: »Sie haben sich geschämt«, und dann aufgrund der Reaktion des Patienten festzustellen, dass ich mich geirrt habe und dass er sich nicht geschämt hat. Aber wenn ich ihn gefragt hätte: »Wie haben Sie sich gefühlt?«, wäre die Gefahr groß gewesen, dass ich ihn von der Erfahrung entfernt hätte. Ich glaube, das Unbewusste braucht die Provokation, es braucht etwas Gegenrede, es reagiert gut darauf, wenn man es mit aktiver Präsenz herausfordert. Das ist natürlich eine Verallgemeinerung, also zurück zu Ihrer Frage: »Wer redet?« Es reden zwei Personen, aber die eigentliche Arbeit beginnt erst, nachdem sie den Mund geöffnet haben. Was haben sie eigentlich gesagt? Mit meiner Deutung beginnt die Arbeit, denn erst nachdem ich den Stein auch geworfen habe, kann ich damit beginnen zu schauen, welche Wellen er schlägt. Wie hat der Patient das aufgenommen, was ich ihm soeben gesagt habe? Wie habe ich es selbst aufgenommen? Wie verarbeitet er das nun? Dasselbe geschieht, wenn ich dem Patienten zuhöre, wenn er spricht. Ich lasse Unklarheiten und Missverständnisse lange Zeit laufen. Wenn ich ein Wort nicht höre und es verpasse, bitte ich ihn nicht, es zu wiederholen. Ich übernehme die Verantwortung dafür, dass ich etwas nicht gehört habe. Ich kläre das mit mir selbst ab. Ich bremse seinen Redefluss nicht und frage ihn nicht: »Wie haben Sie gesagt, heißt er?« Wenn ich etwas nicht gehört habe, habe ich es eben nicht gehört, ich unterbreche ihn nicht. Vielleicht realisiere ich später, dass ich, während ich etwas nicht verstehe, was er sagt, seitens des Patienten oder meinerseits eine Löschaktivität stattfindet, die möglicherweise später eine bestimmte Bedeutung erlangt.

Ich kann mich an Sitzungen mit einem bestimmten Patienten erinnern. Ich saß da und hörte ihm zu, wobei mir manchmal die Frage kam: »Wie hieß doch bloß sein Bruder?« Ich schämte mich, dass ich den Namen seines Bruders schon wieder vergessen hatte, und konnte nicht anders, als diese ganze Schleife erneut zu durchlaufen, mich mit irgendeinem Vorwand bei ihm zu erkundigen, wie sein Bruder heißt, ihm zu sagen, dass mir sein Name einfach nicht mehr eingefallen und es mir peinlich sei, dass ich mich nicht erinnern könne. Immer von neuem, jedes Mal dasselbe. Was ich davon gelernt habe, ist, jedes Mal, wenn mir diese Frage einfällt, zu schweigen, doch dafür musste ich an mir arbeiten. Was geht da in mir vor? Warum drängt sich diese informative Frage, die mir nun eingefallen ist, als Möglichkeit auf, um über die stattfindende Übertragung nachzudenken, und warum kann ich mich ausgerechnet an diesen Namen nicht mehr erinnern?

Reden wir ein wenig über das System des Unbewussten, über dessen »Charaktere«, wie sie in Freuds Abhandlung genannt werden. Freud schreibt darüber Folgendes: »Es gibt in diesem System keine Negation, keinen Zweifel, keine Grade von Sicherheit.« Was meint er damit? Die Idee ist, dass dieser Primärvorgang unzählige Möglichkeiten aufweist. Er ist die potenzielle Realität. Die unbewussten Vorgänge sind einzig dem Lustprinzip unterworfen. Das heißt, sie müssen nicht dem Umstand Rechnung tragen, dass man nicht gleichzeitig an einem bestimmten Ort sein und nicht sein kann, dass man nicht gleichzeitig der Bruder und die Schwester von jemandem sein oder gleichzeitig der Sohn deines Vaters und gleichzeitig der Vater deines Vaters sein kann. Diese logischen Beschränkungen gelten für das unbewusste System nicht. Es funktioniert nach dem Lustprinzip und es besteht bei diesem Primärvorgang, also im Unbewussten, eine große Bereitschaft, die Triebbesetzungen anderen Objekten abzugeben. Das ermöglicht die Übertragung. Jemand behandelt mich, und ich habe in mir drinnen ein behandelndes Objekt, das sich »Mutter« nennt, dann ist die Mutter die Therapeutin. Darum wird es vom Patienten als eher merkwürdig empfunden, dass die »Mutter« Geld für eine Behandlung verlangt, und unser Patient fühlt sich von der »Mutter« beleidigt, die ihn daran erinnert, dass er diesen Monat die Rechnung für die Behandlung noch nicht beglichen hat. Das ist die grundlegendste Bedeutung der Übertragung, nämlich dass eine Repräsentation, ein Objekt ihre bzw. seine Eigenschaften auf ein Objekt in der Realität überträgt und zwei Objekte mit einer ähnlichen Eigenschaft zu identischen Objekten macht. Der Hund hat vier Beine, die Katze auch, also ist der Hund eine Katze.

Beachten Sie, dass Freud im weiteren Verlauf der Abhandlung die Abkürzung *Ubw* für das Unbewusste verwendet, damit wir uns nicht dazu verleiten lassen, in konkreten neurologischen Begriffen zu denken. Wir dürfen nicht vergessen, dass wir es mit einem psychologischen, nicht mit einem neuroanatomischen Modell zu tun haben. Wir behandeln die Seele, nicht das Gehirn, deshalb beschränken wir uns auf psychologische Begriffe. So wie sich eine subjektive Erfahrung (z.B. was ich beim Lesen eines Gedichts erlebe) nicht auf eine Gehirnaktivität reduzieren lässt, können auf das seelisch Unbewusste keine physiologischen oder biologischen Zeitbegriffe angewandt werden. Die unbewussten Ereignisse sind zeitlos. Das heißt, sie sind nicht zeitlich eingeordnet. Erst unser Bewusstsein, das sekundäre logische Denken, versucht eine zeitliche Einordnung vorzunehmen, also meistens die Erinnerungen und die Vergangenheit den gegenwärtigen seelischen Bedürfnissen entsprechend einzuordnen. Oft beobachten wir auch, dass die Patienten ihre Erlebnisse zeitlich vertauschen. Wir korrigieren sie aber nicht sofort. Der Patient würde dann sagen: »Habe ich Ihnen das nicht schon gesagt?« Vielleicht wäre er dann sogar beleidigt, dass Sie sich nicht an etwas erinnern, von dem er mit Sicherheit glaubt, es Ihnen schon gesagt zu haben. Wir überprüfen uns selbst und versuchen herauszufinden, warum wir uns nicht daran erinnern. Soeben habe ich Ihnen das Beispiel des Analytikers gegeben, der sich nicht mehr an einen Namen erinnert, was durchaus Ausdruck eines Widerstands oder des Verdrängens seinerseits sein kann. Aber oft hat der Patient das, was er jetzt sagt, zuvor gar nicht erwähnt. Er hatte nur die Absicht gehabt, es zu erwähnen, und sich die Erfahrung, es gesagt zu haben, gemerkt, ohne es laut in Worten artikuliert zu haben.

Freud fasst die Eigenschaften des unbewussten Systems wie folgt zusammen: »Widerspruchslosigkeit, Primärvorgang [...], Zeitlosigkeit und Ersetzung der äußeren Realität durch die psychische sind die Charaktere, die wir an zum System *Ubw* gehörigen Vorgängen zu finden erwarten dürfen.« Die psychische Realität ist vielleicht die wichtigste Entdeckung Freuds (den Begriff finden wir schon 1895 in *Entwurf einer Psychologie*). Das Unbewusste existiert in der Realität des Patienten und unserer Begegnung mit ihm, ob wir es betrachten oder dessen Existenz ignorieren, ob wir davon Kenntnis haben möchten oder nicht. Es existiert und entfaltet seine Wirkung. Das Unbewusste ist ständig aktiv. Im analytischen Setting bringen wir es dazu, stärker zu wirken. Wir versuchen, es in unsere Bahnen zu lenken. Das ist ein bisschen wie in der Autowerkstatt. Der Mechaniker hebt die Motorhaube und ruft Ihnen zu: »Geben Sie jetzt Gas!«

Zum Zusammenhang zwischen dem Unbewussten und der Erinnerungstheorie der Psychoanalyse

Die Entdeckung der Psychoanalyse verlief über drei Hauptetappen:

1. Abkehr vom Hauptparadigma der Psychiatrie des 19. Jahrhunderts, das psychische Erkrankungen auf Degeneration, Vererbung oder physisches Trauma zurückführte.
2. Eine neue Erkenntnis, wonach normale seelische Aktivität, in deren Mittelpunkt der Begriff des psychischen Konflikts steht, eine wesentliche Rolle bei der Verursachung psychischer Erkrankung spielt.
3. Die Selbstanalyse Freuds und die Entdeckung des Ödipuskomplexes, wodurch der Trieb und die kindliche Sexualität als Bausteine einer neuen psychologischen Theorie markiert werden.

Bereits während der Selbstanalyse stößt Freud auf das Paradox der Kindheitserinnerungen: Während wesentliche, bedeutungsvolle Tatsachen und Ereignisse nicht erinnerlich sind, bleibt scheinbar Unbedeutendes im Gedächtnis haften. Einige unserer banalen Erinnerungen haben sich trotz ihrer völligen Belanglosigkeit auffällig klar und hartnäckig im Gedächtnis festgesetzt. Was deckt diese »Deckerinnerung«? Deckerinnerungen sind das Ergebnis eines Kompromisses zwischen zwei psychischen Kräften: Die eine bewahrt die triviale Erinnerung und die andere ist eine Abwehr dagegen, die die unbewusste pathogene Bedeutung verbirgt. Beide Kräfte heben einander nicht auf, sondern bilden einen Kompromiss oder eine Verdichtung der zwei getrennten Erinnerungen. Auch wenn die Deckerinnerung generell – nach Tatsachen beurteilt – »falsch« ist, hat sie dennoch insofern einen Kern der psychischen Wahrheit, als sie durch Erinnerungsfragmente gefestigt wurde, zu denen das seelische System Zugang hatte und diese retroaktiv aufgenommen hat. Die Diskussion über die Deckerinnerungen beschließt Freud mit folgender skandalöser Feststellung: »Unsere Kindheitserinnerungen zeigen uns die ersten Lebensjahre, nicht wie sie waren, sondern wie sie späteren Erweckungszeiten erschienen sind. Zu diesen Zeiten der Erweckung sind die Kindheitserinnerungen nicht, wie man zu sagen gewohnt ist, aufgetaucht, sondern sie sind damals gebildet worden, und eine Reihe von Motiven, denen die Absicht historischer Treue fern liegt, hat diese Bildung sowie die Auswahl der Erinnerungen mitbeeinflußt« (Freud, 1899, S. 322).

Viele Jahre bevor er *Das Unbewußte* schrieb, als er sich noch eher als Neurologe denn als Psychologe verstand, tauchten in Freuds Schriften zwei ziemlich revolutionäre Begriffe auf: »Erinnerungsspuren« und »Nachträglichkeit«. Sie repräsentierten ein neues Verständnis der Erinnerung als Vorgang, der sich gleichzeitig in mehreren seelischen Systemen niederschlägt. Erinnerungsfragmente setzen sich in verschiedenen Bereichen des seelischen Systems fest, wo sie sich mit anderen Erinnerungsfragmenten verbinden. Die Nachträglichkeit ist ein Vorgang, der den linearen Zeitverlauf sprengt und dem Ereignis aus der Vergangenheit eine neue Bedeutung verleiht. Die Aufspaltung des Zeitverlaufs in zwei separate Momente ermöglicht die Aktivierung eines noch nicht erlebten Traumas aus der Vergangenheit in der Gegenwart. In bestimmten Fällen bekommt die Kindheitserinnerung ihre vollständige »nachträgliche« Bedeutung im Verlaufe der Entwicklung. In anderen Fällen ist es ein zu einem späteren Zeitpunkt geträumter Traum, der den seelischen Vorgang in der Vergangenheit des Patienten als »Kindheitserinnerung« etabliert. Das geschah bei dem Patienten, der uns allen als »Wolfsmann« bekannt ist. Im Alter von fünf Jahren träumte er einen Traum, der einer Erinnerung von ihm aus dem Säuglingsalter Bedeutung verlieh: Die Erinnerung, die Eltern beim Geschlechtsverkehr beobachtet zu haben (Freud, 1909d).

Die klinische Bedeutung dieses neuartigen Erinnerungsverständnisses besteht darin, dass primäre Denkvorgänge und unbewusste Fantasien auch jenen seelischen Ereignissen Gültigkeit als autobiografische Erinnerung verleihen können, die sich in Wirklichkeit gar nicht ereignet haben, sondern nur in der Fantasie. Dieser Punkt ist umstritten und schuf der freudianischen Schule der Psychoanalyse viele Gegner. Ich möchte in unserem heutigen Gespräch nicht darauf eingehen, aber ich verspreche Ihnen, dass ich meine Meinung dazu weder Ihnen noch meinen Patienten vorenthalten werde. Sein letztes Wort dazu sagte Freud möglicherweise in einem Brief vom 6. März 1933 an den Psychoanalytiker Mosche Wulff: »Zu meiner Arbeit über den hysterischen Anfall möchte ich heute hinzusetzen, dass ich die Beschränkung auf Phantasien nicht festhalte. Phantasien oder traumatische Erlebnisse, möchte ich heute sagen. Übrigens wissen wir, dass dieser Unterschied nicht sehr tief geht und dass hinter den Phantasien so häufig reale Erlebnisse stecken.« (zit. in Rolnik, 2019, S. 265)

Die Schichtung der Erinnerung in den Systemen ermöglicht es verschiedenen Elementen dieser Erinnerung, sich mit einem Netz von Assoziationen zu verknüpfen, die wiederum in der Lage sind, bestimmte Erinnerungselemente zu »entzünden« oder hervorzuheben, je nach Intensität der Stimulierung oder der damit verbundenen emotionellen Spannung. So geschieht es, dass Erinnerungen aufgrund von Träumen überraschend im Bewusstsein erwachen als Reaktion auf gegenwärtige emotionelle psychische Bedürfnisse oder als Reaktion auf Deutungen, die vom Therapeuten angeregt werden. Manchmal wird mich eine körperliche Geste, die ich im Laufe des Tages zufällig oder in einer Feldenkrais-Stunde mache, an eine ähnliche Bewegung erinnern, die in meinem Körpergedächtnis festgehalten ist oder in einem Traum oder irgendwann in meiner Vergangenheit auftrat. Vielleicht erinnert mich eine solche erwachende Körpererinnerung an einen Traum, den ich nachts geträumt hatte, oder vielleicht überkommt mich auch unvermittelt eine Welle von Erinnerungen, von deren Existenz im Körper-Ich ich keine Kenntnis hatte. Man könnte das Auftreten und Verschwinden von Erinnerungen im Bewusstsein mit einem Neonschild vergleichen, dessen kurzes Aufleuchten uns ermöglicht, die Schrift eines gegenüberliegenden Neonschilds im ausgeschalteten Zustand zu erkennen.

Eine weitere weitreichende Bedeutung von Erinnerungsspuren im Unbewussten ist der Umstand, dass unsere Erinnerungen auch von unserer individuellen Lebensgeschichte abweichen und uns durch transgenerationale Übertragung zukommen können. Das Unbewusste fungiert hier wie ein Labor. Es nimmt Erinnerungsspuren und enigmatische Botschaften vom Unbewussten des Anderen auf und schweißt sie mit unseren eigenen Unbewussten zusammen. Dieses Konzept – das mit heutigen Begriffen und Forschungen auf dem Gebiet der epigenetischen Vererbung korrespondiert – hat bestimmte Bedeutungen in der psychoanalytischen Praxis. Es dient auch als bemerkenswerter Verbindungspunkt zwischen der Erinnerungs- und Wissenstheorie der Psychoanalyse und dem Begriff »Telepathie«, für den sich Freud zum Leidwesen seiner Anhänger sehr interessierte – und korrespondiert zudem mit dem von Moritz Halbwachs geprägten, älteren soziologischen Begriff »Kollektivgedächtnis«.

Auch der Begriff des psychischen Traumas, der die Psychoanalyse seit ihren Anfängen begleitet, wurde von der Entdeckung einer neuen Art von Erinnerung ohne Gedächtnis, einer Erinnerung an ein psychisches Ereignis ohne symbolische Repräsentation beeinflusst. Was das traumatische Ereignis besonders macht, ist nicht dessen katastrophale Heftigkeit, die dessen Verdrängung vom Bewusstsein erforderte, sondern vielmehr die Tatsache, dass in dem Moment, in dem es in das Bewusstsein eindringt, es sich weder regulieren noch reflektieren lässt. Es handelt sich also nicht um eine Erinnerung in Form eines im Raum und in der historischen oder autobiografischen Zeit verankerten Ereignisses, sondern um ein »anhaltendes psychisches Ereignis«, das sich weiterhin verzerrend auf die Perzeption der betreffenden Person auswirkt, deren Vermögen, Erinnerungen und neue Erfahrungen zu sammeln, beeinträchtigt und manchmal deren Fähigkeit, zu denken, zu träumen und zu fühlen, ganz unterbindet. Im Unterschied zur verdrängten Erinnerung sperrt sich ein Trauma dagegen, Vergangenheit zu werden. Ein posttraumatischer Mensch ist in einem bestimmten Zeitbruch gefangen. Er erinnert sich nicht an das Ereignis, durchlebt es aber in einem Zustand geistiger Somnolenz immer wieder ungewollt von neuem. Er fällt aus der Zeit.

»Diese Sirenen sind doch Quatsch. Ich steh' deswegen nicht von der Couch auf«

Vielleicht haben Sie sich schon gefragt, weshalb Patienten die Frage beschäftigt, was passiert, wenn sie Ihnen außerhalb der Praxis begegnen. Einige Patienten beschäftigt die Frage stark, ob Sie es waren, den sie auf der Straße gesehen haben oder ob es ihnen nur so vorgekommen ist. Manchmal meinen sie auch, Ihre Partnerinnen oder Partner, Ihr Kind oder Ihr parkendes Auto gesehen zu haben. Warum beschäftigt sie das so stark? Wie deuten Sie das? Manchmal lohnt es sich, so etwas zu deuten. Auch Therapeuten sind manchmal emotional berührt, wenn sie zum Beispiel im Kino ein paar Reihen weiter einen Patienten erblicken. »Was soll ich jetzt tun, ich habe einen Patienten gesehen. Soll ich ihn grüßen, soll ich ihn nicht grüßen, soll ich ihm zunicken?«

Warum fühlt sich der Patient als Voyeur, wenn er uns auf der Straße erblickt? Was hat er denn an uns eigentlich erblickt? Er fühlt sich als Voyeur und es ist aufregend für ihn, nicht nur wegen der »Primärszene«, die für diese klinische Erscheinung gewöhnlich als Erklärung herangezogen wird, sondern weil während seiner Behandlung das Unbewusste offen daliegt, die »Motorhaube« offen ist. Es gibt Patienten, die im Verlaufe der Behandlung lange Zeit auch außerhalb der Analysestunden »mit der Couch auf dem Rücken« herumlaufen. Während der Behandlung sind wir dem Unbewussten sehr stark ausgesetzt und den Therapeuten auf der Straße zu treffen, ist eine »unheimliche« Erfahrung, etwa wie Ihr Unbewusstes im Kaffeehaus zu treffen. Dieser besondere Aggregatzustand, in den der Patient durch die Behandlung versetzt wird, kann sich noch auf andere Arten äußeren. Denken Sie etwa an den Patienten, der Wert auf Pünktlichkeit legt. Ich mag Menschen, die es genau nehmen und respektiere diese Eigenschaft. Aber auch einem Therapeuten, der Wert auf den Behandlungsrahmen legt, können manchmal ketzerische Gedanken zu einer solchen Akribie eines Patienten kommen. Auf einmal erschient sie mir abwehrend und intrigant. Ich nannte das einmal »vampirhafte Pünktlichkeit«, ohne es laut auszusprechen. Apropos Primärszene, beginnen Sie zu empfinden, dass der Patient nicht nur pünktlich zu seiner Stunde erscheint, sondern vor allem auch versucht, sich in eine Stunde hineinzudrängen, die nicht ihm gehört, alles natürlich in der Fantasie, da er wirklich haargenau zur vereinbarten Zeit an der Haustür klingelt. Dennoch beginnen Sie, auf dieses ultrapünktliche Klingeln genau auf die Sekunde aufmerksam zu werden, und warten auf die Gelegenheit nachzuprüfen, weshalb Sie das interessiert. Ihr verfluchter analytischer Argwohn verlangt von Ihnen, hier eine Arbeit zu vollbringen, wenn nicht direkt gegenüber dem Patienten, so doch zumindest in Form des Durcharbeitens der Gegenübertragung. Irgendwann sagt dann Ihr pünktlicher Patient entnervt so etwas wie: »Warum haben Sie denn eigentlich kein Wartezimmer?« Darauf bitten Sie ihn, etwas mehr über seine Ungehaltenheit zu sagen, und realisieren plötzlich, welche Energie er die ganzen Jahre über aufbringt, um sich fünfmal die Woche genau auf die Sekunde auf den Klingelknopf Ihrer Tür zu stürzen, damit er keinen Moment lang innehalten muss. Aber warum kann er nicht ein bisschen früher erscheinen und ein paar Minuten draußen warten? Es ist doch hier draußen ganz schön auf den Bänken in der Allee. Was geht beim Warten auf seine Stunde in ihm vor? Schämt er sich? Vielleicht versucht er, der Neugier zu widerstehen, wer sonst noch bei Ihnen in Behandlung ist und auf »seiner« Couch liegt? Nun klärt sich das Bild: Er ist dermaßen exponiert vor und nach der Analyse, dass er auf dem direktesten Weg von zu Hause in die Praxis gelangen möchte. So hat er das erlebt. Erst jetzt, nach Jahren, kam heraus, dass die Pünktlichkeit ihn eigentlich davor schützen sollte, vor der Sitzung fünf Minuten ohne den Analytiker mit dem aufgedrehten Unbewussten zu verbringen. Bei einem anderen pünktlichen Patienten stoßen Sie vielleicht auf eine ganz andere Welt, die vielleicht mit der Angst vor der Therapeutin zu tun hat, davor, was Sie über ihn denken, wenn er verspätet zur Sitzung kommt. Er macht Sie zu einem verfolgenden Objekt und findet im Geheimen daran Gefallen. Die Pünktlichkeit ist für ihn eine Art Trotz.

Hier noch ein Beispiel dafür, wie verwirrend das Gefühl der Sicherheit, das der analytische Therapieraum gibt, sein kann, wenn man es aus der Perspektive des unbewussten Systems betrachtet: Während einer Analysestunde ertönte die Sirene wegen eines Raketenangriffs auf Tel Aviv. Ich sage dem Patienten, dass wir die Sitzung unterbrechen und im Treppenhaus Schutz suchen müssen. Er sagt: »Diese Sirenen sind doch Quatsch. Ich steh' deswegen nicht von der Couch auf.« Ich sage ihm, dass er sich auf der Couch geschützt fühle vor allen möglichen Angriffen und inneren Ängsten, aber nun sei ein Raketenalarm und um uns zu schützen, müssten wir uns beide in das Treppenhaus begeben. In diesem Fall war es erforderlich, dem Patienten zu helfen, einen Moment lang auf die Illusion zu verzichten, dass er auf der Analyse-Couch liegend, während ich danebensitze, vor jeder Gefahr geschützt ist.

> »In dem Maße, als wir uns zu einer metapsychologischen Betrachtung des Seelenlebens durchringen wollen, müssen wir lernen, uns von der Bedeutung des Symptoms ›Bewusstsein‹ zu emanzipieren.« (Freud, 1915e, S. 291)

Das ist ein Schlüsselsatz in *Das Unbewußte*. Das Bewusstsein, teilt uns Freud hier feierlich mit, sei ein Symptom. All die fantastischen Dinge – Zivilisation, Kunst, der denkende, schöpferische und fühlende Mensch – sind aus seiner Sicht nur die Glasur auf dem Kuchen oder nicht einmal die, sondern nur die Zückerchen auf der Kuchenglasur. Das Bewusstsein ist ein Symptom, der Analytiker daher eine merkwürdige Kreatur. Er ist nie zufrieden. Jede Erkenntnis, die Sie ihm mitteilen – er will nur noch mehr. Die Erkenntnis von gestern sieht er oft als Abwehr der Erkenntnis von heute, wenn Sie ihn in irgendeinen Schatz aus Ihrem Bewusstsein einweihen, etwas, das Sie gestern realisiert haben.

Die Abhandlung über das Unbewusste mit all ihrer Komplexität und ihrem Reichtum hätte eigentlich etwas mehr Aufmerksamkeit von Freud verdient, besonders der Abschnitt über die Charaktere des unbewussten Systems, das diesbezüglich etwas unterentwickelt scheint. Aber zu unserem Glück kannte die Psychoanalyse systematischere Theoretiker als Freud, wie Matte-Blanco oder Bleger oder Lacan, Bion, Green, Bollas und viele andere, die den freudschen Begriff des »Unbewussten« unabhängig von dessen Inhalt (des Verdrängten) erforschten und vor allem dessen Verbindung mit der analytischen Technik weiterentwickelten.

Wir werden uns mit den komplexen Verbindungen zwischen der Theorie und der psychoanalytischen Technik noch in späteren Gesprächen befassen. Aber ich möchte bei dieser Gelegenheit etwas Allgemeines zu Freuds Schriften und zur Entwicklung seines Denkens sagen: Freud pflegte in der Regel an drei Abhandlungen gleichzeitig zu schreiben. Sein Arbeitszimmer war wie ein Künstleratelier. Hier eine unfertige Arbeit, da eine halbfertige Abhandlung und im Kopf – das erfahren wir aus seinen Briefen – arbeitete er bereits an einer ganz anderen Arbeit. Handelte es um eine Fallgeschichte, schrieb Freud sie erst nach Abschluss der Behandlung, dennoch sickerten Beispiele aus der Behandlung – während der Behandlung – in andere Arbeiten durch. Es lagen Arbeiten vor, die er im Auftrag schrieb, bestimmte Arbeiten steckten fest und wiederum andere Arbeiten waren leicht zu erledigen und mussten rasch abgeschlossen werden, um auf irgendeinen theoretischen Widerspruch eines rebellischen Schülers oder sonst eines Scharlatans zu reagieren, und es gab auch Verpflichtungen für irgendwelche Konferenzen, so dass sich manchmal Überschneidungen und Redundanzen ergaben. Themen, die in einer Abhandlung im Mittelpunkt standen, flossen auch in andere Texte ein. Freuds Denken hat sich mit zunehmender klinischer Erfahrung zweifellos entwickelt und verändert, doch wenn Sie beispielsweise eine frühe Abhandlung wie Psychische Behandlung (1890a) nehmen – die uns in den kommenden Gesprächen noch beschäftigen wird –, werden Sie feststellen, wie viele überraschende Einfälle der frühe Freud hatte. Und wenn Sie die Schrift *Der Mann Moses und die monotheistische Religion* (1939a) lesen, werden Sie sehen, dass der alte Freud keinerlei Hemmungen hatte, zum Lamarckismus zurückzukehren, um die Transmission bestimmter Kultur- und Gruppeneigenschaften näher zu betrachten (Rolnik, 2022). Ich lese Ihnen nun noch ein wenig aus *Das Unbewußte* vor, um uns daran zu erinnern, wie sehr der »frühe Freud« durch sein »unbewusstes« Schreiben nicht nur sich selbst, sondern auch seinen Nachfolgern voraus war:

> »Das *Ubw* ist vielmehr lebend, entwicklungsfähig und unterhält eine Anzahl von anderen Beziehungen zum *Vbw*, darunter auch die Kooperation. Man muss zusammenfassend sagen, das *Ubw* setzt sich in die sogenannten Abkömmlinge fort, es ist den Einwirkungen des Lebens zugänglich, beeinflusst beständig das *Vbw* und ist seinerseits sogar Beeinflussungen von Seiten des *Vbw* unterworfen.« (1915e, S. 288f.)

Zu dem vorher Zitierten möchte ich hinzufügen, dass der therapeutische Prozess ein Prozess ist, der nicht nur das Unbewusste darlegt oder das Verdrängte interpretiert; er befruchtet und ermutigt es auch, eine Arbeit zu leisten, es aufzulockern. Wie Gärtner gehen wir mit einem Grubber durchs Beet, fordern bei der Therapiesitzung das Unbewusste heraus, horchen die Vorgänge darin ab, zugleich aber ermutigen wir es, mit uns in Kontakt zu bleiben und mit neuen Erlebnismöglichkeiten zu experimentieren. Es kommt nicht von ungefähr, dass Ihre Patienten von einem Tag auf den anderen intensiv zu träumen beginnen. Sie haben vielleicht auch schon vor dem Beginn der Behandlung geträumt, aber plötzlich beginnt es zu fließen und im Dialog mit der Behandlung zu sein, da jemand zuhört. Das Unbewusste des Patienten merkt ziemlich rasch, wem es in Ihrem Behandlungszimmer begegnet. Wenn Sie kein Interesse an Träumen haben oder nicht wissen, was sie mit Träumen anfangen sollen, wird es auch keine geben. Das Unbewusste des Patienten wird dann auch sozusagen die Reichweite Ihrer Suchwellen ausloten und herausfinden, wie gut Sie einem Traum zuhören können. Es merkt auch, wie intelligent Sie sind, wie gut Sie es verstehen, und fühlt sogar, wann Sie auf die Gegenübertragung eingestellt sind und wann Sie es nur vorgeben, ob Sie konzentriert oder gleichgültig sind. Träume von Patienten können uns manchmal so etwas wie eine Supervision geben.

Das leitet in die fantastische Welt der unbewussten Kommunikation zwischen Therapeut und Patient über, die sich in unserem jahrelangen Gespräch auf den Titel »Gegenübertragungsanalyse« reduziert. Auch die Mystiker der Psychoanalyse haben es entdeckt und – was ich ein wenig bedaure – mit allen möglichen New Age-Ideen verbunden. Der Begriff »Gegenübertragung« hat sich zweifellos stark entwickelt. Sie sind alle mit einer Haltung aufgewachsen, dass Sie bei Ihren Supervisionen und beim Zuhören über die Gegenübertragung denken, im Guten wie im Bösen, was manchmal etwas übertrieben sein kann. Denn das führt manchmal dazu, dass Psychotherapeuten die symbolische Kommunikation – vereinfacht gesagt, etwas Bestimmtes durch etwas anderes sagen – mit der unbewussten Kommunikation verwechseln. Wenn Sie im Zimmer sitzen und der Patientin zuhören und Ihnen unvermittelt ein angsteinflößendes Sinnbild einfällt, sind Sie vielleicht überrascht vom Sinnbild oder von dieser Erinnerung, aber beschließen, der Sache diskret nachzugehen: Sie können sich dann zum Gedanken verleiten lassen, dass der Affekt, den ich in den Assoziationen der Patientin suche, in dem Sinnbild des aggressiven Hundes liegt, das mein Zuhören seit einigen Minuten überlagert. Vielleicht ist da etwas in dieses Sinnbild des Hundes übergegangen. Vielleicht lohnt es sich, dem nachzugehen. Vielleicht fürchtet sich die Patientin jetzt vor mir, vielleicht projiziert sie auf mich eine bestimmte Angst.

Vielleicht ist die Angst, die in ihr ausgelöst wurde, Angst vor Ihrem Sadismus, also Angst vor ihrer eigenen Aggressivität. Und vielleicht hat dieser Hund die Aufgabe, mich vor etwas im Zusammenhang mit meiner Annäherung an die Patientin zu warnen.

Beim Zuhören behelfen wir uns nicht nur mit verbalen Assoziationen und der Deutung symbolischer Kommunikation. Wir setzen uns beim Zuhören mit den Aussagen der Patienten nicht so auseinander, als würde es sich um einen historischen oder literarischen Text handeln. Wir behelfen uns mit Sinnbildern visueller, taktiler, akustischer, räumlicher und sogar olfaktorischer Art (Gerüche, die uns plötzlich in die Nase steigen), die im Verlaufe der Stunde aus unserem Unbewussten aufsteigen. Doch nicht immer, wenn ich an irgendein Detail meines Tagesprogramms denke, behandle ich es wie übertragene unbewusste Kommunikation, wie Flaschenpost von meinem Patienten. Das ist nicht so einfach.

Lassen wir Freud noch etwas zu Wort kommen:

> »Es ist sehr bemerkenswert, dass das *Ubw* eines Menschen mit Umgehung des *Bw* auf das *Ubw* eines anderen reagieren kann. Die Tatsache verdient eingehendere Untersuchung, besonders nach der Richtung, ob sich vorbewusste Tätigkeit dabei ausschließen lässt, ist aber als Beschreibung unbestreitbar.« (1915e, S. 293)

Diese Zeilen wurden vom psychoanalytischen Diskurs vor etwa 30 Jahren »wiederentdeckt«, seither unaufhörlich zitiert und die therapeutische Begegnung damit mystisch eingefärbt. Das ist vermeintlich das A und O der Psychoanalyse. Doch dieser psychoanalytischen Grundregel stellen wir die gleichschwebende Aufmerksamkeit entgegen. Wir sagen: Der Patient plaudert drauf los, und ich fokussiere mich beim Zuhören nicht auf etwas Bestimmtes, sondern schnappe allmählich etwas auf. Etwas zwischen den Zeilen, etwas am Ton, ein bestimmtes Wort oder eine zurückgehaltene Emotion wird uns im Redefluss irgendwann auffallen und unsere Aufmerksamkeit wecken. Ich sage mit Absicht »plaudern«, denn es geht darum, zuzuhören, nicht den Inhalt zu suchen, die ganze Zeit »an der Blende herumzudrehen«. 1912 weiß Freud bereits, dass er so arbeitet, denn er hört so zu, aber er hat es noch nicht als Behandlungsinstrument erster Güte formuliert. Auch in Freuds naher Umgebung gab es Analytiker, die stärker mit freien Assoziationen arbeiteten als Freud selbst. Theodor Reik zum Beispiel entlehnte von Nietzsche den Ausdruck »das dritte Ohr«, um zu charakterisieren, wie der Analytiker den Assoziationen des Patienten zuhört. Reik galt damals unter den stärker wissenschaftlich orientierten Analytikern wie Otto Fenichel oder Wilhelm Reich, deren Technik sich auf die Analyse der Übertragung und Abwehrmechanismen konzentrierte, als »Mystiker« (Heimann & Rolnik, 2005; Rolnik, 2008b).

Ich möchte hier etwas zu Freuds Bemerkung im Zusammenhang mit der persönlichen Analyse des Therapeuten hinzufügen und sogar seiner Feststellung widersprechen, dass »jeder Psychoanalytiker nur so weit kommt, als seine eigenen Komplexe und inneren Widerstände es gestatten« (Freud, 1910, S. 107). Ist nicht auch eine Situation möglich, in der das Unbewusste des Patienten besonders stark gerade auf unsere blinden Flecken ausstrahlt, auf jene Bereiche, in denen unser Vermögen zuzuhören und empathisch zu sein, relativ schwach ausgebildet ist? Ich denke, es gibt Patienten, denen es gelingt, unsere Schwächen als Therapeuten zu orten und sich darauf versteifen, uns mit ihnen zu konfrontieren, dies aus verschiedenen Gründen im Zusammenhang mit ihrer frühen Objektbeziehung und ihrem Verhältnis zur Wahrheit und zur Wissbegierde. Ich glaube, wir alle behandeln sowohl Menschen, die stark von uns profitieren können, trotz unserer Schwächen als Therapeuten, als auch Menschen, die nicht von uns profitieren können, gerade weil wir in der Lage sind, sie zu verstehen, und ihnen helfen wollen.

3

Technik und Behandlungsrahmen

Über die Bücherwand und die beiden identischen Sessel • Meine Gedanken über die Spannung zwischen formalen und spontanen Bestandteilen der therapeutischen Begegnung • Wie Deutungen entstehen und warum man das Fragen vermeiden sollte • Lässt sich die Eignung für die Behandlung voraussagen und weshalb die Einleitung von Behandlungen schwer ist • Zuhören »ohne Erinnerung und ohne Leidenschaft« • Die tiefere Bedeutung des Grundsatzes der »Stundenvermietung« • Über eine Patientin, die ihren Therapeuten auffordert, die Behandlung einer guten Freundin abzubrechen, und Therapeuten, die ihre Patienten dazu ermutigen, sie auch am Sonntagmorgen anzurufen.

1907 erwähnt Freud zum ersten Mal die Absicht, die Grundlagen der psychoanalytischen Behandlungstechnik schriftlich festzuhalten. Sein ursprünglicher Plan war, eine 50-seitige technische Abhandlung zu schreiben. Nach einem Jahr hatte er 36 Seiten dieser zentralen technischen Schrift. Doch dann kam, wie so oft bei Freud, ein anderes Projekt dazwischen, das ihm wichtiger und dringender erschien, die Krankengeschichte des *Rattenmannes* (1909b). Sie enthält theoretische Ansätze neben Perlen der analytischen Technik.

Der »Rattenmann« Ernst Lanzer stellte Freud viele Fragen. Freud entgegnete ihm einmal: »Wenn jemand so eine Frage stellt, so hat er auch schon die Antwort bereit. Man braucht ihn nur weitersprechen zu lassen.« Diese Worte Freuds können uns auch heute als Auftaktakkord zur Diskussion über das Wesen der Tätigkeit des analytischen Therapeuten dienen. Auf das spezifische Thema der Fragen des Patienten kommen wir noch zurück und fragen uns: Wann antworten wir doch? Welche Fragen beantworten wir nicht und warum? Wann und warum bildete sich das Ethos des klassischen Analytikers, der »keine Fragen stellt und keine Fragen beantwortet«? Warum halten wir uns mit Antworten auf Fragen überhaupt zurück? Wann stellen wir Fragen? Wie ich Ihnen bei unserem letzten Gespräch schon sagte, der Therapeut, der häufig fragt, ist kein guter Partner, besonders aus der Sicht des unbewussten Systems. Er ist vielleicht ein prima Partner und Mitstreiter auf den höheren vernünftigen Ebenen des Patienten, doch in der Tiefe verflachen Fragen die Interaktion und provozieren höchstens Reflektionen des Patienten. Sie mögen überrascht sein, aber die Reflektion, so wichtig sie sein mag für den gebildeten Menschen, hat einen recht geringen Einfluss auf den analytischen Prozess. Unsere Patienten werden nicht aufgefordert, mit dem Verstand ihre Situation zu analysieren, sondern erleben etwas, was mit ihrer Situation im Übertragungsverhältnis zu uns zu tun hat. Aber ich weiche ja hier vom Thema ab, genau wie es der Rattenmann mit seinen Fragen bei Freud zu bewirken versuchte.

Auf dem II. Internationalen Psychoanalytischen Kongress 1911 kündigte Freud eine Abhandlung über die methodischen Grundsätze der Psychoanalyse an. Doch dann folgte, nicht sehr verwunderlich, nicht eine größere Abhandlung zur Behandlungstechnik, sondern mehrere relativ kurze Schriften. Es sind folgende sechs technische Schriften: *Die Handhabung der Traumdeutung in der Psychoanalyse*, *Zur Dynamik der Übertragung*, *Ratschläge für den Arzt bei der psychoanalytischen Behandlung*, *Zur Einleitung der Behandlung*, *Erinnern, Wiederholen und Durcharbeiten* und natürlich *Bemerkungen über die Übertragungsliebe*.

Warum benutzt Freud in seinen technischen Schriften das Wort »erraten«?

Eine umfassende Antwort darauf würde uns zum Thema der analytischen Deutung führen, das nicht im Mittelpunkt unseres heutigen Gesprächs steht. Das Erraten ist eigentlich die analytische Deutung. Warum erraten und nicht einschätzen oder irgendein anderes Wort, das aus wissenschaftlicher Sicht etwas würdiger klingt? Das hängt mit dem Modell und dem Verständnis des Unbewussten von Freud zusammen. Als wir *Das Unbewußte* lasen, stießen wir auf die kritische Unterscheidung zwischen unbewussten primären Denkvorgängen und dem bewussten sekundären Denken. Freud erklärt dort, wie das Unbewusste »denkt«, und liefert einige Grundsätze zum unbewussten Prozess, die er in seinen Traumforschungen aufgedeckt hat, und darüber, wie man psychotischen Patienten zuhört.

Der Begriff »erraten« korrespondiert mit der unbewussten Denkweise, mit den primären Denkvorgängen, die »keine Negation, keinen Zweifel, keine Grade von Sicherheit« kennen. Das analytische Wissen über den Patienten wird nicht auf deduktivem, rationalem Weg gewonnen. Der Analytiker gibt sich dem Fluss der unbewussten Gedanken hin und an irgendeinem Punkt entsteht in seiner Vorstellung eine Struktur, eine Idee, die er dem Patienten als Erratenes anbietet. Man könnte hier von Intuition sprechen, wenn Sie so wollen, aber es handelt sich, wie gesagt, um eine recht systematische und repetitive Intuition, selbst wenn sie uns oder dem Patienten als eine überraschende Idee in den Sinn kommt. Unsere Arbeit baut nicht auf kurze geniale Eingebungen, sondern auf langanhaltendem, diszipliniertem, zurückhaltendem und aktivem Zuhören auf. An einem bestimmten Punkt spüren wir, dass sich bei uns etwas Substanzielles gebildet hat, das wir dem Patienten mitteilen möchten.

Bion beschreibt ein bemerkenswertes Charakteristikum dieses Moments treffend mit der Aussage, dass, wenn der Analytiker keine Bedenken empfindet, dem Patienten eine bestimmte Deutung anzubieten, er sie ihm besser nicht mitteilen sollte. Was meint Bion damit? Dass – wenn Sie etwas Wertvolles zu sagen haben – es einleuchtend ist, dass Sie sich unsicher fühlen hinsichtlich der *Auswirkungen*, da das Gesagte das Potenzial hat, den Patienten und Sie zu verunsichern. Ich glaube nicht, dass dies das einzige Kriterium für eine bedeutsame therapeutische Intervention ist – wir werden bei einem unserer nächsten

Gespräche auch noch auf die Bedeutung falscher Deutungen eingehen –, aber auch das Gegenteil trifft zu. Man kann in einem analytischen Setting nicht einfach ins Blaue hineinreden. Der Patient, nicht der Therapeut, sagt, was ihm gerade einfällt. Wir stellen nicht jede Frage, die wir gerne stellen würden. Wir sind nicht da, um unsere Neugier zu befriedigen, nicht, um ein falsches oder falsch ausgesprochenes Wort, das wir hören, zu korrigieren, von dem wir glauben, dass er es gesagt hat und nicht sicher sind, richtig gehört zu haben. Das ist, meiner Meinung nach, übrigens die eigentliche Bedeutung der quasi kryptische Empfehlung Bions (1967), »ohne Gedächtnis und ohne Leidenschaft« zuzuhören, und steht deshalb auch im Einklang mit Freuds Idee der gleichschwebenden Aufmerksamkeit und der analytischen Ethik. Es lohnt sich, Zurückhaltung zu üben und den Dingen die Möglichkeit zu geben, sich selber zu entfalten, aus eigenem Antrieb. Natürlich gibt es unterschiedliche Therapeutenpersönlichkeiten und Arbeitsstile. Einige von uns sind Schauspieler oder reden gern viel, aber grundsätzlich sollten wir dem Patienten möglichst viel Raum lassen und unsere eigene Stimme im Raum nicht zu viel hören. Bei der analytischen Begegnung bemühen wir uns, dem Patienten die Bühne zu überlassen, das heißt seinem und unserem Unbewussten.

Ich weiß nicht, wie das bei Ihnen ist, bei mir ist es jedenfalls so: Wenn ich das Bedürfnis verspüre, in den ersten 15 bis 20 Minuten etwas zu sagen, etwas bei mir nicht ganz stimmt. Nach meiner subjektiven Bewertung ist es ein Zeichen dafür, dass ich nicht gut auf dem Stuhl sitze, wenn ich meine Stimme schon in der ersten Viertelstunde höre. Wenn wir zu früh intervenieren, stellen wir fest, dass unser Reden beim Patienten Appetit auf unsere Worte weckt. Bei einigen Patienten führt das sogar zum »Missbrauch«, indem es für die Abwehr genutzt wird. Unvermittelt finden wir uns in der Situation wieder, dass wir dem Patienten erklären, was wir genau gemeint haben und wie wir darauf gekommen sind. Daraus entwickelt sich dann eine Art »Dialog« zwischen uns und dem Patienten, der nur die Fähigkeit des Patienten und unsere Fähigkeit beeinträchtigt, mit den tieferen Schichten der Seele in Kontakt zu sein. Das sind natürlich grobe Verallgemeinerungen, die sich leicht angreifen lassen. Es ist nicht wirklich schlimm, wenn wir in der Stunde X viel geredet haben und der Patient daran Gefallen fand oder sich darüber ärgerte. Wenn er Ihnen dann am nächsten Tag erzählt, dass er von einem »alten Mann auf einem Rollstuhl geträumt hat, der onaniert«, werden Sie selbst merken, wie er Ihre Worte in der Stunde erlebt hat.

Warum aber manövriere ich mich überhaupt in diese besserwisserische technische Ecke und empfehle Ihnen, sparsam mit Worten umzugehen? Ich tue das, weil ich Sie ermutigen möchte, nicht nur auf den Inhalt oder den Zeitpunkt Ihrer Interventionen zu achten, sondern auch auf den Umfang ihrer Rede in Anwesenheit des Patienten.

Eine überraschende Frage

Jemand von Ihnen hat mir nach dem letzten Gespräch geschrieben und Folgendes gefragt: »Warum gleichen unsere Behandlungszimmer einander und warum ist immer eine Bücherwand vorhanden?« Sie äußert die Vermutung, dass das mit dem Jüdisch-Sein Freuds zu tun haben könnte und dass es sich dabei um eine Anspielung auf den »jüdischen Bücherkorpus« in der Praxis handeln könnte. Ich bin nicht sicher, ob das etwas mit Judentum zu tun hat. Viele Leute haben Bücher zu Hause, nicht nur Juden, aber es stimmt, dass auch ich hier in der Praxis vor einer Bücherwand sitzend mit Ihnen spreche und es etwas merkwürdig ist, dass ein Analytiker vor dem Hintergrund einer Bibliothek spricht. Mir gefiel die Praxis besser, als sie noch aus einem kleinen Raum mit zwei Stühlen, einer Couch und wenigen Büchern bestand. Ich bedaure, dass Büchergestelle zu einem Gestaltungsmerkmal von Kliniken geworden sind. Schade, dass sie sich an andere Gegenstände geheftet haben, die in jenen Raum gehören, denn sie gehören nicht in denselben Raum. Das Behandlungszimmer ist ein Ort des Zuhörens und der Achtsamkeit des psychischen Geschehens. Eine Bücherwand ist ein Ort des Wissens, der Lektüre, der Gelehrsamkeit und der Vervollkommnung. Bücher spielen natürlich eine Rolle bei unserer Entwicklung als Therapeuten und als Menschen, sie sind aber nicht Teil der analytischen Begegnung. Das gehört vielleicht auch in eine breitere Debatte darüber, wie weit die Bekanntschaft zwischen dem Patienten und dem Therapeuten gehen soll. Ich war einmal im Behandlungszimmer eines gelehrten Analytikers und in seinem Bücherschrank neben der Couch lag ein Bücherstapel, der so geordnet war, dass der Patient die Buchrücken nicht sehen konnte. Das war ein eher unheimlicher Anblick, wie ein Bildnis aus *Alice im Wunderland* oder eine Art groteske Interpretation der berühmten Empfehlung Freuds: »Der Arzt soll undurchsichtig für den Analysierten sein und wie eine Spiegelplatte nichts anderes zeigen, als was ihm gezeigt wird.«

Mir scheint die Gestaltung des analytischen Behandlungszimmers nicht so wichtig. Der generische Anblick des netten Behandlungszimmer mit den beiden identischen Stühlen, die im Winkel von exakt 45 Grad zueinander aufgestellt sind, und der Papiertaschentuchbox auf dem Tischchen neben dem Patienten finde ich ein wenig trist. Wenn Sie möchten, nehmen Sie sich ein Vorbild an Freud und gestalten Sie Ihr Behandlungszimmer wie Sie mögen. Naja, vielleicht stellen Sie Ihre riesige Antiquitätensammlung besser nicht in die Praxis. Jedenfalls gewöhnen sich die Patienten nach einer gewissen Zeit an Ihr Zimmer und es wird allmählich auch zu ihrem Zimmer, das ihre Projektionen aufnimmt, wobei es dann wirklich keine Rolle mehr spielt, ob in der Zimmerecke irgendein Gegenstand steht, für den Sie zu Hause keinen Platz mehr hatten. Das ist meine Antwort auf die – überraschende – Frage zur Gestaltung des Behandlungszimmers und deren Verbindung zur Geschichte der Psychoanalyse.

Wie heilt die Analyse?

Es gibt keine ausschließliche und alleinige Antwort auf die Frage, was genau an der Psychoanalyse heilt, denn die Psychoanalyse kombiniert Forschung mit Heilung. Die freudianische Schule der Psychoanalyse beschäftigt sich mit dem Verhör des Unbewussten des Patienten, und die Heilung ist eine Art Nebenwirkung dieses Verhörs, eine willkommene Nebenwirkung, aber doch nur eine Nebenwirkung. Wenn wir das Unbewusste ergründen, verhören und zum Reden bringen und die Übertragung deuten, psychische Hindernisse und Entwicklungsverwicklungen beseitigen, lösen sich Widerstände auf und wächst Gespaltenes wieder zusammen und das Bedürfnis nach Projektionen und projektiver Identifikation nimmt ab. Das Ich kann versuchen, Entwicklungsrückstände aufzuholen, und sich weiter entfalten und wachsen. Aber wenn Ihnen das wie leeres Gerede vorkommt, haben Sie Recht, denn fast bei jedem Patienten erweist sich ein anderer Teil der Theorie als am aussichtsreichsten für die Heilung. Und das ändert sich auch im Verlaufe der Behandlung. Ich werde die Borderline-Patientin nicht vergessen, die mir mal sagte: »Was mir bei der Behandlung hier am meisten geholfen hat, ist der Umstand, dass Sie unsere Sitzung immer pünktlich abschließen.« Bis sie mir das sagte, hatte ich ehrlich gesagt so meine Zweifel, ob ich ihr überhaupt helfe.

In der klassischen Abhandlung *The Nature of Therapeutic Action of Psychoanalysis* (1934) legt Strachey dar, dass die Analyse des Über-Ichs das Herz des psychoanalytischen Heilungsprozesses darstellt. Der Analytiker positioniert sich als begleitendes und alternatives »Über-Ich« des Analysanden. Von dieser Warte aus kann der Analytiker seine Deutungen ausrichten, so dass sie ihre besondere Wirkung entfalten. Er erklärt in der Abhandlung, was wir unter »tiefer Deutung« im Gegensatz zu einer oberflächlichen Deutung verstehen und was genau die Neutralität des Analytikers bezweckt. Es gab unzählige Versuche, einen Zusammenhang herzustellen zwischen Technik und Setting, einerseits, und dem Heilmechanismus der Methode, andererseits. Wir werden auch noch auf den Zusammenhang zwischen der Ambiguität der Behandlungsrahmen und der Heilwirkung zurückkommen. Üblicherweise werden analytische Therapeuten vor dem »Heilwahn« gewarnt, was berechtigt ist, doch nicht, weil wir uns damit rühmen, auf keinen Fall zu heilen, sondern weil es einen gewissen Widerspruch gibt zwischen der medizinischen Haltung, die zu scharf zwischen dem Normalen und dem Pathologischen unterscheidet, und dem analytischen Standpunkt, der eine Integration verschiedener mentaler Funktionsfähigkeiten befürwortet. Es gibt unter den Analytikern, besonders unter den Anhängern von Lacan, einige, denen die Begriffe »Heilung« oder »Normalität« zutiefst zuwider sind. Auch ich sehe gewisse Schwächen bei der akademischen Psychiatrie, aber selbst aus analytischer Perspektive hat die Unterscheidung zwischen gesunder und pathologischer Normalität oder psychischer Abnormität meiner Meinung nach einen gewissen Sinn. Für den Analytiker ist Pornografie nicht nur eine Frage der Geografie.

Gewiss, man sollte die Normalität im psychoanalytischen Sinne nicht mit der statistischen, relativistischen oder soziologischen Normalität verwechseln. Manchmal verbirgt sich die Krankheit noch in einer heterosexuellen Paarbeziehung und manchmal bleibt die Beziehung zur eigenen Sexualität auch nach dem breit zelebrierten Comingout noch verwirrt und schmerzhaft.

Zur Einleitung der Behandlung

Oft sind wir unsicher, ob sich ein Patient für eine intensive Psychotherapie eignet. Das lässt sich nachprüfen. Man kann dem Patienten sagen, dass wir mit ihm eine Probeanalyse – früher nannte man das Versuchsanalyse – von einigen Monaten machen. Ich denke, das ist keine schlechte Idee und bestimmten Patienten kann das sogar helfen, in die Behandlung einzusteigen. Natürlich stellen wir das nicht so dar, als würden wir den Patienten einer Anhörprobe unterziehen, aber wenn uns Zweifel kommen, ob jemand geeignet ist, oder wenn der Patient uns Fragen stellt, wie etwa »wie lange kann das dauern?« oder »habe ich eine Chance?« und »Glauben Sie, dass diese Häufigkeit für mich geeignet ist?«, können wir sagen, dass wir diese Frage in zwei/drei Monaten besser beantworten können. Es hat sich im therapeutischen Diskurs bei uns eine klare Dichotomie zwischen kurzfristigen Behandlungen und langfristigen Psychotherapien herausgebildet. Die Kollegen der kurzfristigen Behandlungen versprechen dem Patienten das Blaue vom Himmel: »Kommen Sie zu mir für zwölf, 24 oder 50 Sitzungen. Es wird ein Ziel definiert, eine Aufgabe, man widmet ihr die nötige Zeit, Sie kaufen nicht die Katze im Sack, Sie wissen, dass ich nicht da bin, um Sie auf Ewigkeit auszunehmen.« Sie sind sehr stolz darauf. Demgegenüber haftet uns dynamischen Therapeuten der Ruf an, dass wir irgendeinen mysteriösen Prozess einleiten und dem Patienten nicht sagen, was er von dieser ganzen Sache erwarten kann, wie lange es dauert, wieviel es kostet und wann wir uns wieder trennen. Ich denke, wir sollten auf diese fiktive Dichotomie zwischen kurzer, zweckorientierter Behandlung und der langfristigen, dynamischen und gehaltvollen Behandlung verzichten. Man sollte sich vielleicht in Erinnerung rufen, dass die Analysen nicht nur einst ziemlich kurz waren, sondern dass auch die kurzfristigen Behandlungen von Psychoanalytikern entwickelt wurden. Einige der erfolgreichsten Analysen, die ich durchgeführt habe, begannen mit einer Krisenintervention oder als Beratungsgespräch zur medikamentösen Behandlung eines Aufmerksamkeitsdefizits. Andererseits darf auch der dynamische Therapeut, der den Wert des langfristigen Prozesses kennt und weiß, dass psychische Veränderungsprozesse viel Zeit in Anspruch nehmen, auch Zwischenstationen für die Einschätzung und Bewertung des Prozesses einlegen und sich fragen, ob die Methode sich für den Patienten eignet. Dann geraten wir auch nicht in die Situation, dass wir uns nach einem halben Jahr eingestehen müssen, dass die Behandlung feststeckt. Leute sprechen von »festgefahrenen Behandlungen« und fangen an, häufig die Supervision zu wechseln und sich selbst Vorwürfe über alle möglichen Probleme bei der Behandlungstechnik zu machen, während es möglich gewesen wäre, nach drei Monaten festzustellen, dass die Methode nicht ganz zum Patienten passt. Unsere Behandlungsmethode eignet sich nicht für jeden Patienten. Aber wie Sie wissen, ist das ein sehr breites Thema, nicht nur eine Frage der Psychopathologie und Persönlichkeitsorganisation. Es gibt tatsächlich Menschen mit sehr tiefen Störungen oder psychotische Menschen, für die sich eine Analyse mit sechs Sitzungen pro Woche am besten eignet. Und es ist ein Vergnügen, mit ihnen zu arbeiten. Auf der anderen Seite gibt es auch die sehr raffinierten Menschen, die sehr gut funktionieren, überaus neurotisch sind und bei denen sich die Empfehlung, auf der Couch Platz zu nehmen, nach Wochen als Fehler erweist und das Beharren auf einer Analyse mit ihnen nicht sinnvoll wäre.

Ich bin der Meinung, dass der Therapeut im Behandlungszimmer nicht nur Freude an seiner Behandlungstätigkeit haben, an die Behandlung glauben und bereit sein sollte, mit Schwierigkeiten umzugehen, er sollte auch wissen, wann er sich selbst und dem Patienten sagen sollte, dass es nicht passt und er diesen »Karren nicht weiterzuziehen« gedenkt. Jemand möchte sich psychotherapeutisch behandeln lassen. Bei der ersten Begegnung erzählt er mir, er sei sechs Jahre bei einem Analytiker gewesen und weitere sechs Jahre bei einem anderen Analytiker. Während ich ihm zuhöre, kommt mir ein unschöner Gedanke: »Ich wage es zu bezweifeln, dass dieser Homo Analyticus lange in der Analyse bleibt.« Kaum hatte die Therapie begonnen, beharrte er darauf, mit mir per E-Mail zu kommunizieren und mir Nachrichten zu hinterlassen, bombardierte mich mit allerlei spezifischen Wünschen: »Wären Sie so nett, mir das und das zu schreiben, mir dieses und jenes Gutachten zu verfassen?« Ich weiß nicht, was bei seinen früheren beiden Analytikern vorfiel und ob auch sie ähnliche Prüfungen bestehen mussten, damit er ihnen den Gefallen tut, bei ihnen in Behandlung zu bleiben. Bei mir hielt er sich jedenfalls sechs Wochen, und möglicherweise war das das Einzige, was ich für ihn tun konnte, nämlich ziemlich rasch mit ihm einig zu gehen, dass wir einfach nicht zusammenpassen. Wir werden noch auf die Frage der Kompatibilität zwischen dem Patienten und dem Therapeuten zurückkommen, wenn wir über das innere psychoanalytische Objekt sprechen.

Würden Sie das dem Patienten gegenüber aktiv ansprechen?

Die kurze Antwort lautet ja, aber es gibt auch eine längere Antwort: Das ist komplex, weil man den geeigneten Zeitpunkt für den Abbruch fruchtloser Behandlungen oder die Beendigung ungeeigneter Behandlungen finden muss, was nicht weniger kompliziert ist, als auf intelligente und geschickte Weise erfolgreiche Behandlungen abzuschließen. Wenn wir mit dem Patienten eine Probebehandlung für ein paar Monate vereinbart haben, ist es etwas einfacher, aber wenn diese Möglichkeit bei der Erstbegegnung gar nicht erwähnt wurde, sollten Sie auf mögliche Ausstiegsgelegenheiten achten. Wenn Sie sie aber verpassen, kann es sein, dass sie mit dem Patienten noch ein wenig weiterarbeiten müssen, bis wieder eine Ausstiegsgelegenheit kommt, damit sie ihn nicht verletzen. Manchmal kommt der Patient selbst und sagt: »Ich möchte die Behandlung beenden«, und Sie können diesem Wunsch nur ungern entsprechen, weil es nicht der richtige Zeitpunkt ist, obwohl Sie die Behandlung am liebsten schon ein halbes Jahr zuvor abgebrochen hätten. Der Wunsch von Ihrer Seite oder von der Seite des Patienten, die Behandlung zu beenden, kann im September gepasst haben, und es wäre gut gewesen, diesen Schritt im September anzubahnen. Aber wenn Sie ihn verpasst haben, kann es sein, dass Sie noch ein paar Monate fortfahren müssen, sei es, weil da irgendetwas ausagiert wird, weil die Behandlung irgendwie angegriffen oder die Arbeit an der Trennung verweigert wird. Sehr viele recht gute Behandlungen werden durch unguten Abschied oder Abschluss »zunichte« gemacht. Die ganze Thematik des Abschlusses und der Trennung bei der psychischen Behandlung ist in meinen Augen zentral und wir werden in einem der weiteren Gespräche noch darauf zurückkommen. Beachten Sie jedenfalls, dass wir über die Diskussion des Einstiegs in die Behandlung auf dieses Thema gestoßen sind. Das ist auch kein Zufall, denn manchmal bildet die Angst vor dem Ende der Behandlung, vor der Trennung, die eines Tages kommt, die Haupthürde für Hinwendung und Einstieg zur Behandlung. Ganz wie im Liebesleben sehr vieler Menschen, die vor dem Heiraten zurückschrecken, weil sie Angst vor der Scheidung haben.

Doch kehren wir zum Thema der Abhandlung *Zur Einleitung der Behandlung* zurück und fahren da etwas weiter fort. Die Frage ist, wie Freud da schreibt, ob der Patient sich für die Psychoanalyse eignet. Ich gehe diese Frage etwas breiter an und sage, wir prüfen, ob er sich auch für dynamische Psychotherapie eignet. Nicht jeder, mit dem Sie das Zimmer teilen und der sich an die Grundregeln des Settings hält, eignet sich auch wirklich für die Art der dynamischen Behandlung, die Sie ihm angedeihen lassen möchten. Wenn Sie mit Ihren Deutungen sozusagen gegen eine Wand reden, sollten Sie nichts künstlich vorgeben, das ist keine Psychotherapie. Stimmt, es ist komplex, da wir doch die Hoffnung haben, dass, wenn wir unsere Arbeit gut machen, sich bei der Aufnahmefähigkeit des Patienten etwas zum Guten verändert. Wir sind schließlich Menschen, die an Veränderung glauben und an unsere Fähigkeit, diese herbeizuführen. Doch mit den Jahren sollten Sie das Gefühl dafür bekommen, wann Sie mit Ihren Fähigkeiten und Ihrer Persönlichkeit und bei dem bestimmten Patienten wirklich etwas bewirken können und wann es Zeitverschwendung ist. Es ist unvermeidlich, dass Sie auch solche Patienten in Ihrer Praxis haben, aber Sie sollten nicht zu viele Patienten haben, bei denen Sie sich fragen, ob Sie ihnen überhaupt helfen können und ob sie profitieren und was da überhaupt vorgeht. Wenn Sie viele Patienten dieser täuschenden Art haben, ist das keine gute Erfahrung für Sie. Diese wird sich negativ auf Ihre Einstellung zu Ihrem Beruf auswirken.

Sie sollten Ihren kleinen Betrieb meiner Meinung nach manchmal global, ganzheitlich betrachten. Wenn Sie einen Patienten haben, der Ihnen ständig das Leben schwer macht, dann, weil Sie ständig befürchten, er könnte sich das Leben nehmen, weil Sie fast obsessiv damit beschäftigt sind, ob er seine Rechnungen begleicht, weil Sie fürchten, er könnte Ihnen gegenüber gewalttätig werden. Beachten Sie, dass – ganz abgesehen davon, dass es sich um einen »schwierigen Patienten« handelt – er Ihnen auch die Fähigkeit rauben könnte, andere zu behandeln. Es geht nicht nur um diesen einen schwierigen Patienten.

Vergessen Sie nicht, dass es in Ihrer Verantwortung liegt – genauso wie Sie dafür verantwortlich sind, nicht betrunken, müde oder mit Zahnschmerzen zu Behandlungen zu erscheinen –, dafür zu sorgen, dass Sie in Ihrer Praxis nicht nur Patienten haben, die Sie angreifen, Sie verachten oder Sie bedrohen.

Soweit also zur Frage der Eignung für die Behandlung. Die so genannte Einführung ist zwar eine wichtige Voraussetzung, aber nicht die einzige. Das trifft vor allem für Analysen zu, denn solange der Patient nicht auf der Couch liegt, können Sie nicht wissen, ob er sich für die Analyse eignet. Die ganze Sache, dass Analytiker – oder Praktikanten in der psychoanalytischen Ausbildung – monate- oder jahrelang Patienten für den Moment zu präparieren versuchen, an dem man ihm vorschlagen kann, zu einer Analyse überzugehen – ich mag diesen Ansatz nicht, er ist nicht richtig in meinen Augen. Früher durften Praktikanten in psychoanalytischen Instituten Patienten, die sich in Ihrer psychotherapeutischen Behandlung befanden, keine Analyse anbieten. Bei Analysepatienten musste es sich um neue Patienten handeln. Es steckt viel klinische Logik hinter diesem Beharren darauf, Analysen nur dann zu beginnen, wenn den Therapeuten und den Patienten keine Vorbekanntschaft verbindet, aber in der Praxis hatten die Praktikanten Mühe, geeignete Kandidaten für die Analyse zu finden. Dieses geschichtliche Detail soll Sie jedoch nicht davon abhalten, Patienten zu ermutigen, die Frequenz der Behandlungen zu erhöhen. Beachten Sie dabei nur, dass der Übergang von der Psychotherapie zur Psychoanalyse alles ändern kann, was Sie bis dann über Ihren altvertrauten Patienten gedacht haben. Das häufigste Problem besteht darin, dass die meisten Therapeuten heute mit ihren Patienten nur einmal pro Woche arbeiten, was die Behandlung erschwert.

Freud weiht uns in dieser Abhandlung in alle möglichen Aspekte seiner Erfahrung ein. Zum Beispiel, wenn Patienten die Behandlung verschieben möchten. Sie kommen zu Ihnen, sie möchten, dass Sie sie zur Behandlung empfangen, sie wollen behandelt werden, doch dann sagen sie, ich komme nächsten Monat, ich komme im September. In der Regel ist das kein gutes Zeichen. Es trifft zwar zu, dass berufstätige Menschen oft einen vollen Terminkalender haben und manchmal einfach versuchen, einen Platz bei einem gefragten Therapeuten zu ergattern. Aber generell ist zu empfehlen, diese Aufschieberei mit Vorsicht zu genießen, ja, überhaupt diese ganze Kultur der »Anhörproben«, die sich bei den Patienten auszubreiten scheint, die von Therapeut zu Therapeut ziehen. Das hängt nicht wirklich von uns ab, es ist nun mal so, dass das Angebot an Therapeuten groß ist und wir manchmal auch weniger Patienten haben. Doch es lohnt sich zu versuchen, sich davon nicht ganz aus dem Konzept bringen zu lassen und Leuten nicht alle möglichen Versprechungen zu machen, dass Sie sie in drei oder vier Monaten aufnehmen. Wenn Sie freie Termine haben, führen Sie ein Erstgespräch mit jemandem durch und beginnen Sie die Behandlung mit ihm am nächsten Tag, wenn er sich eignet. Es hat keinen Sinn, lange darüber zu brüten, denn die Widerstände lassen nicht auf sich warten, und es ist besser, wenn diese sich im Behandlungszimmer zeigen, wenn Sie zur Stelle sind, und nicht, wenn er ins Ausland fährt und diese Widerstände dort trifft, während Sie ihm hier Termine für den ganzen Sommer freihalten.

Die Abhandlung *Zur Einleitung der Behandlung* erwähnt weitere Themen, die Ihnen mit der Zeit auch begegnet sein dürften, etwa die Frage der Behandlung von Familienangehörigen der Patienten oder der Kollegen. Das sind sehr spezifische Fragen. Manchmal haben wir gar keine andere Wahl, und wenn ein Kollege Sie bittet, seinen Sohn zu behandeln, können Sie nur schwer nein sagen. Vielleicht hat er keine andere Möglichkeit. Beachten Sie jedoch, dass Sie das die Freundschaft mit jenem Kollegen kosten kann. Versuchen Sie es also so einzurichten, dass es zwischen Ihren Patienten nicht zu viele Verbindungen gibt. Es ist eine schlechte Angewohnheit, solche »Analysefamilien« zu bilden, dass diese die Freundin von dem war und jene ein Paar waren usw. Es gibt Kliniken, die auf solchen »erweiterten Familien« basieren. Da finden dann eher Scheinbehandlungen statt, die sich in Wirklichkeit als Ausagieren der Patienten herausstellen, die damit beschäftigt sind, zusammen eine Therapeutin »durchs Guckloch« zu beobachten oder im Vorhof der Praxis eines charismatischen Therapeuten Klatsch auszutauschen, was schwer zu eruieren ist, weil sich diese Dinge hinter dem Rücken der Therapeuten abspielen. Es ist nicht hilfreich, hinter dem Kopf einer Patientin zu sitzen und zu hören, wie sie ihren Ehemann mit dem Partner einer Ihrer anderen Patientinnen betrügt. Natürlich haben wir nicht alles in der Hand, aber wenn Ihnen das zu oft passiert, ist es vielleicht mal an der Zeit, den »Filter zu wechseln« und sich darüber Gedanken zu machen, warum Sie immer wieder zu einer Spielfigur in einem solchen Spiel mit mehreren Figuren werden. Es gibt perverse Therapeuten, die sich dessen bewusst sind und es lieben, aber ich gehe davon aus, dass Sie nicht dazugehören. Wer nur wenig Erfahrung hat und nicht auf seine inneren Schutzmauern und auf die Fähigkeit vertraut, zuzuhören, ohne von Assoziationen abgelenkt zu werden, sollte der Verlockung widerstehen, gleichzeitig mehrere Familienmitglieder oder deren enge Freunde zu behandeln.

Eine Frau möchte eine Psychotherapie beginnen. Beim Erstgespräch stellt sich heraus, dass sie gerade neulich eine jahrelange Behandlung abgebrochen hat. Sie war ganz zufrieden mit dem Therapeuten, den sie vielen Freunden weiterempfohlen hat. Kürzlich empfahl sie ihn einer engen Freundin. Nach ein paar Wochen bereute sie die Empfehlung und forderte den Therapeuten auf, die bereits begonnene Behandlung ihrer Freundin abzubrechen. »Er hat mich betrogen. Er hat sie weiter behandelt, obwohl ich ihn aufgefordert hatte, ihre Behandlung abzubrechen«, sagt sie und erzählt, dass auch ihr Ehemann sie seit Jahren betrügt.

Natürlich sind wir auch von Empfehlungen abhängig und möchten jungen Therapeuten helfen und Kollegen einen Gegengefallen tun, die uns Patienten zuweisen und deren Arbeit wir schätzen, doch Sie sollten sich dabei der Verlockungen und Fallstricke bewusst sein, die Sie besser vorher klären und deuten, bevor Sie fröhlich das Telefon zur Hand nehmen und dem Patienten ganze Listen empfohlener Therapeuten geben für seine Freunde und Familienangehörigen.

Eine Frage, die sich uns am Anfang von Behandlungen sehr oft stellt, ist: Was sagen wir der Patientin oder dem Patienten, die zu uns in die Behandlung kommen möchten? Die Patienten fragen schließlich, ob die Behandlung ihnen helfen kann, ob die Chance besteht, etwas zu verändern, was sie nicht glauben. Sie fragen: »Was, wird heute immer noch so behandelt?« »Arbeitet noch jemand so mit dem Liegen auf der Couch?« Ich glaube, gescheite Erklärungsversuche sind überflüssig. Richtig, wir möchten die Leute öffnen und sie davon überzeugen, es zu probieren und selbst Erfahrungen zu sammeln, aber gescheite Vorträge über die Vorteile der Behandlung bringen nicht viel. Jeder ernsthafte Therapeut hat seine persönlichen Erfahrungen mit der Behandlung als gute Sache gemacht, aber man kann Leute nicht wirklich auf Behandlungen einstimmen, schon gar nicht auf die Art von Behandlungen, die aus meiner Sicht letztlich bedeutungsvoll und hilfreich sind.

Ich würde die ersten zwei/drei Stunden dem Behandlungsvertrag und den Rahmenbedingungen widmen. Dem würde ich Reden und Zeit widmen, nicht der Frage: »Wie funktioniert die Behandlung?« Ich würde über die Bezahlung und über die Wichtigkeit fester Uhrzeiten und Tage und über die Ausschließlichkeit der Beziehung reden, also dass sie nur hier im Behandlungszimmer stattfindet. Darüber rede ich mit dem Patienten am Anfang der Behandlung gerne und ausführlich. Vor 20 Jahren hielten Analytiker ganze Symposien über die Frage ab, ob man SMS-Nachrichten von Patienten beantworten soll oder nicht. Zu unserem Glück sind solche Studientage nicht mehr gefragt. Patienten kontaktieren ihre Therapeuten heute auf allen möglichen Wegen. Aber ob sie ihnen nun eine SMS, eine Whatsapp-Nachricht, eine Sprachnachricht auf der Mailbox oder eine Brieftaube schicken, ihre Botschaft gegenüber dem Patienten sollte meiner Ansicht nach sein, dass ihr Kontakt außerhalb der Sprechstunde auf das unvermeidliche Minimum zu beschränken sei. Es ist zwecklos, dem Patienten die Illusion zu geben, dass Sie rund um die Uhr verfügbar sind und dass die telefonische Beratung zwischen den Sprechstunden einen Wert hat. Es gibt Situation bei der Krisenbehandlung, aber auch da, wenn die Behandlung tragend und gut geführt ist, arrangieren sich schwierige Patienten. Ich behandle schon seit vielen Jahren schwerkranke Menschen und kann mich nicht erinnern, wann ich zum letzten Mal mitten in der Nacht einen Anruf bekam. Andererseits höre ich manchmal von Therapeuten, die mit dem Telefon neben dem Bett schlafen, als wären sie Nachtschwestern auf einer Intensivstation. Nicht alles hängt freilich von uns ab, aber ich finde es ziemlich überflüssig, den Patienten zu sagen, dass sie Sie zu jeder Tages- und Nachtzeit anrufen können. Einige Therapeuten haben sich aus dieser omnipotenten Haltung eine ganze Theorie zurechtgelegt, die ihre Berufsauffassung als »Retter« des Patienten vor der im frühesten Kindesalter erlittenen Katastrophe mit ungewissem Ausgang rechtfertigen soll. Ich glaube nicht, dass dem so ist. Nicht, dass es keine Krisen gibt im Leben und der Patient sie nicht nachts oder aus dem Ausland anruft oder im Urlaub. Das kommt vor, aber es ist die Ausnahme. Das Behandlungssetting sollte die regressiven Bedürfnisse und die Abhängigkeitswünsche in den Stunden und Tagen, in denen es stattfindet, befriedigen. In der Regel sollte man Patienten nicht dazu ermutigen, mit Ihnen auch außerhalb der Behandlungsstunde in Kontakt zu bleiben. Das geht auf Kosten der Arbeit in der Behandlungsstunde. Nochmal: es gibt sehr schwierige Patienten. In ihrem Leben geschehen schlimme Dinge und werden auch weiterhin geschehen, es gibt Katastrophen, Menschen sterben.

Der Behandlungsrahmen ist eine Kraft, die einen unglaublich starken Halt gibt, und damit das so bleibt, müssen wir ihn stützen und nicht voreilig den Platz eines Elternteils, eines Eheberaters oder eines guten Freundes einnehmen. Solange der Rahmen stabil bleibt, zerfallen die Patienten psychisch nicht. Sie lernen, dass ihnen, wenn sie diesen Kräften freien Lauf geben wollen oder müssen, dazu mehrmals pro Woche 50 Minuten zur Verfügung stehen, in denen jemand zuschaut, zuhört und damit arbeitet.

Wie soll man auf den Wunsch eines Patienten reagieren, angesichts einer Krise zusätzliche Sitzungen in der Woche durchzuführen?

Unterschiedlich. Ich benutze den *Parameter*, einmalig eine zusätzliche Behandlungsstunde durchzuführen, um den Begriff zu verwenden, mit dem Kurt R. Eissler (1953) unvermeidbare Abweichungen von der Standardtechnik gemeint hat, sehr zurückhaltend. Manchmal tue ich es »unter Protest«, das heißt, ich stimme dem Wunsch zu, diskutiere aber mit mir selbst darüber, dass ich zugestimmt habe. In seltenen Fällen schlage ich dem Patienten aus eigener Initiative vor, eine zusätzliche Behandlungsstunde durchzuführen. Manchmal ist das eine Einladung für bessere Arbeit, manchmal wird es als Schwächung oder gar als Verführung erlebt, es ist eine Art Ausagieren des Patienten und von mir. Die zusätzliche Stunde ist der Behandlung nicht unbedingt förderlich. Auf der anderen Seite kann die Absenz des Patienten, sei es eine Stunde oder eine ganze Woche, gerade auch mit Persönlichkeitsentwicklung, Selbsterkenntnis und emotionalem Wachsen zusammenhängen. Es gibt Patienten, die sich erst nach langer Zeit erlauben, bei einer Erkältung zu Hause zu bleiben und auf eine Behandlungsstunde zu verzichten. Ich werte das durchaus als Erfolg, wenn ein solcher Patient es schafft, auf eine Behandlungsstunde zu verzichten. Und es gibt auch jene Patienten, bei denen allein der Umstand, dass sie es sich selbst erlaubt haben, Sie um eine zusätzliche Stunde zu bitten, auf eine geänderte Haltung zur Behandlung hindeutet. Die Aufgabe des Therapeuten beschränkt sich nicht auf die Entscheidung, dem bewussten Wunsch des Patienten zu entsprechen oder ihn zurückzuweisen, sondern nach der unbewussten Fantasie hinter dem Wunsch und dessen Funktion zum betreffenden Zeitpunkt im Leben des Patienten und in der Übertragung Ausschau zu halten. Nach meinem Verständnis besteht die Aufgabe des Psychotherapeuten darin, dem Patienten eine komplexe Botschaft zu übermitteln: »Gut, dass Sie eine zusätzliche Stunde wünschen, und es wäre auch gut, wenn wir gerade jetzt den bestehenden Rahmen einhalten könnten und nicht zulassen, dass er von der Krise gesprengt wird.«

Der Patient, ein Shoa-Überlebender, dem der Krieg die Kindheit geraubt hat, kommt in seine Behandlungsstunde und berichtet stolz, er habe auf die Teilnahme an der Bar-Mizwa-Feier seines geliebten Enkels verzichtet, um unsere Sitzung nicht zu verpassen.

Würden Sie in diesem demonstrativen Verhalten des Patienten einen Ausdruck der »Aufopferung für die Behandlung sehen«? Ich sah darin vielmehr eine gewisse Pervertierung der Beziehung zum Behandlungsrahmen und einen »Missbrauch« dieser Beziehung und der Beziehung zu mir. Ich sagte ihm, dass er offenbar befürchte, seinen Platz als Kind bei mir zu verlieren, wenn er seine Rolle als guter Großvater annehme. Man kann diese Problematik auch auf die Frage der Bezahlung ausweiten.

Nicht immer ist es angebracht, Patienten einen Rabatt zu gewähren. Bei den einen Patienten mag es richtig sein, einer solchen Bitte nachzukommen. Bei anderen Patienten kann man sogar selbst einen solchen Rabatt vorschlagen, da sie nicht auf die Idee kämen, dass eine solche Möglichkeit überhaupt besteht. Und es gibt auch den Patienten, bei dem man sich sagen muss, wenn er die Behandlung nicht bezahlen kann, wäre es auch das Richtige für ihn, sie nicht in Anspruch zu nehmen. Unsere natürliche Neigung besteht darin, den Patienten bei den finanziellen Aspekten der Beziehung mit ihnen entgegenzukommen, schließlich kommen wir ihnen ja auch bei manchen anderen, tieferliegenden Aspekten entgegen. Wir ermöglichen ihnen also, Schulden anzuhäufen, und zerstören damit manchmal gute Behandlungen. Ich habe Patienten aus der Vergangenheit, die mir Geld schulden, und ich weiß, dass es ihrer Behandlung geschadet hat, dass sie sich von mir verabschiedet haben, während sie mir noch Geld schuldeten. Ich hätte ihnen helfen sollen, die Behandlung nach einigen Monaten zu beenden, als klar wurde, dass sie finanzielle Probleme haben und die Behandlung nicht bezahlen können. Wir hoffen jeweils, dass sich die Sache einrenkt, dass der Patient seine Arbeit nicht verliert, dass er Lösungen findet, und inzwischen verstreicht die Zeit, ein Monat und noch ein Monat und dann noch einer und plötzlich schuldet Ihnen jemand zu viel Geld. Er wird die Schuld begleichen, sobald er es kann, ich bin sicher, dass er die Schuld würde begleichen wollen, wenn er das Geld hätte, aber bis es so weit ist, wird er eine nicht gut abgeschlossene Behandlung mit sich herumtragen. Ich vermute, dass Patienten, die mir Geld schuldig geblieben sind, mir das nachtragen, mit Recht. Was als gutgemeinte menschliche Geste begann, die vom Patienten als Empathiebezeugung, wenn nicht gar als existenzielle Finanzhilfe wahrgenommen wurde, wandelte sich durch den Umstand, dass sie nicht in der Lage waren, ihre Schuld zu begleichen, mit den Jahren zur einer recht giftigen Last, die das Potenzial hat, ihr gesamtes Behandlungserlebnis zu verzerren.

Ich habe übrigens festgestellt, dass sich Therapeuten damit schwertun, ihre Tarife bei langjährigen Patienten zu erhöhen. Patienten, deren Einkommen sich im Verlauf der Behandlung verdoppelt oder verdreifacht hat, zahlen manchmal zehn und mehr Jahre denselben Betrag, den sie dem Therapeuten gezahlt haben, als dieser noch Praktikant war und sie ihr Auskommen als Kellner verdienten. Wir haben die Neigung, das »Kind im Patienten« zu sehen, was uns manchmal dazu bringt, unser Bedürfnis zu verleugnen, etwas für unseren eigenen finanziellen Wohlstand zu tun, und auch das Bedürfnis des Patienten zur Kenntnis zu nehmen, dass er es sich leisten kann, Ihren vollen Tarif zu zahlen, seit sich seine finanzielle Situation gebessert hat. Ja, es werden Rabatte gewährt und Behandlungsstunden hinzugefügt, und bei Bedarf wird auch die Behandlungsintensität reduziert, um dem

Patienten Kosten zu sparen, doch nicht bevor wir vorher versucht haben, die unbewusste Seite der Handlungen des Patienten und unserer Handlungen zu verstehen. Ich würde nicht im Nachhinein feststellen wollen, dass mein Patient nur deshalb um eine weitere Stunde bat, weil er die Fantasie hatte, ich würde seine Behandlung abbrechen, weil er sich scheiden ließ oder die Arbeit verloren hat. Vorschnelles Eingehen auf einen »abweichenden« Wunsch versperrt die Sicht auf die tiefere Wahrheit, auf der sie beruht. Vergessen Sie nicht, Sie sind da, um zu verstehen und empathisch zu sein für Teile der inneren Welt des Patienten, für die sonst niemand empathisch sein kann. Diese Teile kommen nicht unbedingt in dem Wunsch zum Ausdruck, eine zusätzliche Therapiestunde durchzuführen, Sie am Sonntagmorgen anzurufen oder einen Rabatt zu erhalten. Der Rahmen hilft Ihnen aber bei dieser schwierigen Aufgabe, auch wenn es manchmal schwerfällt, auf dessen Einhaltung zu beharren, und auch wenn Sie sich dabei hartherzig, kleinlich und sogar grausam vorkommen.

Im analytischen Leben, wie im Leben überhaupt, gibt es Ausnahmesituationen, welche uns zur Flexibilität aufrufen, doch versuchen Sie zu vermeiden, dass Ihre Praxis per definitionem zu einer Ausnahmepraxis wird. Wenn Sie zu sehr in Ihrer technischen Flexibilität und im theoretischen Eklektizismus schwelgen, Ihre Patienten Ausnahmepatienten sind und Ihre Praxis eine Ausnahmepraxis, dann stimmt meines Erachtens etwas nicht. Streben Sie einen Zustand an, dass Ihr Terminkalender ziemlich langweilig bleibt, mit wenigen Bewegungen, wenigen Verschiebungen, dass Sie die wenigen Patienten zusammen haben, die Sie brauchen, dass diese Patienten zu Ihnen passen und Ihnen die Arbeitslast angemessen vorkommt. Das ist wichtig.

Ich halte es nicht für angemessen, wenn ein relativ junger Therapeut 40 bis 50 Stunden pro Woche arbeitet. Nach meinem Empfinden läuft etwas falsch bei einer solchen therapeutischen Unersättlichkeit von Therapeuten, die immer ausgebucht sind und das mehr von einer Sucht und einem Rausch zeugt als von beruflicher Leidenschaft und Hingabe zum Patienten. Natürlich macht es Spaß, gut zu verdienen, und es vergehen viele Jahre bis wir in unserem Beruf Geld verdienen, aber man sollte vorsichtig sein mit der Last, die man auf sich nimmt.

Dasselbe gilt auch für die Auswahl der Patienten. Man sollte meines Erachtens nicht zu viele schwierige Patienten gleichzeitig behandeln. Sie haben einen schwierigen Patienten angenommen? Respekt. Jetzt ist dieser »Posten« besetzt, nehmen Sie nicht gleich noch einen schwierigen Patienten. Haben sie einen gestörten Patienten, der Sie zum Wahnsinn treibt, tun Sie gut daran, darauf zu achten, in nächster Zeit keinen weiteren aufzunehmen. Natürlich nur soweit sich das abschätzen lässt. Wenn Ihnen jemand von seinen Suizidversuchen erzählt oder von allen möglichen impulsiven Taten, wenn jemand zu Ihnen kommt, der bereits viele Behandlungen durchlaufen hat und kein gutes Wort über seine früheren Therapeuten verliert, kann es sein, dass er nicht zu Ihnen passt. Halten Sie der Verlockung stand, denn wenn Sie bereits einen wilden Patienten haben, heißt das nicht, dass sie mit solchen Menschen »gut können«, es heißt nur, dass Sie nun in diesem Bereich ausgelastet sind. Es lohnt sich auch nicht, sich zum Spezialisten für schwer kranke oder sehr gestörte oder sehr undankbare Patienten zu entwickeln. Davon rate ich ab. Das macht Ihre Praxis nicht interessanter und Ihre Arbeit auch nicht reichhaltiger.

Aber nun zurück zur *Abhandlung Zur Einleitung der Behandlung*. Wir waren bei dem Abschnitt, dass wir theoretische Fragen nicht wirklich beantworten. Dem Patienten wird gesagt, er werde es im Laufe der Behandlung erfahren und werde bald merken, worauf er sich einlasse und was sich da abspiele. Und schon sind wir bei der Frage der Zeit und der Bezahlung. Es gelte das Prinzip des Vermietens einer bestimmten Stunde, schreibt Freud. Das ist eine Erfindung und Empfehlung, die ich für einigermaßen genial halte im Sinne der Anpassung der Mittel an die Ziele der Psychoanalyse. Ich weiß, dass das für beide Seiten schwer zu verinnerlichen und umzusetzen ist. Aber es lohnt sich, darauf hinzuarbeiten, dass der Patient seine feste Stunde und seinen festen Tag bekommt. Auch wenn es zunächst nicht möglich ist, sollte er wissen, dass Sie das anstreben. Was die Frage der Berechnung nicht wahrgenommener Termine anbelangt – die Gretchenfrage –, ich bin dafür. Ich bin dafür, sie zu berechnen. Teilt der Patient frühzeitig mit, dass er verhindert ist, bemühe ich mich, ihm einen Ausweichtermin zu geben, wenn es für mich möglich ist, doch meiner Meinung nach macht das ein wenig die tiefere Bedeutung dieser Regel ein wenig zunichte. Der Patient lernt, dass er damit herumspielen kann und nicht dafür haftet. Die Verantwortung dafür, ihm einen Ausweichtermin zu finden, geht jedes Mal, wenn er seinen festen Termin nicht wahrnimmt, damit allmählich auf Sie über. Andererseits wollen wir auch nicht für Stunden bezahlt werden, in denen wir nicht gearbeitet haben. Aber es stimmt ja gar nicht, dass Sie nicht gearbeitet haben. Sie haben gearbeitet. Von dem Moment an, an dem Sie jemanden zur Behandlung angenommen und ihm eine Stunde zugeteilt haben, liefern Sie ihm den Rahmen, das ist Ihre Arbeit.

Die Regel der globalen Berechnung der Stunden ist äußerst vielschichtig. Sobald Sie diese Regel übernehmen, werden Sie merken, welchen Einfluss sie auf die ganze Praxis ausübt. Am Anfang wird es der Patient nicht mögen, vielleicht verlieren Sie ihn bereits beim Erstgespräch. Er wird Ihnen sagen, dass er diese Regel nicht akzeptieren kann. Aber die Sache ist noch um einiges komplexer, denn selbst wenn Patienten die Regel formal akzeptieren, dürfte das erste Mal, wenn sie in der Realität mit dieser Regel konfrontiert sind, ziemlich dramatisch werden. Im weiteren Verlauf wird das unbewusste System des Patienten sie dann bereits als Regel erkennen, die auch ihn schützt, nicht nur den Therapeuten. Das ist ein Thema für ein ganzes Seminar.

Freud erwähnt das Argument der materiellen Existenz des Arztes, also des Therapeuten. Damit könnte man sich arrangieren, ich denke nicht, dass das ein Problem ist. Oft können Sie die freigewordene Stunde für etwas anderes verwenden. Sie können sie jemand anderem anbieten und sogar etwas mehr dafür verdienen. Das Argument, dass Sie Ihr Auskommen schützen möchten, scheint mir bei diesem Punkt nicht zentral. Ich glaube vielmehr, dass die Regel der globalen Berechnung uns als machtvolle therapeutische Triebkraft dient. Sie vermittelt dem Patienten, den tiefen Schichten der Seele, dass die Behandlung trotz der Widerstände stattfindet und der Rahmen und der Therapeut oder die Therapeutin, denen das Wohlergehen der Patienten wichtig ist, den Angriffen standhalten. Sie werden Ihnen alle möglichen sehr unangenehmen Dinge vorwerfen: Es sei vernunftwidrig, verwerflich, ungesetzlich. Und Sie sinken auf Ihrem Stuhl zusammen und versuchen ein Wort einzuwerfen, um die Berechnungsregel zu rechtfertigen, und vor allem warten Sie, bis der ganze Albtraum vorüber ist. Es wird sogar Patienten geben, die Sie mit Verachtung fragen werden: »Muss ich Ihnen auch den Urlaub zahlen?«, »Und wenn ich an der Beerdigung meines Vaters teilnehme und deswegen die Analyse verpasse, verrechnen Sie mir diese Stunde dann auch?« Das mag spöttisch gemeint sein, aber nun scheint da jemand etwas tiefer dort drinnen auf die Berechnungsregel zu reagieren. Das sind dann vielleicht erste Anzeichen des Verständnisses, dass die Bezahlung verpasster Stunden nicht Ausdruck der Überheblichkeit oder egoistischer Regungen des Therapeuten ist, sondern der Hingabe und gegenseitigen Verpflichtung gegenüber dem Behandlungsrahmen, der bald als Drittinstanz zwischen dem Patienten und seinem Therapeuten fungiert. Im weiteren Verlauf wird der Patient die Regel dann offenkundig mögen. Sie erspart ihm überflüssige Schuldgefühle, wenn er keine Lust hat, zum Termin zu erscheinen. Und es ist auch keine Katastrophe, wenn er nicht erscheint. Ich bin der Meinung, dass es völlig in Ordnung ist, wenn der Patient für ein Wochenende wegfährt und nicht zur Sitzung erscheint, für die er zahlt. Das ist völlig okay und nicht unbedingt ein Angriff auf die Behandlung. Er ist auch dann in Behandlung, wenn er sich im Ausland aufhält. Er ist in Behandlung. Werden ihm die Stunden, zu denen er nicht erscheint, nicht belastet, ist es nicht sicher, ob er zu jenem Zeitpunkt in Behandlung ist. Was soll ich Ihnen sagen? Wenn es Ihnen hilft, dann denken Sie doch an all die wichtigen Dinge im Leben, für die wir zahlen, auch wenn wir sie nicht benutzen oder nicht konkret »beanspruchen«, wie zum Beispiel Miete, Gym-Abo oder Studiengebühren. Beruht nicht jede bedeutende Objektbeziehung des Patienten in der Realität auf einer Art »globaler Berechnung«? Die Behandlung ist eine Zeitlang eines dieser Dinge im Leben des Patienten. Und natürlich lernen Sie viel über die innere Welt, wenn alle Stunden im Monat verrechnet werden, viel mehr als es mit anderer Technik möglich ist. Der Patient und Sie erfahren dann einfach mehr über die innere Welt. Es ist eine ganz andere Interaktionsstufe.

Was wir als »therapeutische Interaktion« bezeichnen, die therapeutische Begegnung, das therapeutische Geschehen, entsteht nicht von selbst. Es hängt von Ihnen ab, wie die therapeutische Begegnung aussieht. In Wirklichkeit hängt das mehr von Ihnen ab als von den Patienten. Das Übertragungsverhältnis allein macht aus der Begegnung noch keine »Behandlung«. Der Therapeut ist es, der die meisten Parameter bestimmt, die der Begegnung Inhalt und Bedeutung geben, er ist verantwortlich dafür, die Begegnung in eine Behandlung zu verwandeln. Zeit, Geld, Offenheit, Freundlichkeit, die Fähigkeit, unerträgliche Seiten des Gegenübers auszuhalten, Unbefangenheit, all das trägt zur Bildung des therapeutischen Verhältnisses bei. Das therapeutische Verhältnis besteht nicht daraus, dass mir der Patient seinen Schmerz mitteilt. Ein solches Verhältnis hat unser Patient auch zu einem Pfarrer und zu seiner Zahnärztin, die ihm sehr behilflich dabei ist, die Zahnschmerzen loszuwerden. Das ist aber kein Behandlungsverhältnis im Sinne des Sich-selbst-Kennenlernens und der psychischen Veränderung. Der Rahmen und unser Verhältnis als Therapeuten zu diesem Rahmen prägen das therapeutische Verhältnis. Es entsteht hier eine Art gesunde, konstruktive Symbiose zwischen den Patienten und dem Rahmen, eine befristete Symbiose für den Reifungs- und Heilungsprozess, nicht eine parasitäre Symbiose, bei der die Existenz des einen die Negierung des anderen bedingt oder die ständige Verleugnung seiner separaten Existenz.

Hört die Psychoanalyse nicht auf analytisch zu sein, je mehr wir uns in die Technik vertiefen?

Das ist eine interessante Frage. Ich hoffe, dass mein Verhältnis zur Technik genauso eng und flexibel ist wie das Verhältnis zwischen Verhör und Heilung in der Psychoanalyse. Wenn man über die klassische Analysetechnik spricht, vergisst man manchmal, dass die technischen Schriften nichts anderes waren als Freuds »Laborjounal«. Sie wurden weder als verbindliche Anleitung verfasst, noch wollte Freud seine technischen Empfehlungen unbedingt veröffentlichen. Wir wissen beispielsweise, dass er die wichtige technische Schrift *Bemerkungen über die Übertragungsliebe* (1915a) erst veröffentlichte, als sich bei seinen ersten Schülern die Fälle sexueller Grenzüberschreitung häuften. Quod licet iovi, non licet bovi? Vielleicht – aber auch bei Jupiter, das heißt bei Freud – können Sie immer eine Diskrepanz finden zwischen dem, was er schrieb, und dem, was er in seiner Praxis tat. Auch in unseren Kliniken dürfte es Unterschiede geben zwischen dem, was wir denken und glauben, und dem, wie wir tatsächlich unter bestimmten Umständen mit einem bestimmten Patienten umgehen. Aber der Umstand, dass es manchmal an Übereinstimmung fehlt zwischen den Empfehlungen und Haltungen, die wir verinnerlicht haben und mit denen wir uns identifizieren, und ihrer Umsetzung in der Realität, macht die Empfehlungen und Haltungen zu den Fragen der Behandlungstechnik nicht überflüssig. Und noch etwas: Freud hatte Intuitionen und Genius. Selbst die kindliche Sexualität ist eine Entdeckung, die ursprünglich mehr auf Intuition als auf ordentlicher Prüfung einer wissenschaftlichen Hypothese beruht. Viele Entdeckungen Freuds sind Intuitionen, die durch langjährige klinische Erfahrung bei der Arbeit mit einer bestimmten Methode Bestätigung fanden.

Ich denke, wir können noch Manches über den Menschen und die Psychoanalyse lernen dank dem Umstand, dass wir einen bestimmten methodologischen Rahmen einhalten. Es ist ja nicht so, dass wir den analytischen Rahmen dazu verwenden, um die Analyse eines bestimmten literarischen Werks oder einer anderen künstlerischen Kreation vorzunehmen. Um ein Kunstwerk zu erforschen oder mit Hilfe der analytischen Theorie zu deuten, muss man sie nicht fünf Mal pro Woche für 50 Minuten zu festen Zeiten treffen. Obwohl, nach nochmaliger Überlegung muss ich sagen, dass das eigentlich gar keine schlechte Idee ist, sich an festen Tagen und zu festen Zeiten vor ein Gemälde zu setzen – wie Reger, der Protagonist in Thomas Bernhards Roman *Alte Meister* – und zu schauen, wie sich der Rahmen auf unser Verständnis und das Erleben des Kunstwerks und von uns selbst auswirkt.

Ich sage, dass die Begegnung mit dem lebenden, lebendigen Patienten, mit den Regungen seines Unbewussten einen Rahmen braucht und bestimmte Regeln. Aber keine Angst, sie sind nicht zu engmaschig. Kein Psychoanalytiker wird vom Stuhl fallen, wenn Sie ihm verraten, dass ich einem Patienten die Zahlung eine gewisse Zeit erlassen habe, dass ich einen Patienten in Not am Vorabend des Jom-Kippur-Feiertages aufnahm oder dass ich eine kranke Patientin angerufen habe, um sie zu fragen, wie es ihr geht. Aber ich nehme an, dass jeder seriöse Analytiker dazu Fragen stellen würde. Was geschah mit jenem Patienten, der mich dazu brachte, von meiner Gewohnheit abzuweichen und länger als 50 Minuten mich ihm zu widmen, und warum ausgerechnet dann?

Vor Jahren habe ich mal einen begabten mittellosen Künstler behandelt. Irgendwann während der Behandlung sagte er mir, er sei bereit, die Behandlung zu bezahlen, aber nur mit seinen Bildern, nicht mit Geld. Das war noch am Anfang meiner Karriere als Therapeut und ich kann mich erinnern, dass ich unsicher war, ob ich diesem Wunsch entsprechen soll. Ehrlich gesagt, war das Angebot ziemlich verlockend. Er war ein guter Maler mit schönen Arbeiten, die heute bestimmt viel wert sind. Doch die Behandlung wurde abgebrochen, da der Mann nicht bereit war, die Behandlung zu bezahlen, nur mit Bildern. Ich dachte damals, es wäre ein Fehler, wenn er mich mit seinen künstlerischen Arbeiten bezahlen würde, es könnte sogar seiner Kunst schaden, wenn er damit Handel mit mir treibt. Nun könnte natürlich ein anderer Analytiker, der flexibler und offener ist als ich, sagen: »Du hättest diesen Wunsch ein Stück weit annehmen sollen, ihn verstehen, vielleicht hätte er später gezahlt. Du hättest das als Entwicklungsbedürfnis und nicht als kindlichen Wunsch oder Ausdruck von Abwehr oder als Bedürfnis nach einem Selbstobjekt, als Versuch, die semiotische Dyade zu rekonstruieren, oder als präsymbolisches Defizit deuten sollen, und nach einer gewissen Zeit hätte sich das von selbst eingerenkt und er hätte damit begonnen, dich zu bezahlen. Sei doch ein bisschen spielerischer, Eran.«

Wir werden diese Fragen weiter behandeln, wir haben noch Artikel zum Lesen und wir haben Ferenczi, ein großer Erneuerer auf diesem Gebiet. Ich habe Ihnen einen Artikel von ihm geschickt, auch etwas von José Bleger (1967, 2013), ein viel größerer Theoretiker als Freud, was den therapeutischen Rahmen anbelangt. Freud liefert nicht viel Theorie zur Technik. Er hat großartige Intuitionen, reiche klinische Erfahrung und einige Erkenntnisse. Die theoretische Hauptlast kam *nach* Freud hinzu. Ich kann also Ihrer Charakterisierung – dass die Psychoanalyse ihr authentisches analytisches Moment verliert, je mehr sie sich auf die Diskussion über die Technik einlässt – diesmal nicht zustimmen. Es gibt viele Dinge, die sich im Verlauf des 20. Jahrhunderts verloren haben im analytischen Gespräch. Wir haben bestimmt etwas von der Radikalität der Psychoanalyse als Denkweise und kritische Theorie eingebüßt, doch gerade die Technik bewahrt nach meiner Auffassung etwas von der Radikalität und dem Aufrührerischen des analytischen Akts, und ich erkenne darin kein

Anzeichen für eine »Verkalkung« der Disziplin. Der historische Verlauf ist meiner Meinung nach umgekehrt. Je mehr technisches Wissen, desto reicher die Theorie. Wir erkennen mehr Nuancen. Wir lernen auch, die Technik zu verändern, lernen, »mit Parametern zu arbeiten«, wie Kurt R. Eissler es schon vor 60 Jahren nannte. Eissler hat zum Beispiel eine Abhandlung darüber geschrieben, warum man von den Patienten Barzahlung statt Checks verlangen sollte, und dann im vollen Ernst die Bemerkung angefügt, dass man bei der analytischen Behandlung einer Frau, die als Prostituierte arbeite, sich vielleicht die Empfehlung ersparen könnte, die Behandlung doch bitte bar zu bezahlen, da sich dies bei ihr mit Geschlechtsverkehr verbinde (Eissler, 1974).

Die Verhältnisse zur Technik und zum therapeutischen Rahmen müssen in einem dialektischen Verhältnis zu bestimmten Behandlungszielen stehen und diese ändern sich bekanntlich im Verlaufe der Analyse. Sie lernen, was für einen psychotischen Menschen richtig ist, der sich nicht immer für eine Behandlungsstunde von 50 Minuten eignet und dem man die Sitzungen kürzen muss. Sie lernen, dass es nicht angebracht ist, zum gegebenen Zeitpunkt zuzulassen, dass das Schweigen die ganze Stunde ausfüllt etc. Ich muss mich nicht mehr mit der verallgemeinernden Feststellung abgeben, dass man psychotische Patienten wegen mangelnder Übertragungsfähigkeit nicht auf der Couch behandelt. Ich arbeite mit psychotischen Patienten und bin der Auffassung, dass es psychotische Patienten gibt, die sich besser für die Analyse eignen als neurotische Patienten, obwohl das Übertragungsverhältnis, das bei der Arbeit mit ihnen entsteht, sehr fragil ist. Ohne Technik wäre ich nicht auf all diese Erkenntnisse gestoßen.

Seit einigen Jahren bitte ich die Patienten, das Telefon nicht mit ins Behandlungszimmer zu nehmen und es in einem anderen Zimmer abzulegen. Das ist eine »technische Neuerung« von mir, die für junge Patienten wie ein Schock wirkt – 50 Minuten ohne Telefon in greifbarer Nähe zu verbringen. Unfassbar. Ich habe festgestellt, dass es sich für einige Patienten, mit dem Smartphone in die Analysestunde zu kommen, ein wenig anfühlt wie mit einem Fernsehgerät oder mit dem Partner oder der Partnerin zu erscheinen. Es reicht, wenn das Telefongerät im Raum ist, um den Aufmerksamkeitspegel des Patienten zu verflachen und die mentalen Funktionen zu stören, selbst wenn das Telefon ganz ausgeschaltet ist. Der Unterschied zwischen der permanent gestörten Aufmerksamkeit, die die Technik und die Kultur uns heute aufzwingen, und der gleichschwebenden Aufmerksamkeit und freien Assoziation, die das analytische Setting herbeiführen möchte, ist freilich riesig. Es mag pathetisch klingen, aber das ist wie der Unterschied zwischen Sklaverei und Freiheit.

Wir lesen mit großer Bewunderung die Arbeiten der 2. bzw. 3. Generation der Psychoanalyse, wie Strachey, Fenichel, Isaacs, Glover, Rivière, weil sie uns ermöglichen, Grundbegriffe wie »tiefe Interpretation« oder »negative therapeutische Reaktion« in unseren klinischen Diskurs zu integrieren. Manchmal finden Sie den richtigen Blickwinkel, aber »lassen die Kupplung zu früh los«, das heißt etwas an der Formulierung, an der Wortwahl ließ die inhaltlich zutreffende Intervention technisch falsch erscheinen, wodurch sie weniger effektiv wird. Es wurde in unserer Literatur schon viel über Takt geschrieben und über das Spielerische und die Spontaneität. Doch bevor ich mich lobend über die Spontaneität äußere, rede ich über die Technik. Ich würde es Ihnen auch raten, dass Sie – wie Maler, Bäcker und andere Menschen, die zahllose andere schöne und inspirierende Berufe ausüben – stolz darauf sind, einen Beruf auszuüben, der mit einer gewissen Technik verbunden ist. Wenn über einen Maler gesagt wird, er beherrscht eine gewisse Technik, ist das ein Kompliment.

4

Analytische Präsenz

»Ich« oder »Selbst« • Über mein Verhältnis zu Ferenczi, Winnicott und Bion • Wie lautet die »zweite Grundregel« der Psychoanalyse? • Unter welchen Umständen entstand der Begriff Empathie? • Über Takt und das Spielerische • Zur Liebe zum Analytiker und zur negativen Übertragung

Ch. hat mich in einer E-Mail Folgendes gefragt: »Wie beurteilen oder sehen Sie die Winnicott'sche Einstellung oder Technik, die das Spiel zwischen dem Äußeren und Inneren als Hauptschauplatz der Behandlung betrachtet, weniger das Unbewusste. Die nicht-interpretative Winnicott'sche Deutung oder Technik zielt oft darauf ab, diesen Zwischenbereich zu fördern, gemeinsam im Übergangsraum etwas zustande zu bringen und weniger die Entdeckung des Unbewussten anzustreben.«

Wenn Sie das Nachwort lesen, das ich vor mehr als 20 Jahren für die Sammlung der technischen Abhandlungen Freuds *Ha-tipul ha-psichoanaliti*, zu Deutsch: *Die psychoanalytische Behandlung*, geschrieben habe, stellen Sie fest, dass ich dort auf Winnicotts (1953) Begriff des »Übergangsraums« eingehe. Ich dachte, dieser wichtige Begriff ist für die Diskussion jeder Behandlungstechnik relevant. Ich schrieb, dass die Lektüre von Winnicotts Schriften jenen etwas geben könnte, die sich aufgrund der technischen Schriften Freuds gezwungen fühlen, sich für eine der beiden psychoanalytischen Ansätze zu entscheiden, für den objektivistischen oder für den subjektivistischen Ansatz. Ich legte dar, dass man die Lehre von Winnicott gleichsam als »Übergangsobjekt« zwischen den zwei psychoanalytischen Hauptmodellen benutzen könnte, da er Begriffe wie Übergangsobjekt und Übergangsraum – wo entwicklungspsychologische Übergangsphänomene stattfinden, die die Ablösung des Selbst vom Objekt ermöglichen, zwischen der inneren und äußeren Welt – zum Verständnis der psychologischen Bedeutung des Zwischenbereichs als Überschneidungspunkt zwischen dem Subjektiven und dem Objektiven verwendet. Durch diesen Zwischenbereich lernen wir mit den Materialien der äußeren Realität umzugehen, um persönliche oder imaginäre Inhalte zum Ausdruck zu bringen. Der Übergangsraum ist somit auch ein Kommunikationsmittel, ein Mittel zum besseren Verständnis von uns selbst und der Umgebung, und vielleicht, wie Ch. sagt, könnte man sich den Behandlungsprozess als Spiel mit zeremoniellen Elementen vorstellen, das auch Raum für sehr viel Spontanität bietet.

Mein Verhältnis zu Winnicott hat sich inzwischen etwas abgekühlt. Das hängt damit zusammen, dass ich vom begeisterten Leser psychoanalytischer Literatur zu einem »praktischen« Psychoanalytiker geworden bin. In den letzten 20 Jahren war mein Verhältnis zu analytischen Theorien und Ansätzen weniger von der Begeisterung für die Qualität der

Formulierungen, ja nicht einmal von der Kreativität der analytischen Autoren geprägt – unsere Disziplin ist mit zahlreichen Autoren gesegnet, deren Schreibtalent manchmal blenden kann –, sondern mehr von der selbst gewonnenen analytischen Erfahrung.

Ich rate Ihnen ebenfalls, sich mit zunehmender klinischer Erfahrung und Lebenserfahrung auch anderen theoretischen und klinischen Inspirationsquellen zuzuwenden. Das innere psychoanalytische Objekt entwickelt sich in der Regel im Laufe unseres Lebens und es gibt keinen Grund, unser Verhältnis zu theoretischen Gedanken und Haltungen nicht manchmal zu überdenken.

Jedenfalls habe ich auch gewisse Vorbehalte zur Verwendung von Winnicotts Thesen generell und zum Begriff Spiel im Besonderen im Zusammenhang mit der Behandlungstechnik. Ein Spiel entsteht nicht aus dem Nichts. Ein Großteil unserer Patienten kann nicht spielen. Sie können nicht »draußen« spielen, das ist eines ihrer Entwicklungsprobleme, dass sie das Spielen nie beherrscht haben und nur vorgaben, zu spielen. Nun also zu glauben, wir könnten sie zu einem Spiel einladen und sie würden dann damit beginnen, das psychoanalytische Spiel zu spielen, wäre naiv. Was meiner Ansicht nach hilft, einen Menschen, der nicht spielen kann, dazu zu bringen, doch spielen zu können, sind Deutungen, die in einem bestimmten Rahmen erfolgen. Analytische Deutungen, Deutungen einer unbewussten Fantasie, Deutungen einer Übertragung, Deutungen primitiver Abwehrmechanismen; es ist also oft der Höhepunkt des analytischen Prozesses oder dessen Abschluss, wenn der Mensch, der nicht fähig ist zu spielen, zu spielen beginnt. Es ist ein wenig wie mit dem Traum. Eine Person, die den Traumraum für die psychische Entwicklung und das psychische Wachstum vorher nicht benutzt hat, kommt in die Behandlung, bei deren Abschluss sie dann träumen kann, was ihr das Schlafen, Denken und Lösen emotionaler Probleme ermöglicht. Damit ist die Behandlung abgeschlossen, denn genau dafür war der ganze Zeitaufwand nötig, nämlich um der Person das Träumen zu ermöglichen. So verhält es sich meiner Meinung nach manchmal mit der Fähigkeit zum Spielen.

Aus unerfindlichen Gründen wird oft mit Begeisterung auf Winnicott verwiesen, als würde es sich um eine Alternative zur rigorosen analytischen Technik handeln, ganz so, als wäre die Psychoanalyse Winnicott'scher Schule viel gelassener, vergnüglicher, einladender und spielerischer als andere Analysen. Soweit ich Analytiker der verschiedenen analytischen Traditionen kenne, glaube ich nicht, dass in den Kliniken Winnicott'scher Analytiker oder von Winnicotts Nachfolgern in der »British Independent Tradition« mehr spontane oder spielerische Elemente vorkommen als in den Analysen bei den Analytikern der Ich-Psychologie oder der kleinianischen Schule.

Natürlich baut Winnicott auf einer bestimmten Theorie auf, und diese ist in mancherlei Hinsicht sehr verschieden von Freuds oder Kleins Theorie, doch sobald es um Technik geht, werden Sie erstaunt feststellen, wie sehr sich die Techniken gleichen, die die Analytiker – gleichgültig welcher Schule – verwenden. Erzählen Sie einem britischen Analytiker, dass Sie Behandlungsstunden nicht pünktlich beenden, und er wird erschaudern, egal welcher Schule er angehört. Er mag kleinianischen Deutungen kritisch gegenüberstehen, doch auch er achtet darauf, die Behandlungsstunde pünktlich zu Ende zu bringen und dass die Zahlungsmodalitäten eingehalten werden.

Bei uns hier in Israel gibt es eine Sorte Winnicott, die mir sonst noch nirgends begegnet ist. Wenn Sie Winnicottianern in ihrer »natürlichen Umgebung«, in London, begegnen, werden Sie feststellen, dass sie sich nicht mit den Therapeuten vergleichen lassen, die sich hier als Winnicottianer bezeichnen. Das trifft übrigens ein Stück weit auch auf Bion und seine Theorie zu und vielleicht auch auf Kohut. Bion hat in der Tat viele Gesichter. Viele italienische Analytiker, die mir bekannt sind, haben ihre eigene Interpretation von Bion, die auf ihre Bekanntschaft oder die Bekanntschaft ihrer Lehrer mit Bion beruht, der viele Seminare in Italien gab. An der amerikanischen Westküste hatte der »späte« Bion einige Vertreter, die sein Erbe stark prägten. In Israel ist Bion nicht angekommen und es ist etwas schwer zu verstehen, wie sich hier eine Kultur entwickeln konnte, die Bion als enigmatischen Agnostiker des Nicht-Wissens interpretiert, der einzig bestrebt ist, mit seinen Patienten zum O zu gelangen. Meines Erachtens kann das nicht einmal als »später« Bion bezeichnet werden, als brasilianischer Bion oder als Bion von Los Angeles. Das ist der in Israel gewachsene Bion und es gibt hier sogar Leute, die enttäuscht sind, wenn sie in Bions Schriften Hinweise dafür zu finden glauben, dass er nicht konsistent sei und zu kleinianisch oder zu freudianisch klinge. Zum Freudianismus von Bion und dazu, dass er gleichzeitig Freudianer und Nicht-Freudianer sei, hat seine Tochter vor 20 Jahren einen sehr schönen Artikel publiziert (Bion-Talamo, 1997). Ein erfahrener Londoner Analytiker, der Bion noch persönlich kennenlernen durfte, erzählte mir, wie dieser sich vor seiner Übersiedlung nach Amerika von seinen Patienten verabschiedete. Bion habe seinen Londoner Patienten die Schließung der Praxis etwa eine Woche vorher angekündigt und sei dann nach Amerika abgereist. Er erinnerte sich auch noch an die Rechtfertigung für dieses recht beschämende Verhalten: »That could give them a sense of the uncounscious.« Was soll ich Ihnen sagen? Bei aller Vorsicht, die ich als Historiker der Psychoanalyse bei solchen Bezeugungen walten lasse, fällt es mir schwer, Bions Schriften zu lesen, ohne an diese Geschichte über ihn zu denken.

Wie auch immer, wenn Sie Winnicott, Bion, Rickman, Money-Kyrle, Meltzer, Tustin, Khan und Fairbairn lesen und – mit Recht – beeindruckt sind von den theoretischen und technischen Neuerungen, die die Psychoanalyse weitergebracht haben, vergessen Sie nicht, dass alle diese Personen, Vertreter der zweiten und dritten Generation der britischen Psychoanalyse, seriöse freudianische Gelehrte waren, bevor sie selbst zu Erneuerern wurden. Sie lernten ihr Fach in den 1930er, 1940er und 1950er Jahren in der britischen psychoanalytischen Gesellschaft und lasen dort Freud von früh bis spät, auch nach den »Controversial Discussions« (siehe King & Steiner, 1991). Ähnliches lässt sich bestimmt auch über Lacans Neuerungen sagen, die gleichzeitig akribisch Freud nachgehen und ihn vehement widerlegen, wenn er für seine Begriffe »nicht mehr freudianisch« erscheint. Ich glaube hingegen nicht, dass man das über die Neuerer der amerikanischen Psychoanalyse der 1980er und 1990er Jahre sagen kann.

Dort, wo stereotype Ansichten über die »klassische Psychoanalyse« auftreten – ein Idiom, das wir in den folgenden Gesprächen vielleicht noch ein bisschen erhellen können –, sind stets auch die genauso falschen Gegenstereotype nicht weit, die die Technik dieser Leute in ihren Behandlungszimmern genauso wenig reflektiert. Es liegt auch in der Natur der Sache, dass die Erneuerer unter den Analytikern über außergewöhnliche Fälle schreiben, wenn sie ihre Arbeit vorstellen, nicht über das Alltägliche, über ihre ausgeprägt ödipalen Deutungen und über all die banalen Dinge, von denen wir denken, dass sie nur die gestrigen Analytiker beschäftigen. Winnicott beherrschte ausgesprochen klassische Deutungen und war stolz auf sein Können, Träume freudianisch zu deuten. Und auch bei der Lektüre von Bions Seminaren in Los Angeles fällt mir auf, dass er sich auf Freud stützt. Er zitiert sogar ausgiebig aus einem Brief Freuds an Salomé, um seine epistemische Haltung zu rechtfertigen (Bion, 2013).

Bald werde ich erfahren, wer ich bin

Und um Ihre Frage, Ch., weiterzuspinnen und sie auch auf die Sache der Bezahlung zu beziehen, scheint mir, dass Sie befürchten, dass die Durchsetzung der globalen Verrechnungsregel bedeuten würde, dass Sie die Psychopathologie, die Bedürfnisse des Selbstobjekts oder Entwicklungshemmungen des Patienten, der nicht spielen kann, ignorieren. Ganz als würden wir mit ihm am Ende anfangen und seine Retraumatisierung riskieren. Das ist in der Tat eine wichtige Diskussion, die zur Parameterthematik gehört. Gewiss, so wie es Menschen gibt, mit denen wir nicht dreimal pro Woche arbeiten wollen, gibt es auch welche, bei denen wir Verspätungen nicht vom ersten Moment an als Angriff auf den Rahmen interpretieren. Das kann durchaus vorkommen. Aber es fällt mir schwer, sowohl auf theoretischer als auch auf praktischer Ebene den Standpunkt zu akzeptieren, der a priori einen Widerspruch erkennt zwischen der analytischen Haltung, Ethik und dem analytischen Rahmen, einerseits, und der Möglichkeit, das »True Self« des Patienten zu entdecken, andererseits. Ich bin nicht überzeugt davon, dass es einen Moment oder irgendein Stadium in der Behandlung gibt, in dem der Patient »reif« ist für die Bezahlung, reif genug, sich mit 50 Minuten zu begnügen, reif genug, um Deutungen auszuhalten etc. Meine Aufgabe als Therapeut besteht darin, etwas »aufzukochen«, das ist eine aktive Tätigkeit, sie geschieht mit Takt, aber ist auch voller Fehler. Es wird uns nie gelingen, dem Patienten eine Behandlung anzupassen, die perfekt auf ihn zugeschnitten ist, und wer glaubt, dass das unser Ziel ist, macht sich meiner Meinung nach Illusionen.

Ich bin nicht glücklich mit der binären Unterteilung zwischen falschem und echtem Selbst. Nach meinem Dafürhalten gibt es nicht nur ein Selbst mit der Beschriftung »ich hätte das Original sein sollen« und alle anderen sind falsch und bringen Mängel oder Entwicklungshemmungen zum Ausdruck. Wie schrieb doch einst Borges ironisch: »Bald werde ich erfahren, wer ich bin.«

In Freuds Schriften werden das »Ich« und das »Selbst« oft fast als Synonyme verwendet, obwohl Freud es fast durchgängig (auch nach der Vorstellung des Strukturmodells von 1923) vorzuziehen scheint, das »Ich« gleichsam als Stätte der Empfindungen, Gefühle und mentalen Funktionen und auch als Teil zu sehen, der für das subjektive Erleben verantwortlich ist. Der Selbst-Begriff mag bekannter und ansprechender sein, aber gerade weil er auch außerhalb des psychoanalytischen Diskurses sehr viele intellektuelle und philosophische Spuren hinterlassen hat, verwischt er die zentrale Rolle des Unbewussten in der Psychoanalyse ohne Not.

Das »Ich« setzt sich aus unzähligen Teilen zusammen, die miteinander interagieren, manchmal schlecht, manchmal harmonisch und manchmal weniger harmonisch, das ändert sich im Laufe unseres Lebens, in Krisen, die wir durchlaufen, ja sogar im Laufe der Woche. Sie merken, ich stehe dem Begriff »echtes Selbst« eher kritisch gegenüber. Wer bin ich denn, dass ich wüsste, wer das »echte Selbst« ist, wenn der Patient neu bei mir ist? Wer gibt mir das Recht zu entscheiden, dass der Faktor, der bei der Entdeckung jenes echten Selbst behilflich sein könnte, der Verzicht oder das Beharren auf einer bestimmten Regel und nicht auf einer anderen ist? Winnicott selbst hat auf das Paradox hingewiesen, dass das echte Selbst isoliert und ohne Not aus der Kommunikation ausgeschlossen zu bleiben vermag. Vor allem möchte ich nicht, dass wir uns der Illusion hingeben, dass es irgendeine Theorie oder Technik gibt, die perfekt zum Patienten passt und ihm von der ersten Minute der Behandlung an die Frustration und das Leid erspart, das jeden erwartet, der sich auf die analytische Reise begibt. Das gibt es nicht.

Aber kommen wir auf den Spielbegriff zurück. Bei jedem Spiel gibt es einen Schiedsrichter, in jedem Spiel ist irgendwann ein Moment erreicht, an dem eine Grenze der Toleranz überschritten wird und die Spieler anfangen, die Mitspieler in die Fersen zu treten, sie an den Haaren zu zerren. Dann wird ein Foul gepfiffen. Das ist dann kein Spiel mehr, richtig? Das heißt, es gibt einen Moment, in dem auch die Teilnehmer eines analytischen Spiels anfangen, die Regeln auf eine Art zu verletzen, dass das Spiel aufhört, spielerisch zu sein und seinen Zweck zu erfüllen. Dasselbe gilt auch für die analytische Technik, wenn wir die ganze Zeit Fouls pfeifen und nur darauf achten, dass die »Grenzen« nicht überschritten werden, und wenn wir ihnen, wenn sie nicht pünktlich zahlen, sagen: »Vielen Dank und auf Wiedersehen, Sie eignen sich nicht für die Psychoanalyse. Wir haben vereinbart, dass Sie am 5. des Monats zahlen und ich habe Sie schon zweimal daran erinnert und jetzt ist schon der 10.« Ich kenne keinen Analytiker, der wegen einem Zahlungsrückstand eine Analyse abgebrochen hat. Aber ich erwarte von einem Analytiker, dass er versucht, dies zu deuten und zu verstehen, nicht es zu ignorieren, und ihm Raum im Behandlungszimmer gibt, wenn es der Patient ignoriert. Der Begriff »Spiel« ist meiner Meinung nach ein fantastischer Begriff. Schlagen Sie ihn bei Gelegenheit in Freuds Abhandlung *Erinnern, Wiederholen und Durcharbeiten* nach. Dort finden Sie folgende Äußerung: »Wir eröffnen ihm die Übertragung als den Tummelplatz, auf dem ihm gestattet wird, sich in fast völliger Freiheit zu entfalten.« (1914g, S. 134) Ich denke, die Behandlungstechnik bestimmt weitgehend, ob auch das Winnicott'sche Selbst an diesem Tummelplatz zum Vorschein kommt oder nicht.

Ich betrachte die »technischen Schriften« Freuds – es sei daran erinnert, dass Freud selbst diese Abhandlungen nie unter diesem Titel zusammengefasst hat, das ist eine Tradition, die nach seinem Tod entstanden ist – als Entwurf der Grundregeln des psychoanalytischen Spiels. Das ist die »Magna Charta« der modernen Seelentherapie. Manchmal hat man keine Wahl und muss eine entscheidende Änderung bei einem Parameter oder mehreren Parametern der Spielgrundregeln vornehmen, um das Spiel dem Patienten oder den Bedingungen, unter denen es stattfindet, besser anzupassen.

Hier ein Beispiel: In den letzten Monaten, seit Beginn der Pandemie, habe ich hier Analysen mit weit geöffnetem Fenster durchgeführt. Ich habe die bisher geltenden Grundregeln des Spiels geändert. Es fanden hier Analysen bei offenem Fenster statt. Ich bat die Patienten darum, dass ich ihnen die Türen beim Hineinkommen und Herausgehen öffne. Im analytischen Mikrokosmos sind diese Änderungen deutlich zu spüren, denn ich stehe zuerst auf, öffne die Tür, und der Patient und ich richten sich anders im Zimmer ein. Er kann nicht mehr zwei Türen öffnen und herauseilen wie vorher. Das ist eine Änderung im Setting, und es sind wirklich interessante Dinge geschehen als Reaktion auf diese Änderung. Ich würde aber keine neue Psychoanalysetheorie darauf aufbauen, auch wenn ich in dieser Zeit einige bemerkenswerte Dinge gelernt habe. So wie wir gelernt haben, während der Kriege Analysen durchzuführen und mit dem Patienten in den Schutzraum zu gehen, und wie die Analytiker in Israel Gasmasken aufsetzten während des Golfkriegs, so taten wir auch in den letzten Wochen das Nötige, um Analysen in Pandemiezeiten durchführen zu können. Die einen hatten weniger Mühe damit, die anderen mehr. Wir haben alles Nötige getan, damit wir uns weiter treffen können. Einigen Patienten habe ich empfohlen, auf Video auszuweichen, und bei anderen käme es mir nicht in den Sinn, den Behandlungsrahmen mit ihnen derart zu ändern. Manchmal ist es auch unmöglich, die Sitzungen unter bestimmten Umständen weiterzuführen.

Ein Patient möchte während des Lockdowns sein Kind mitbringen. Wie alt ist das Kind? Nicht zweijährig, es ist sieben Jahre alt. Soll ich ihm erlauben, das Kind zur Analyse mitzunehmen oder nicht? Ehrlich gesagt, finde ich es nicht so wichtig, wie Sie am Ende entscheiden. Wichtiger ist mir, dass Sie nicht anfangen, sich einzureden, dass das »echte Selbst« des Patienten sich gerade dann zeigen wird, wenn er seinen Sohn zur Analyse mitbringt. Es kann auch sehr gut sein, dass er mit dem wirklichen Kind eine ganze Welt mitbringt und es nicht nur um ein Babysitting-Problem geht. Aber wäre es nicht wichtiger, dem Patienten zu helfen, auf die Stunde zu verzichten und mit dem Kind zu Hause zu bleiben? Vielleicht sollte man die Aufmerksamkeit gerade auf diesen Punkt lenken, um zu versuchen herauszufinden, warum es so schwer zu akzeptieren ist, dass man nicht mit einer weiteren Person in die Analyse kommt. Sie sitzen mit dem Kind fest und haben keinen Babysitter? Dann haben Sie eine Analysestunde verpasst. Ich glaube nicht, dass es mich zu einem offeneren, flexibleren und einfühlsameren Analytiker macht, wenn ich das Kind des Patienten in die

Praxis lasse und den herzlichen Moment des Empfangs zelebriere, als würde es sich um eine befreiende »spontane Geste« handeln.

Ob wir nun Winnicottianer, Kohutianer, Freudianer oder Kleinianer sind, wir befinden uns in einem bestimmten Rahmen von Regeln, Traditionen und Arbeitsmethoden und wir müssen die Behandlungstechnik weder idolisieren, noch andauernd neu erfinden. Die Regeln werden ohnehin dauernd vom Patienten und von uns verletzt – was wir deuten. Einmal deuten wir es taktlos, ein anderes Mal deuten wir es vielleicht zu starr und manchmal drücken wir ein Auge zu, weil wir keine Lust haben. Okay, er kam fünf Minuten zu spät, na und. Es gibt Leute, die jedes Mal verspätet zur Analyse kommen. Wie lange sollen wir uns damit aufhalten, wieviel kostbaren Saft können wir noch aus diesen Verspätungen herauspressen? Ich erinnere mich, dass ich mal sehr verspätet in meine Analyse kam. Ich legte mich auf die Couch und begann die Analytikerin akribisch über den heftigen Widerwillen aufzuklären, den ich an jenem Tag gegen den Gang in die Analyse verspürte. Sie lachte und fragte: »Was hat Ihnen denn ermöglicht, doch herzukommen?«

Und was ist mit der Empathie?

Mit dem Begriff »Empathie« geschah etwas Ähnliches wie mit »Spiel« in der Psychoanalyse. Er wurde zu einem zentralen Begriff der Selbstpsychologie und man kann sich heute »Empathie« nur noch schwer unabhängig von der Theorie Kohuts und seiner Nachfolger vorstellen. Es gibt Therapeuten, die die Empathie als »Grundstein ihrer Existenz« betrachten. Aber sie scheinen irgendwie zu vergessen, dass der Begriff »Einfühlung«, der in Freuds Schriften sporadisch erscheint, ein Traditionsbegriff in der deutschen Ästhetik und im deutschen Denken war, nicht nur vor Kohut, sondern auch vor Freud. Die Einfühlung fand Eingang in das historische und psychologische Denken durch Wilhelm Dilthey und Theodor Lipps, und beide verwenden sie im Sinne einer Methode als Mittel des Betrachters – ob Historiker oder Kunstkritiker –, um sich in sein Forschungsobjekt hineinzuversetzen. Der ganze psychologische Diskurs über die objektive und subjektive Dimension der psychischen Realität setzt um die Mitte des 18. Jahrhunderts ein. Erst dann gelangte etwa der Ausdruck »Sehpunkt« von der Optik in die Sozial- und Geisteswissenschaften und Gelehrte begannen über Perspektiven zu sprechen, aus denen sie menschliche Erscheinungen in der Vergangenheit oder Gegenwart studierten oder bewerteten. In der Kunst taucht die Perspektive fast 300 Jahre früher auf, aber ihr Einfluss auf die Psychologie und das menschliche Selbstverständnis blieb relativ beschränkt bis zu Decartes' »Ich denke, also bin ich«.

Jedenfalls betrachten wir die mütterliche Empathie für ihr Kind nach Winnicott, Kohut und anderen ähnlich wie *Holding* und *Containing* als lebenswichtige Funktion für dessen gesunde psychische und geistige Entwicklung. Wir ordnen sogar dem Blick des Objekts auf das Subjekt eine Rolle bei dessen Konstituierung als »freudianisches Subjekt« zu. Als der Begriff des Mitgefühls Mitte des 19. Jahrhunderts in den intellektuellen und ästhetischen

Diskurs aufgenommen wurde, meinte er vor allem die methodische Objektivierung. Was muss man tun, wenn man die Welt verstehen will – einen historischen Helden, einen literarischen Protagonisten oder einen Patienten verstehen? Man muss sich in ihn hineinversetzen, sich vorstellen, was er empfindet, und dabei versuchen, unser Selbst zu neutralisieren. Nicht Psychoanalytiker haben diese Einsichten gewonnen, sondern Historiker des 19. Jahrhunderts wie Leopold von Ranke und Johann Gustav Droysen (Rolnik, 2001).

Auf klinischer Ebene ist es immer gut, sich in Erinnerung zu rufen, dass jederzeit mehr als ein Teil des Unbewussten oder der Fantasie des Patienten vom Mitgefühl des Therapeuten profitieren kann. Empathisch gegenüber dem Teil zu sein, der dem Bewusstsein des Patienten leicht zugänglich ist – der Enttäuschung oder dem Zorn, den er bei der stattfindenden Übertragung empfindet –, ist wichtig und macht die Arbeit mit ihm sogar angenehmer, aber Empathie für die Teile, die dem Bewusstsein nahe sind, garantiert meiner Ansicht nach keine authentische und bedeutsame Begegnung mit dem Patienten. Es mag sogar betäubend wirken. Wir möchten in der Lage sein, Mitgefühl für jene Teile im Selbst zu empfinden, denen es sich nicht bewusst ist, oder vehement verleugnet.

Das wird auch im Dialog zwischen Freud und Ferenczi erwähnt – und in dessen schöner Abhandlung *Die Elastizität der psychoanalytischen Technik* von 1928. Ferenczi erwähnt dort den Begriff »Takt« hinsichtlich des Zeitpunkts der Interventionen und Schlussfolgerungen. Das ist tatsächlich eine wichtige Frage: Wann soll man deuten? Welches Timing soll man wählen, welchen Umfang? Wie stark auf der Deutung insistieren? Wie formulieren? Mit den Worten des Patienten oder mit unseren Worten? Gestern verbrachte ich eine ziemlich dramatische Stunde mit einer Patientin, von der wir beide wohl einige Wunden davongetragen haben. Es war eine Sitzung, in deren Verlauf sie mir mehr oder weniger dafür gedankt hat, dass ich ihr geholfen habe, eine Verbindung herzustellen zwischen einem traumatischen Ereignis in ihrer entfernten Vergangenheit und der Art, wie sie auf Begebenheiten an ihrem Arbeitsplatz reagiert. Und dann sagte sie: »Aber ich werde nicht vergessen, wie Sie mir vor vier Jahren Ähnliches auf eine sehr direkte Art gesagt haben. Das hat mich sehr verletzt.« Dieselben Deutungen, die sie heute akzeptieren, würdigen und davon profitieren kann, hatte sie von mir offenbar zu früh in der Analyse gehört. Ich wollte die Sache beschleunigen oder habe etwas falsch eingeschätzt – wir treffen die ganze Zeit Einschätzungen darüber, inwieweit der Patient reif ist, in welchem Umfang er die eine oder andere Analyse aushalten kann. Wir passen jedem unser Gewicht an. Natürlich haben wir auch unseren persönlichen Stil, wir können nicht ganz frei von persönlichem Stil sein, wir sind wer wir sind, nicht ein anderer Therapeut. Doch heute, vier Jahre später, erinnert sie die nun hilfreiche Deutung daran, wie sehr sie das mal verletzt hat, genau dieselbe Deutung, und wie taktlos es von mir gewesen sei und wie sie die Analyse beinahe abgebrochen hätte und wie ich ihr nur so schlimme Dinge an den Kopf hätte werfen können. Interessant ist, dass sie zusammen auftreten, die Fähigkeit, eine Deutung zu akzeptieren und sie aus einer Haltung der Dankbarkeit heraus zu würdigen, neben dem Verlangen daran zu erinnern, wie sehr dieselbe Deutung einst schwer zu verdauen und sogar verletzend gewesen war.

Vielleicht äußert sie Protest darüber, dass der Therapeut nicht perfekt ist und vier Jahre gebraucht hat, bis sie das Gefühl hatte, ihr Therapeut habe ihr geholfen. Vielleicht will ein Teil von ihr gleichzeitig das Gute anerkennen und die Abhängigkeit davon verleugnen, was eine Art Kompromiss zwischen der positiven und der negativen therapeutischen Reaktion darstellt, wie ein Gast im Restaurant, der dem Kellner sagt: »Diesmal hat es wirklich geschmeckt. Als ich das zum letzten Mal hier aß, war ich weniger begeistert.«

Schauen Sie, man kann kaum über Freud und Ferenczi als Theoretiker mit unterschiedlichem therapeutischem Temperament sprechen, ohne ihr gegenseitiges Verhältnis zu erwähnen. Es finden sich zwei Briefe von Freud an Ferenczi in der Briefsammlung, die ich 2019 in hebräischer Sprache herausgegeben habe. Unter anderem schreibt Freud an Ferenczi Dinge im Folgenden sinngemäß: Sie blasen die Unterschiede zwischen uns künstlich auf, sie wären nicht so groß, wenn wir häufiger in Kontakt wären. Die Unterschiede sind eher geografischer als substantieller Natur. Ich glaube, er hat Recht. Freud war Ferenczi aus verschiedenen Gründen überdrüssig geworden, was Ferenczi auch anspornte, in neuen Richtungen zu forschen und sich etwas vom großen Schatten Freuds zu lösen, aber ihn auch in einen etwas übertriebenen Konflikt mit all dem zog, was Freud für ihn repräsentierte. Es gibt Unterschiede in der Substanz und es gibt Unterschiede in der Persönlichkeit.

Das ist auch eine Gelegenheit, sich an die »zweite Grundregel« der Psychoanalyse zu erinnern, die Ferenczi in seiner Abhandlung erwähnt. Die erste Grundregel ist die freie Assoziation. Die zweite Grundregel – die sehr wichtig ist, denn ohne sie ist unser Zuhören wertlos – ist, dass wir uns selbst einer Analyse unterzogen haben. Ohne die kann der Patient so viel reden wie er will, unser Unbewusstes kann damit nichts anfangen. Ich hoffe, Sie verstehen, dass das unser Hauptwerkzeug ist. Eine der bemerkenswerteren und weniger häufig zitierten Empfehlungen Freuds an den analytischen Therapeuten ist, alle fünf Jahre wieder in Behandlung zu gehen. So stellte sich Freud die berufliche Auffrischung schon damals vor. Ich kenne keinen, der heute alle fünf Jahre in Analyse geht. Man macht da und dort eine Supervision, nimmt an einigen Seminaren teil, stellt einen Fall auf einer Konferenz im Ausland vor, konsultiert einen Kollegen oder eine Kollegin. Aber in Freuds Anschauung muss dieser Mechanismus – ein New Yorker Analytiker namens Isakower, auf den ich später noch zurückkommen werde, nannte ihn einst *analyzing instrument* (Balter et al., 1980) – hin und wieder kalibriert werden oder, wie es Freud nannte, einer »psychoanalytischen Purifizierung« unterzogen werden.

Alternativ finden Sie bei Freud die Empfehlung an den Therapeuten, mit der Analyse der eigenen Träume weiterzufahren. Das kann eine Art Kompromiss sein – Selbstanalyse beruhend auf der Traumanalyse. Schließlich ist das ja auch die einzige Analyse, die unser Freud durchlief. Das Problem ist nur, dass eine Selbstanalyse, die diesen Namen verdient, meines Erachtens nur jemand durchführen kann, der in seiner Jugend oder in der Ausbildung eine richtige Analyse durchlaufen hat, andernfalls sind Selbstanalysen ziemlich ungenügend. Es gibt einen Zusammenhang zwischen persönlicher Analyse und Selbstanalyse, obwohl es durchaus Therapeuten gibt, die damit prahlen, mit ihren Selbstanalysen soweit vorgestoßen zu sein, wie sie sich nicht im Traum erhofft hätten, mit einer Analyse bei einem Analytiker vorstoßen zu können. Es gibt so einen kleinen Club von Analytikern, die ausnehmend freizügig über ihre Selbstanalysen berichten. Sie praktizieren übrigens in ziemlich klassischer freudianischer Form (Eifermann, 1987, 1996).

Manch schöne Dinge erwähnt Ferenczi in seiner Abhandlung *Die Elastizität der psychoanalytischen Technik* (1928). Nehmen Sie zum Beispiel das Thema Bescheidenheit. Echte Bescheidenheit, nicht die aufgesetzte. Keine einstudierte Pose, sondern authentischer Ausdruck des Wissens um die Grenzen des Wissens des Therapeuten und unserer Wissenschaft. Dies ganz abgesehen von allen möglichen Versionen, die die Unkenntnis des Therapeuten zu einem Glaubensgrundsatz hochstilisieren. Liest man diese Abhandlung Ferenczis, stellt man fest, wie stark sich das technische analytische Wissen in den zehn Jahren entwickelt hat, die seit der Niederschrift der technischen Abhandlungen Freuds verstrichen waren. Wir haben es hier mit einer gewaltigen Vielfalt von Themen zu tun: die Frage des Abschlusses, die Frage der Fehler des Analytikers.

Ja, ich habe jener Patientin gegenüber offen zugegeben, welche Art von Deutungen zwar richtig, aber auch zu direkt geraten war. Ich habe es zugegeben. Und um auch Ihnen gegenüber offen zu sein, kann ich Ihnen sagen, dass ich schon bei mehr als einem Patienten diesen technischen Fehler eingestanden habe. Das scheint also eine Schwäche der Technik zu sein oder eine Charakterschwäche von mir. Aber ich habe auch ein Gegenargument: Generell ziehe ich es vor, eher in dieser Richtung einen Fehler zu begehen als in der Gegenrichtung. Das ist dann Teil meiner Auffassung der therapeutischen Begegnung. Das heißt, ich ziehe es vor, mich etwas mehr anzustrengen und die Analysen durch Deutungen herauszufordern, also etwas härter zu arbeiten und den Patienten in einem Zustand der Unruhe und leichten Verdrossenheit zu halten, statt ihm »Honig ums Maul zu schmieren« und den Idealisierungen freien Lauf zu lassen, starke Übertragungen aufzubauen, Monate oder Jahre verstreichen zu lassen und erst dann mit der eigentlichen Arbeit zu beginnen, wenn der Patient auf diese Art per Übertragung an mich gebunden ist. Nach meiner Auffassung ist dieser Ansatz für mich persönlich nicht der richtige. Idealisierungen sagen mir nicht zu. Sie wirken nicht gut auf mich. Es gibt Therapeuten, die deswegen diesen Beruf ausüben, sie lieben es. Sie haben eine ganze Theorie, die sie dazu anspornt, die Idealisierung des Therapeuten zu nähren.

Das Hauptargument gegen das Zuwarten besteht meiner Meinung nach darin, dass die Analyse einem bestimmten Stil zu folgen hat, der gemeinsam durch das analytische Paar bestimmt wird. Jede Behandlung folgt einer bestimmten Gesprächskultur. Sie kann sich ändern und wir hoffen in der Tat, dass die Rede der Patienten und unsere Rede mit der Zeit reichhaltiger werden. Aber die Behandlung hat auch eine »Formationsphase«, die man nicht ungenutzt verstreichen lassen sollte. Die Patienten gewöhnen sich an Ihre therapeutische Sprache, an Ihre Bestrebungen, man sollte sie nicht fehlleiten, indem man ihnen etwas vormacht. Ich sage nicht, dass man sich gleich mit Deutungen auf ihn stürzen sollte, aber es wäre meiner Meinung nach auch nicht richtig, zu lange mit der Arbeit zuzuwarten.

Das wäre falsch. Denn dann wäre der Patient überrascht, plötzlich einen »anderen Therapeuten« vor sich zu haben.

Darüber hinaus denke ich, wäre es zu empfehlen, dass der Therapeut von Zeit zu Zeit prüft, ob sich sein fachliches Selbst und sein natürliches Temperament im Laufe der Jahre nicht zu sehr voneinander entfernt haben. Ich begegne manchmal langjährigen Kollegen und sehe, dass sie ein wenig zu Karikaturen ihres analytischen Credos verkommen sind. Das Verhältnis des analytischen Therapeuten zu seiner Behandlungstheorie sollte meiner Ansicht nach nicht zu eng und nicht zu harmonisch sein. Auch sollten wir darauf achten, dass unser Verhältnis zur Theorie und besonders zur analytischen Praxis authentisch und tief bleibt und nicht nur nachahmt und manieriert wird.

Die Liebe des Analytikers

Die Frage, ob eine Deutung rechtzeitig erfolgt, ist immer angebracht. Ist sie mit Takt erfolgt und welchen Zweck erfüllt sie? Die Schüler von Max Eitingon – dem Begründer des Berliner Psychoanalytischen Instituts in den 1920er Jahren und des psychoanalytischen Instituts in Jerusalem in den 1930er Jahren – erzählten, er habe sie dafür gerügt, dass sie den Patienten einige Wahrheiten ein halbes Jahr zu früh mitgeteilt hätten (Rolnik, 2013). Es gibt in der analytischen Tradition einen Ansatz, der besagt, »noch nicht, er ist noch nicht reif dafür, der Patient ist noch nicht reif genug, um sich das anzuhören, noch nicht«. Unlängst hat doch auch hier jemand die Meinung geäußert, dass es vielleicht besser wäre, die Berechnungsregel bei gewissen Patienten nicht für verpasste Stunden anzuwenden, da sie noch nicht reif seien, um damit umgehen zu können. Klar haben wir unreife Patienten, aber wie sollen sie denn heranreifen? Nun werden Sie sagen, so wie sie ihr zehnjähriges Kind nicht losschicken, um Geld zu verdienen oder von einem Vierjährigen nicht verlangen, jeden Morgen sein Bett zu machen, gibt es gewisse Dinge, mit denen bestimmte Patienten nicht umgehen können. Das stimmt – mit einem Unterschied: Patienten sind nicht wirklich wie kleine Kinder, auch wenn sie bestimmte Entwicklungsdefizite haben und auch wenn sie sehr gestört sind oder an tief verwurzelten Mängeln und Traumata leiden. Das Kind im Erwachsenen kommt zu uns in die Behandlung, aber wir wollen auch den Erwachsenen für die Analyse einspannen. Ich denke nicht, dass ich mich mit einem falschen Selbst des Patienten verbinde, wenn ich ihn als Erwachsenen sehe, der jeden Morgen aufsteht, zur Arbeit geht und Geld verdient, damit das Kind in ihm zur Behandlung gehen kann. Unsere Technik zielt sowohl auf das Kind als auch auf den Erwachsenen ab. Dem Kind sagen wir, sag', was du willst, ich nehme dich so, wie du bist, und zum Erwachsenen, solange Sie uns nicht mit Schuhen bewerfen, ist alles gut. Auch Kindertherapeuten erlauben Kindern nicht, ihnen die Praxis zu zerstören. Auch autistischen Patienten setzen sie Grenzen.

Ich hoffe wirklich, dass Sie, wie auch Ferenczi empfiehlt, verstehen, dass die Frage des Takts keine mystische Frage ist. Sie veranlasst uns dazu, uns in das Verhältnis zwischen dem, was wir tun, und der inneren Welt, den tiefen Schichten der Seele zu vertiefen. Das scheint mir am wichtigsten, sich daran zu erinnern, dass die Begegnung einen Zweck verfolgt. Manchmal ist sie für beide Seiten angenehm, manchmal für beide Seiten unangenehm, was über sie aber nur sehr wenig aussagt. Schließlich misst sich ihr Wert daran, wie gut es dem Patienten gelingt, Kontrolle über mehr Aspekte seiner inneren Welt zu erlangen, seine Sexualität, Aggressivität und den Selbstbetrug weniger zu verleugnen oder zumindest darauf aufmerksam zu werden, wann er einen bestimmten Aspekt seiner inneren Welt verleugnet. Zu erkennen, wann und warum er sich selbst anlügt und Bedürfnisse und Teile seiner inneren Welt zurückstellt, ist das Ziel. Und Fragen wie: »Haben Sie ihm eine Monatsrechnung erlassen, haben Sie ihm einen Ausweichtermin gegeben?«, und vielleicht noch weitere strittige Punkte der Technik, die im klinischen Seminar sehr heftig diskutiert wurden, verlieren damit weitgehend ihre Brisanz. Psychotherapie ist – ein wenig wie die Kindererziehung – ein Langstreckenlauf, dessen Erfolg nicht von kleinen Details, sondern von grundsätzlichen Standpunkten, ethischen Grundsätzen und analytischer Präsenz abhängt.

Was bedeutet analytische Präsenz?

Analytische Präsenz ist nach meinem Dafürhalten viel mehr als »gleichschwebende Aufmerksamkeit« oder Zuhören »frei von Erinnerung, Leidenschaft und Verständnis«. Es ist eine Präsenz, die dem Anderen im eigentlichen Sinne des Wortes Raum gibt, nicht im politisch korrekten Sinne. Das Andere der Psychoanalyse ist das Unbewusste. Was aus Ihrer Sicht als Therapeuten angenehm ist, kann für Ihren Patienten auch unangenehm sein. Was Sie wütend macht, kann ihn kalt lassen. Was ihn sexuell erregt, mögen Sie abstoßend finden, und was Ihnen an einer Beziehung sympathisch, einfühlsam und zuträglich erscheint, kann das Unbewusste des Patienten als abweisend, abstoßend und erniedrigend erleben. Vergessen Sie das nicht. Auch Psychotherapeuten und Psychoanalytiker nehmen manchmal eine zu pädagogische, um nicht zu sagen eine zu orthopädische oder zu mütterliche Haltung ein. Wir sind nicht »Mama«. Die Mutter ist die Mutter im Innern, und wie Sie wissen, gibt es da drin mehr als eine Mutter. Ich weiß, Leute schließen eine Analyse ab und schwärmen von der Analytikerin, sie sei wie eine Mutter. Ich denke, sie wurden ein wenig über den Tisch gezogen. Man hat ihnen etwas verschwiegen. Oft mag der Analytiker seine Patienten sehr, aber es ist keine Mutterliebe. Ein Analytiker kann sehr traurig sein, wenn ihn seine Patienten verlassen oder sich von ihm verabschieden, aber das ist eine andere Art von Trauer.

Diese Woche erlebte ich so etwas. Plötzlich sagt mir ein Patient: »Ich höre eine Stimme, die mir sagt, dass Sie mich lieben.« Das war ein interessanter Moment. Ich spürte in jenem Moment keine besondere Zuneigung für ihn, aber er hörte das an meiner Stimme oder stieß im Innern auf etwas, das ihm bis dann verborgen geblieben war. Ich dachte, er hat unvermittelt realisiert, dass die Liebe des Analytikers anders ist als jede andere Liebe. Er hat den Flirt mit mir aufgegeben. Man könnte diesen Augenblick wie folgt charakterisieren: Seit Jahren versucht er, mich dazu zu verleiten, ihn zu lieben, ihn zu bewundern, auf verschiedene Arten mich dazu zu bringen, mit ihm ins Bett zu gehen. Was hat er nicht alles versucht? Er hat mich in seine Fantasien über sexuelle Begegnungen zwischen ihm und mir eingeweiht. Er hat mir nachspioniert und mich außerhalb der Praxis an verschiedenen Orten überrascht. Und heute erzählt er mir zum ersten Mal, dass er die Möglichkeit anerkennt, dass es eine Liebe anderer Art gibt, nämlich die Liebe der Person, die hinter seinem Kopf sitzt, zuhört, mitfühlt, zu verstehen versucht und ihn in seine Deutungen einweiht. Das ist die Liebe des Analytikers.

Insofern hatte Ferenczi Recht mit seiner Vorwürfe gegen Freud, dieser habe ihn nicht gemocht. Das Problem war meiner Meinung nach aber umgekehrt: Freud mochte ihn zu sehr. Das heißt, er mochte ihn, aber nicht wie ein Analytiker seinen Patienten mögen sollte. Das ist übrigens offenbar auch der Grund für das Scheitern der Analyse des »Wolfsmannes« – Freud räumt das in einem Brief an Mosche Wulff ein. Weil Freud Ferenczi mochte, begnügte er sich mit der positiven Übertragung und deutete dessen negative Übertragung nicht. Und weil er ihm die negative Übertragung nicht deutete, empfand Ferenczi am Ende, dass Freud ihn nicht mochte, und sagte ihm das auch. Daraufhin sah sich Freud veranlasst, Ferenczi, diesmal schriftlich, ziemlich gemeine Deutungen mitzuteilen, er habe bei seiner Reaktion auf die verlorene Wahl in der Psychoanalytischen Vereinigung einen »Bruderkomplex« offenbart. Diese Deutung mag zutreffend und hilfreich sein – dass Ferenczi in der Reaktion auf eine Enttäuschung in der Gegenwart einen alten Kindheitskomplex offenbar werden lässt –, aber Ferenczi hat meiner Meinung nach auch Recht mit seinem Vorwurf gegenüber Freud. Freud hatte es sich zu leicht gemacht. Statt sich der Idealisierung hinzugeben, hätte er die negative Übertragung suchen sollen.

Wie sucht man eine feine negative Übertragung? Man sucht sie, bis man sie findet. Es ist unangenehm, doch es gibt Patienten, bei denen man die Anzeichen negativer Übertragung mit der Pinzette vom Boden aufheben und ihnen zeigen muss, wie sie Sie verachten. Ferenczi geht in seiner Abhandlung auf diesen Punkt ein. Der Patient sei zu ermutigen, seine negativen Gedanken und Gefühle gegenüber dem Therapeuten anzuerkennen. Es ist ihm zu helfen, aussprechen zu können, er finde, Ihren Kleidergeschmack entsetzlich, Ihre neue Frisur daneben. Es ist darauf zu achten, wenn der Patient erwähnt, er kenne jemanden, von dem er wisse oder sich vorstelle, dass Sie ihn beneideten oder hassten. Patienten kennen diese Dinge über uns. Sie wissen über uns viel mehr Bescheid, als wir uns das vorstellen.

Ich kann mich an eine Analyse einer Person erinnern, die persönlich mit allen möglichen geheimen Einzelheiten von größeren Korruptionsskandalen vertraut war. Dabei lernte ich »auf die harte Tour«, ihn darauf aufmerksam zu machen, dass er offenbar immer wieder das Bedürfnis habe, mich mit haarsträubenden Geschichten über politische Korruption zu fesseln. Er hat mich zweifellos durchschaut. Er hat gemerkt, dass mich seine Geschichten fesseln und beunruhigen. Aber er nützte den Umstand, dass er mich durchschaut hat, auch aus, um mich zu fesseln. Er stellte sich vor, dass er mich derart fesselt, ja fast mitreißt mit seinen Geschichten, dass er mich auch ein wenig dafür verachten kann, dass ich meine neutrale Warte verlasse. Das heißt, die negative Übertragung zu mir kam nicht nur in allen möglichen Geschichten über »Böse, die sich durchsetzen konnten« – gewissenlos handelnde Menschen übten auf den Patienten stets eine gewisse Faszination aus –, zum Ausdruck, sondern auch dadurch, dass er von Anfang an die Kommunikation mit mir in jenem Bereich suchte, von dem er sich vorstellte, dass ich mich dort schlecht zurechtfinden würde und eine gute Chance bestehe, dass ich dort stolpern könnte. Denn ich könnte ja besonderes Interesse an diesen Inhalten finden, irgendein sensationeller, aufwühlender Aspekt könnte mich faszinieren und ich könnte ja eine Bemerkung machen, die mehr in eine politische als in eine analytische Richtung geht. Das war eine gut getarnte Falle, die speziell auf mich zugeschnitten war und mich erwartete. Patienten lernen, wo Sie sich trotz Ihrer Neutralität und analytischen Gleichgültigkeit emotional berühren und kontrollieren lassen. Kontrollieren im unbewussten Sinn, das heißt, etwas in Ihrem Inneren zu mobilisieren, um sich den Kontakt mit der eigenen inneren Welt zu ersparen.

Als Ferenczis starb, war sein Verhältnis zu Freud von großer Verbitterung geprägt. Das ist bedauerlich, denn die beiden waren wirklich ein gutes Team. Aber auch das hat mit Ablösung zu tun. Das wäre ein Thema für ein Seminar für sich. Ich denke, was bei jener historischen Analyse schief ging, war der Umstand, dass die Ablösung von Freud nicht gut geführt bzw. gehandhabt wurde. Ich habe schon ein wenig darüber gesprochen und wir werden diesem Thema noch ein besonderes Gespräch widmen. An sich gute Behandlungen bleiben im Leben unserer Patienten schlecht repräsentiert, weil wir den Abschluss nicht gut geführt haben. Ich sage meinen Patienten schon ziemlich früh in der Therapie, dass ich empfehle, Zeit für die Trennung zu lassen, auch wenn sie sich dafür entscheiden sollten, die Behandlung vorzeitig abzubrechen. Patienten, die dies wollen, gehen dann natürlich und pfeifen auf die Empfehlung; das ist auch das, was meistens geschieht, aber es sollte dennoch gesagt werden. Oft hilft es narzisstischen Patienten mit schwachem Ego, das Verlangen, alles hinzuwerfen, einen Moment hinauszuschieben und etwas bei diesem Akt zum Ausdruck zu bringen. Eines Tages wird der Patient sagen: »Am liebsten würde ich jetzt gehen und nicht mehr zurückkommen, aber Sie bedingen sich ja drei Monate für den Trennungsprozess aus.« Ausgezeichnet. Er benutzt das merkwürdige »Gesetz«, das wir am Anfang der Behandlung erwähnt haben, um sich zu beruhigen. Bei längeren Analysen sollten Sie das Abschlussdatum zusammen mit dem Analysanden ein Jahr im Voraus festlegen.

Was tut man beim Abschied? Das ist tatsächlich eine ganz besondere Arbeit. Es gibt keine Behandlung, in der sich alles zu Ende bringen lässt, doch ein guter Abschluss ist äußerst wichtig, auch bei tragischen Umständen wie Tod oder Epidemie. Sehr spannende Dinge geschehen, wenn man die Trennung als eigenständige Einheit der Behandlung sieht, und wenn sie relativ gut durchgeführt wird, kann sie dem Patienten ermöglichen, den analytischen Prozess noch Jahre nach der Trennung weiterzuführen.

5

Leidenschaft und Widerstand

Wie sagt man »Subjektivität« auf Freudianisch? • Über die Abhängigkeit des Therapeuten vom Patienten und Gratisbehandlungen • Zur Bedeutung des Behandlungsrahmens für die unbewusste Kommunikation zwischen dem Patienten und dem Therapeuten • Was ist das Übertragungsparadox? • Zu den verschiedenen Quellen des Widerstandes • Über die Schwierigkeit, ein dynamischer Therapeut zu sein

Sehr viel wurde über Freud als Theoretiker, Wissenschaftler, Schriftsteller, Therapeut, Freund, Vater, Ehepartner, als Anführer einer wissenschaftlichen Bewegung und als Kulturheld geschrieben, aber nur sehr wenig über diesen großen Mann als Lehrer und Supervisor. Das ist merkwürdig, denn liest man seine Korrespondenzen, stellt man fest, dass der klinische Fachaustausch und die Supervision einen erheblichen Teil seiner Tagesordnung einnahmen. So möchte ich nun mit einem Brief beginnen, den Freud seinem Supervisanden Edoardo Weiss schrieb, der der erste italienische Psychoanalytiker war. Freud kannte ihn noch von dessen Zeit als Medizinstudent. Der Altersunterschied zwischen den beiden war groß und Freud förderte den jungen Mann und beriet ihn schriftlich zu manchen Fällen. In einem der Briefe von 1924 schreibt ihm Freud das Folgende:

> »Lieber Herr Doktor; Am 4. Februar erhielt ich einen langen eingeschriebenen Brief von Dr. Benedicty, der keine Zweifel über die Diagnose ›querulierende Paranoia‹ lässt. Ich zitiere nur die eine Bemerkung, dass das Buch ›Das Ich und das Es‹ auf Grund der Beobachtung seines Falles entstanden ist. Der Brief ist sonst ziemlich frech, aggressiv und ohne praktische Pointe. Ich halte es für notwendig, Sie von diesem Schritte Ihres früheren Patienten zu verständigen, hoffe aber, Sie werden sich die ganze Angelegenheit nicht sehr nahe gehen lassen. Vielleicht sollte man aus dieser Erfahrung die Warnung ziehen, einen Patienten nicht zu publizieren und ihn zu keiner Mithilfe heranzuziehen, ehe die Kur beendigt ist.
> Es fragt sich übrigens noch, ob diese Einstellung des Patienten eine vorübergehende ist, also seiner Art entspricht, sich vom Arzte zu lösen, in welchem Falle das Ganze nicht viel zu bedeuten hätte. Es haben sich schon manche Patienten gesundgeschimpft. Oder aber sie haben das Pech gehabt, auf einen latenten Paranoiker zu stoßen und durch die Heilung seiner Neurose der schweren Affektion den Weg freizumachen. Das passiert jedem von uns gelegentlich und dagegen gibt es keinen Schutz.« (Freud & Weiss, 1970, S. 63)

Weiss hat offenbar vor einem Patienten damit geprahlt, dass er sich »mit Freud über ihn austausche«, und der Patient hat daraus schon geschlossen, dass Freud sich in *Das Ich und das Es* (1923b) zu »seinen Fall« äußert, worauf die Sache etwas außer Kontrolle geriet. In wenigen Zeilen deckt Freud eine breite Skala von Themen zu Diagnose, Supervision, Darstellung von Fällen und Behandlungsbeendigung ab. Jedes dieser Themen wird uns in den folgenden Gesprächen beschäftigen. Aber – wie immer – möchte ich mit einem kleinen historischen Exkurs beginnen und Sie unterbrechen mich bitte, wenn Sie das Gefühl haben, es sei jetzt genug.

Viele Jahre war es üblich, zwischen zwei Hauptströmungen des psychoanalytischen Denkens zu unterscheiden: einerseits die Strömung, die die Metapsychologie und die Theorie in den Mittelpunkt stellte und die Psychoanalyse als Wissenschaft betrachtete, die die Entdeckung universaler epistemischen Wahrheiten anstrebt, und andererseits jene, die die klinische Theorie, den analytischen Akt und dessen erfahrungsnahe ontologische interpretative Aspekte in den Vordergrund stellte. 1924 erschien eine wichtige Abhandlung von Sándor Ferenczi und Otto Rank mit dem Titel *Entwicklungsziele der Psychoanalyse. Zur Wechselbeziehung von Theorie und Praxis*, in der bereits zu erkennen ist, wie scheinbar technische und praktische Fragen – wie die Dauer der Analyse, die Effektivität der therapeutischen Leistung oder sogar die Unterscheidung zwischen Behandlungs- und Lehranalyse – den Weg zu einer neuen Lesart des psychoanalytischen Unternehmens ebnen, das später eine hermeneutische Bezeichnung erhalten sollte. Ferenczi und Rank nennen die Psychoanalyse in ihrer gemeinsamen Abhandlung »Die Neuinterpretation des Lebens«. Ist das nicht eine fantastische Bezeichnung? Die Psychoanalyse anzuwenden bedeutet, neues Wissen über das Leben eines Patienten und über das Leben und Erleben generell zu gewinnen, wobei sich die Psychoanalyse bei der Gewinnung neuer Information über das Leben nie auf die Beseitigung von Symptomen oder psychischen Leids beschränkt. Nicht Fragen der Psychopathologie stehen für den dynamischen Therapeuten im Vordergrund, sondern Fragen zum Erleben und zur Qualität der Behandlungsbegegnung in jeder Behandlungsphase. Ich denke, sowohl klinische Seminare als auch gute klinische Literatur sollten Außenstehenden die feinen Bewegungen vermitteln können, die sich bei einer bestimmten Begegnung zwischen dem Therapeuten und dem Patienten im Behandlungszimmer abgespielt haben. Wer die Schilderung eines analytischen Falles liest oder die Verschriftung Ihrer analytischen Sprechstunde erhält, lernt nicht nur den Patienten und Ihren theoretischen Zugang kennen, sondern auch Ihre Psychoanalyse und Sie in Aktion.

Einen der Texte, die ich Ihnen als Vorbereitungslektüre zum heutigen Gespräch aufgab, ist eine Entgegnung von Christopher Bollas auf einen Artikel über seine Arbeit aus intersubjektiver Perspektive. Bollas bedankt sich bei den Autoren herzlich über die Komplimente, weist den Versuch, ihn der intersubjektiven Strömung zuzurechnen jedoch höflich zurück (Bollas, 2001). Bollas' Antwort kann ich nur zustimmen, denn wenn man einem Analytiker, der dem Freud'schen Denken nahesteht, sagt, er sei »intersubjektiv«, bereitet ihm das ein gewisses Unbehagen. Was tue ich denn eigentlich, wenn ich in gleichschwebender

Aufmerksamkeit den freien Assoziationen der Patienten zuhöre? Ist es nicht meine Subjektivität, die sich bemerkbar macht in den 50 Minuten, in denen ich mit dem Patienten zusammensitze, ihm unparteiisch zuhöre und ihm sporadisch auch meine Interpretationen gebe? Das Unbewusste ist die Subjektivität, die auch bei meiner Arbeit immer »dabei ist« und eine äußerst aktive Rolle spielt, wenn ich den Patienten zuhöre, wenn ich mit ihnen rede und wenn sie mir zuhören. Mit anderen Worten, wenn ich dem Patienten mit gleichschwebender Aufmerksamkeit zuhöre, lasse ich ihn sehr großzügig an mir teilhaben. Bedeutet die von der intersubjektivistischen Theorie propagierte »Selbstentblößung« nur, dass der Therapeut den Patienten an Einzelheiten aus seinem Privatleben und an seinen Gefühlen teilhaben lässt? Ich würde sagen, dass einige meiner Patienten mich in bestimmter Hinsicht besser kennen als meine Frau oder meine Freunde, obwohl sie mich nicht außerhalb der Behandlungsstunden kontaktieren und nicht einmal wissen, ob ich Kinder habe. Ich befinde mich mit ihnen zusammen in einem mentalen Zustand, den nur sie an mir kennen, im Guten wie im Schlechten. Die Behandlungstechnik sollte diesen Ansatz unterstützen. Wir brauchen eine Technik, um ein analytisches Setting herbeizuführen, das als einziges jene analytische Aufmerksamkeit ermöglicht, die wiederum analytische Intervention hervorbringt. Ohne Technik gibt es keinen Raum, kein Feld, das gedeutet werden kann. Es genügt nicht, eine Theorie zu haben, die besagt, dass es einen Ödipuskomplex gibt. Es kommt ein Patient zu uns in die Praxis, und wir vermuten, dass in seiner Psyche ein Ödipuskomplex wirkt. Allein der Umstand, dass er einem psychoanalytischen Therapeuten begegnet ist, bedeutet noch nicht, dass die Begegnung analytisch war. Sie wird es erst dann, wenn die Worte des Patienten auf die Technik des Therapeuten treffen.

Freud kannte die aristotelische Rhetorik. Er kannte die Konzeptualisierung der technischen Tätigkeit von Aristoteles. Aristoteles ordnete die Technik, *techne*, zwischen dem Dasein der Dinge an sich und den durch den Zufall entstehenden Dingen an. Das Dasein der Dinge an sich gehört in den Bereich der Wissenschaft. Die Wissenschaft beschäftigt sich mit Epistemen, mit dem Dasein der Dinge an sich. Die Technik hingegen befasst sich mit zufällig bestimmten Dingen, das heißt mit Objekten, deren Form nicht zwingend abgeleitet wird und deshalb auch veränderbar bleibt. Freud bleibt diesem aristotelischen Denkschema treu. Er betont immer wieder, dass die Erforschung und die Behandlung in der Psychoanalyse miteinander verknüpft sind und die technische Arbeit keine blinde Tätigkeit darstellt, sondern eine vertiefte Prüfung der Entstehungsweise von Dingen.

Erinnern wir uns an das erste Mal, als die Frage der Technik im psychoanalytischen Diskurs auftrat. Das geschah in einer frühen Abhandlung aus dem Jahre 1890 – *Psychische Behandlung (Seelenbehandlung)*, also vor den *Studien über Hysterie* von 1895. Schon damals, bevor der Begriff »Psychoanalyse« überhaupt existierte, stellte Freud fest, dass der hypnotischen Behandlung etwas Merkwürdiges und Unberechenbares anhaftete. Im selben Atemzug weist er auch erstmals auf die Möglichkeit hin, mit Worten zu heilen, und übt auch Kritik an den Ärzten, die es vorziehen, ihren Tätigkeitsbereich auf die körperlichen Aspekte zu beschränken und das seelische Forschungsfeld den Philosophen zu überlassen.

1890 erwartet Freud von den Ärzten noch, dass sie mehr Interesse an den psychischen Aspekten von Krankheiten zeigen. 15 Jahre später wird er dann zum letzten Mal einen Vortrag *Über Psychotherapie* (1904) in einem medizinischen Forum halten und die Ärzte bitten, sie mögen doch die ungelenken Versuche unterlassen, ihre Patienten psychotherapeutisch zu behandeln.

Wie ist das zu verstehen? Dass Freud zwischen 1890 und 1905 zur Einsicht gelangte, dass psychische Heilungstätigkeit eine bestimmte Ausbildung bedingt, die Ärzten fehlt, was seiner Meinung nach auch so bleiben soll. Die Psychotherapie ist im Unterschied zur Hypnose oder Hydrotherapie eine eigene Wissenschaft. Achten Sie auf die Arbeitsteilung zwischen Freud und Breuer in *Studien über Hysterie*: Breuer schreibt die Theorie, Freud beschreibt die Behandlungsmethode.

Nach den *Studien über Hysterie* stehen Freuds Patienten bei ihm nicht mehr unter Hypnose. Sie sind vollkommen wach und gefordert, psychische Arbeit zu leisten, die bei ihnen nicht unerhebliche Widerstände auslöst. Nicht nur der Patient widersetzt sich der Behandlung, auch der Analytiker stellt dabei bei sich Widerstände fest. Wenn Sie nicht sadistisch veranlagt sind, wird es Ihnen nicht leichtfallen, Ihren Patienten psychischen Schmerz zuzufügen, und es ist davon auszugehen, dass der Therapeut sich nach Kräften bemühen wird, die Schmerzzonen des Patienten und seiner selbst möglichst zu umgehen. Denken Sie kurz an den Vergleich zwischen dem Analytiker und dem Chirurgen, der zu einer ganzen Sammlung von Vergleichen gehört, derer sich Freud bei der Skizzierung der Figur des Psychoanalytikers bedient. Etwas an der Gestalt des Chirurgen – der vordergründig das genaue Gegenstück der psychischen Fachkraft darstellt – verkörpert neben der neutralen und objektiven Haltung auch Immunität, Verpflichtung und Entschlossenheit im Hinblick auf die Art, wie der Vorgang abzulaufen hat. Bereits bei der ersten Sitzung wird Ihnen der Patient sagen: »Wie meinen Sie das? Ich werde mehrmals pro Woche jeweils an denselben Tagen und zur selben Uhrzeit zu Ihnen kommen und Sie nicht anrufen können, um einen Termin zu verschieben, wenn er mal ungünstig fällt?« Worauf Sie entgegnen werden: »Nein, das geht leider nicht. Das geht nicht, weil ich sonst meine Arbeit nicht durchführen kann.« Und der Patient wird nachhaken: »Und wenn bei der Arbeit etwas Unvorhergesehenes dazwischenkommt? Oder wenn ich einen Verkehrsunfall habe? Wenn mein Sohn…, wenn ich keinen Babysitter habe?«

Es beginnt dann eine Art Verhandlung zwischen verschiedenen Teilen des Patienten und verschiedenen Teilen der Beziehung des Therapeuten zu seiner Theorie. Empfinde ich mich als zu hart, wenn ich darauf beharre, dass wir uns an denselben Wochentagen und zur selben Uhrzeit treffen? Sehe ich mich als Fachkraft, die darauf besteht, ihre Arbeit nur unter bestimmten Bedingungen optimal ausführen zu können? Aber es geht noch um mehr. Damit wir befreit denken und dem Patienten unsere Aufmerksamkeit schenken können, müssen wir beispielsweise dafür sorgen, dass unser Auskommen gesichert ist, damit wir nicht ständig fürchten müssen, dass der Patient Sitzungen absagt und wir kein Einkommen haben. Das ist die Wahrheit. Wenn wir das Gefühl haben, dass wir von dieser Arbeit nicht leben können, wird es uns schwerfallen, sie auszuführen. Und wenn wir ehrlich sind, ist es auch ein wenig künstlich, einem Fremden, der gerade zum ersten Mal die Praxis betreten hat, zu sagen, dass er Ihnen wichtig ist. Möglicherweise stimmt das noch gar nicht. Vielleicht wird es später so sein. Aber noch ist das nicht der Fall.

Wir haben einen Pflegeberuf ganz besonderer Art. Er veranlasst uns dazu, uns für Menschen zu interessieren und mit ihnen in psychischer Verbundenheit eine tiefe Beziehung zu durchlaufen. Das hat uns zu diesem Beruf gebracht – und vermutlich noch ein paar unbewusste kindliche Fantasien. Das ist es auch, was wir dieser Person an dieser Stelle bieten, bevor wir wirklich eine persönliche Bindung zu ihr hergestellt haben. Bevor wir uns dem Patienten gegenüber verpflichtet fühlen, möglicherweise derart verpflichtet, dass wir ihn auch weiterbehandeln werden, wenn er die Behandlung nicht mehr bezahlen kann. Und ich sage Ihnen, Sie werden ihn auch weiterbehandeln, wenn Sie ihn nicht mögen. Oft ist es ja so – Sie werden es schon selbst bemerkt haben –, dass Sie Patienten, die Sie sehr mögen, weniger gut behandeln. Bei ihnen fällt es Ihnen schwerer, die unangenehme Arbeit durchzuführen. Sie schrecken davor zurück, den Rahmen durchzusetzen, wenn solche Patienten ihn untergraben. Sie zögern, ihnen Deutungen vorzuschlagen, die das gute Verhältnis mit ihnen beeinträchtigen könnten, denn sie mögen sie zu sehr und identifizieren sich zu stark mit ihnen. Bei Patienten hingegen, die Sie weniger oder gar nicht mögen, können Sie zur Bestform auflaufen. Das noch zum Brief, den ich Ihnen vorhin vorgelesen habe, zu einem Patienten, der schimpft und sich mit Beschimpfungen von Ihnen verabschiedet. Es ist keineswegs sicher, dass Sie einem Patienten, der sich mit einer Umarmung von Ihnen verabschiedet, mehr geholfen haben als einem Patienten, der sich im Zorn von Ihnen trennt. Das ist keineswegs sicher. Um diesen Nuancen wirklich auf den Grund zu gehen, brauchen Sie ein gutes Verhältnis zur Theorie – Neugier, Skepsis und Aufrichtigkeit. A. fragt mich im Chat: »Ist die Tatsache, dass die Therapeuten finanziell von ihren Patienten abhängen, nicht ein innerer Widerspruch bei der Arbeit selbst? Ermöglicht eine Konstellation, in der der Therapeut zum Beispiel vom Staat oder von der Krankenkasse bezahlt wird, eine wesentlich andere Behandlung?«

Ich glaube nicht, dass es einen grundsätzlichen Widerspruch gibt zwischen unserer Abhängigkeit von den Patienten auf einer Ebene und der Abhängigkeit von uns, in die sich die Patienten begeben, auf der anderen. Es besteht ein direkter Zusammenhang zwischen dem Umfang der Abhängigkeit eines lebenden Wesens von seinem Primärobjekt und seinem Wachstums- und Individuationspotenzial. Die Abhängigkeit ist eine Lebenstatsache, die dem Verhältnis des menschlichen Subjekts mit dem Trieb und dem Objekt zu Grunde liegt. Auch wenn unser Patient der »Kaiser von China« ist und unendlich viel Geld und Macht besitzt, dürfte die Psychotherapie seinen Konflikt mit der Abhängigkeit als Lebenstatsache zur Geltung bringen. Wir können dem Patienten, der nicht zahlt oder die Bezahlung aufschiebt, dieses Verhalten vielleicht irgendwann als Weigerung deuten, uns als Menschen aus Fleisch und Blut mit Bedürfnissen und Ängsten anzuerkennen. Das könnte tatsächlich eine wichtige und nützliche Intervention in einem relativ späten Stadium der Behandlung sein. Ich würde aber nicht schon am Anfang der Behandlung vom Patienten verlangen, dass er mich als Mensch mit Abhängigkeitsbedürfnissen anerkennt. Am Anfang würde ich ihm das anders deuten: als Angriff auf seine eigenen Abhängigkeitsbedürfnisse, die er auf mich projiziert. Was den zweiten Teil der Frage anbetrifft, wie sich die in einem institutionellen Rahmen erfolgende Behandlungsarbeit auf das Verhältnis bei der Behandlung auswirkt, sind die Meinungen geteilt.

Ich denke, man kann gute Gratis-Behandlungen durchführen, aber man muss sich auch der Problematik der Fremdfinanzierung bewusst sein. Es ist nicht nur möglich, Psychoanalytiker waren Pioniere auf diesem Gebiet der intensiven Psychotherapie und sogar der unentgeltlichen Analysen im Rahmen von öffentlichen Kliniken. Die erste öffentliche psychoanalytische Klinik wurde 1920, also nach dem Ersten Weltkrieg, in Berlin eröffnet. Es wurden dort in 13 Jahren Tätigkeit Hunderte von Analysen durchgeführt. Einige dieser Behandlungen waren unentgeltlich, auch wenn sie in den privaten Praxen der Analytiker stattfanden, andere wurden von den Krankenkassen finanziert. Dieses Modell wurde vom Psychoanalytischen Institut in Jerusalem übernommen und prägte es über Jahrzehnte. Dennoch wird die Psychoanalyse in Israel inzwischen vor allem mit hohem sozioökonomischem Status assoziiert. In Deutschland gehört die analytische Behandlung dagegen zum Leistungsumfang der Krankenversicherung der meisten Krankenkassen – begrenzt auf maximal 300 Stunden. Die meisten deutschen Psychoanalytiker kennen keine andere Art, ihre Tätigkeit auszuüben. Ihre Praxen sind voll von Patienten, die sie nicht direkt bezahlen. Sie bekommen Stundenkontingente von der Krankenkasse für jeden Patienten, je nach dessen psychischem Zustand und der vorgeschlagenen Behandlung, wobei sie periodische Berichte zur Erläuterung des weiteren Behandlungsbedarfs schreiben, wenn sie zusätzliche Sprechstunden beantragen möchten. Sie müssen den Zusatzbedarf rechtfertigen und lernen, wie man das macht (Cremerius, 1981).

Wie überzeugen wir die Patienten, eine Behandlung bei uns zu beginnen: durch die Methode oder durch das Behandlungsverhältnis?

Das ist meiner Meinung von Fall zu Fall verschieden. Wie heißt es doch so schön auf dem alten israelischen Werbeplakat: »Ich kam wegen dem Preis und bin wegen dem Service geblieben.« Doch bei uns verhält sich das oft umgekehrt: Der Patient oder die Patientin kommt »wegen dem Service« und bleibt trotz des Preises. Am Anfang erschrecken die Patienten oder Patientinnen vielleicht ein wenig über den Behandlungsvertrag, den Sie ihnen vorlegen, aber in den meisten Fällen lernen sie relativ schnell, davon zu profitieren und Nutzen aus dem außergewöhnlichen Verhältnis zu ziehen, das ihnen die Behandlung bietet. Sie lernen von Ihnen zu profitieren, auch wenn sie wütend auf Sie und den Rahmen sind. Wir sind tatsächlich stärker vom Patienten abhängig, um unsere Arbeit ausführen zu können, als der Chirurg, und es ist natürlich viel angenehmer, mit einem Patienten zu arbeiten, der die Behandlung will. Doch oft befinden wir uns im Kampf mit großen Teilen der inneren Welt des Patienten. Sie bekämpfen uns, spielen mit unserer Fähigkeit, ihn und seine innere Welt zu verstehen, und warten auf Gelegenheiten, unsere Deutungen herabzumindern. Es gibt Psychotherapien, bei denen sich der Therapeut über lange Strecken als einziger im Behandlungszimmer erlebt, dem der Patient und die Behandlung wichtig sind. Wie gesagt, denke ich, dass wir die Bedingungen, auf die wir für die Behandlung angewiesen sind, dem Patienten nicht vorenthalten sollten. Aus unerfindlichen Gründen ziehen es viele Therapeuten vor, ihre Präferenzen dem Patienten gegenüber nur stufenweise offenzulegen, beispielsweise, wöchentlich zweimal eine Sitzung durchzuführen oder die Bedeutung, die sie fixen Wochentagen und Stunden beimessen. Wenn wir durch unsere Erfahrung und unseren theoretischen Zugang zur Einsicht gelangt sind, dass das die optimalen Bedingungen für psychische Arbeit zur Erforschung der inneren Welt sind, denke ich, sollten wir das den Patienten frühzeitig mitteilen. Das garantiert uns nicht, dass sie dieses Angebot auch sofort annehmen, aber es hat keinen Sinn, bei den Rahmenbedingungen unbegrenzt flexibel zu sein. Wenn der Patient Sie nur einmal im Monat aufsucht, werden Sie ihm nicht wirklich helfen können.

Der feste Rahmen stellt eine zentrale treibende Kraft für die transformative Behandlungsbegegnung dar. Manchmal ist mit dem Rahmen die meiste Arbeit getan, manchmal sogar mehr als die glänzenden Interventionen und Übertragungsdeutungen der Therapeutin oder des Therapeuten. Der Rahmen an sich behandelt. Warum ist das so? Weil das unbewusste System sehr empfindlich auf Festlegungen reagiert. Und wir möchten ja einen Zustand erreichen, bei dem eine tiefe, ich würde sagen, direkte Kommunikation mit dem Unbewussten des Patienten entsteht. Eine solche Kommunikation bzw. ein solcher Kommunikationskanal öffnet sich nur bei Regelmäßigkeit und Stabilität.

Ich stelle mir manchmal die Kommunikation zwischen dem Unbewussten beider Seiten in biologischen Begriffen vor: Das unbewusste Material des Patienten muss in gewisser Konzentration »im Blut des Therapeuten« vorhanden sein, damit die Rezeptoren, die für dessen Aufnahme und Verarbeitung verantwortlich sind, sich entwickeln und korrekt funktionieren können. Das funktioniert auch in der Gegenrichtung so. Das heißt, auch die Fähigkeit des Patienten, das Unbewusste des Therapeuten zu benutzen, kann sich ohne festen Rahmen nicht so entwickeln, dass die Psyche des Patienten die Präsenz des Therapeuten absorbieren kann.

Was ist auch ohne Rahmen möglich? Intelligentes Plaudern, manchmal begleitet von emotionalen Ausbrüchen und Tränen, aber kein tiefes Gespräch zwischen dem Unbewussten beider Seiten. Bei der dynamischen Psychotherapie, jedenfalls bei der Freud'schen Psychoanalyse, entspricht das der Haupttheorie, die Änderung und seelisches Wachsen erklärt. Sie gibt den Deutungen ihre Kraft. Psychotherapie ist kein gewöhnliches »Gespräch von Herz zu Herz«. Als Analytiker und gebildeter Mensch mit Lebenserfahrung kann der Therapeut einer anderen Person in der Warteschlange auf der Post recht intelligente Dinge mitteilen, aber diese Worte dürften keine anhaltende Wirkung auf das mentale Funktionieren oder das Selbstverständnis der betreffenden Person haben.

Wann haben die Worte des Therapeuten einen Wert? Wenn sie in einem Rahmen geäußert werden, in dem das Unbewusste des Gegenübers dem Therapeuten oder der Therapeutin zugewandt und bereit ist, dessen oder deren Interventionen zu empfangen. Solche Interventionen erfolgen begrenzt, angemessen und mit Takt und wiederholt. Sie werden immer wieder erfolgen, damit der Patient deren Wirkung erlebt. Aber eine Grundvoraussetzung für die Begegnung der unbewussten Systeme dieser beiden Personen ist die fixe Vorgabe von Wochentagen und Uhrzeiten und ein ganzes System von Ritualen, die den Behandlungsraum unterstützen und der Therapeutin oder dem Therapeuten dabei helfen, allmählich eine transformative Funktion in der inneren Welt des Patienten oder der Patientin anzulegen. Es gab sogar Analytiker, die meinten, der Therapeut solle jeweils dieselben Kleider bei der Arbeit mit bestimmten Patienten tragen. Das klingt schon fast extrem. Der feste Rahmen gibt den tiefsten Seelenschichten im Patienten die Möglichkeit sich auszubreiten. Natürlich kommen Änderungen vor. Es gibt Absagen, Verletzungen des Rahmens. Aber diese werden als solche benannt. Sie werden angesprochen und wenn sie gedeutet werden, hallen diese Deutungen in der inneren Welt des Patienten nach. Es geht nicht darum, den Patienten dazu zu »indoktrinieren«, sich dem Rahmen anzupassen, sondern dem Rahmen zu ermöglichen, seine Wirkung beim Behandlungsprozess zu entfalten.

Behaupten Sie also, dass der Rahmen die Übertragung bewirkt?

Ja, genau das behaupte ich. Oder, genauer ausgedrückt, der Rahmen unterstützt die Entwicklung der Übertragung als gewisse Funktion des Seelenlebens des Patienten. Sobald sich die Übertragung als Funktion entwickelt hat, kann sie zur Förderung der seelischen Änderung und Entwicklung genutzt werden. Die Übertragung ist ein universales menschliches Phänomen, das sich aus verschiedenen Perspektiven betrachten lässt. Unser Geist funktioniert vom Moment der Geburt an durch Übertragungen. Sie ermöglichen dem Baby eine Art erste Orientierung in der fremden und seltsamen Welt, in die es hineingeboren wurde, durch das Erkennen von Ähnlichkeiten bei verschiedenen Objekten. Es kommt auch zu Übertragungen gegenüber dem Busfahrer, dem Automechaniker in der Autowerkstatt und unseren Kindern. Aber das ist nicht die Art von Übertragung, die aus therapeutischer Sicht nützlich wäre. Die Übertragung, die wir erzeugen möchten, ist eine Übertragung, die dem Patienten mit Unterstützung des Therapeuten zur psychischen Arbeit in bestimmten Bereichen seiner inneren Welt dienen kann. Wir sind nicht an irgendeinem Übertragungsverhältnis mit dem Patienten interessiert. Wir benutzen die Übertragung auf uns und steigern sie auf verschiedenen Wegen. Und der Weg dahin führt über den Rahmen durch die analytische Konstellation in ihrer breiteren Bedeutung, sonst wäre das nur die Übertragung, die der Patient im Alltag erlebt: die Übertragung auf seinen liebsten Schriftsteller, dem verhassten Politiker, der angehimmelten Tennisspielerin oder dem fantastischen Filmschauspieler.

Dynamische Psychotherapie beruht auf dem Paradox der Übertragung. Der Patient weiß nur wenig über den Therapeuten, fühlt sich ihm aber sehr nahe. Er begegnet einem fremden Menschen, der es ihm ermöglicht, sich selbst nahe zu sein. Und wer ist im Leben des Patienten auch gleichzeitig so fremd und so nahe? Sein Unbewusstes. Das Verhältnis zum Therapeuten entwickelt sich im Verlaufe der Behandlung zum dem, was seiner unbewussten Welt am nächsten kommt. Die Übertragung vom Patienten zum Therapeuten macht sein Verhältnis zum Therapeuten unheimlich. Deshalb reden Ihre Patienten mit Ihnen in ihrem Kopf auch zwischen den Sitzungen und an den Wochenenden, und deshalb sind sie so aufgeregt, wenn sie ihrem Therapeuten oder ihrer Therapeutin auf der Straße begegnen. Damit das stattfinden kann, darf der Therapeut den Patienten nicht zu sehr bei der freien Übertragung großer Teile seines Unbewussten stören. Deshalb deuten wir auch nicht alle Aspekte der Übertragung. Wir beeilen uns also nicht, die »Realitätsprüfung« des Patienten zu korrigieren, der verärgert ist, weil er ein paar Minuten warten musste, bis wir ihm die Türe öffneten. Wir sagen ihm also nicht: »Seien Sie bitte nicht böse, weil Sie zwei Minuten draußen warten mussten, Sie sind doch wirklich kein kleines Kind.« Wir ermutigen ihn aber, jene Aspekte in der Übertragung zu prüfen, die ihm helfen, mit einem bestimmten Teil seiner psychischen Realität, seiner Fantasie in Kontakt zu treten, der dadurch geweckt wurde, dass er länger als üblich warten musste, bis wir ihm die Türe geöffnet haben. Der Therapeut deutet dem Patienten auch nicht jedes Mal, wenn er pünktlich zur Behandlung erscheint, den Wunsch geliebt zu werden. Doch er kann es durchaus für angezeigt halten, eine Übertragungsdeutung für die Tatsache anzubieten, dass sein Patient angesichts seines geringfügig verspäteten Erscheinens zur Sprechstunde große Angst und Not offenbart.

Als dynamische Therapeuten erklären wir uns damit einverstanden, eine Person über längere Zeit in einem mentalen Setting gleichschwebender und unparteiischer Aufmerksamkeit zu begleiten. Bei einer psychischen Behandlung versetzen sich zwei Personen über längere Zeit in eine besondere Situation, die im wirklichen Leben ihresgleichen sucht. Wir ermöglichen dem Patienten, große Teile seiner inneren Welt ins Verbale zu übertragen und auf uns zu projizieren – archaische Sehnsüchte nach Paarung, Sexualität, Aggression, all das, was er nie von jemand anderem bekommen konnte, auch nicht von seinen Eltern, selbst wenn sie ausgezeichnet waren. So etwas hat er nie bekommen. Seine Mutter verlangte von ihm, dass er ein guter Junge sei und er sie liebhabe. Sein Vater sagte ihm, »geh jetzt ins Bett«. Auch wenn sie gute Eltern waren, haben sie immer etwas von ihm gefordert. Wir fordern nichts. Auch wenn er die ganze Stunde schweigt, bestrafen wir ihn nicht. Wir deuten.

Und wenn Sie Ihre Arbeit fachgerecht ausführen, ist es eine sehr schwere Arbeit. Es ist nicht besonders angenehm, sich in einer solchen Interaktion mit anderen Menschen zu befinden. Die Hauptschwierigkeit der Betätigung als dynamischer Therapeut besteht nicht darin, »sich den ganzen Tag das Leid und den Kummer anderer Leute anzuhören«, sondern auf den Schmerz des Gegenübers zu reagieren oder sich in einer Art den sadistischen

Teilen des Patienten auszusetzen, die sich von der Reaktion normaler Menschen auf starke emotionale Kommunikation ihres Gegenübers abhebt. Analytisch auf den Schmerz des Gegenübers oder seine Aggressivität oder Verführungskünste zu reagieren, fällt niemandem leicht. Dynamische Therapeuten sind dem Unbewussten anderer Menschen in gewaltigem Umfang ausgesetzt. Damit sie das aushalten, durchlaufen sie eine lange Ausbildung und selbst dann ist es mit großer Anstrengung und Selbstdisziplin verbunden. Auch mit gewaltiger Selbstbeherrschung. Sie werden ihre Patienten weder schlagen; noch sie sexuell missbrauchen, auch wenn die Verlockung manchmal groß sein mag. Die Abhängigkeit von Ihnen, die die Patienten entwickeln, ist groß, und Sie werden das nicht zu Ihrem Vorteil ausnützen. Auch wenn der Patient die Beschaffenheit der Beziehung zu Ihnen verleugnet und vielleicht versucht, auf verschiedenen Wegen mit Ihnen eine normale freundschaftliche Beziehung aufzubauen, behalten Sie das Ziel der therapeutischen Begegnung stets vor Augen und gehen nicht auf seine Annäherungsversuche ein. Dafür werden Sie bezahlt. Das ist Ihr Entgelt. Und wenn Sie anfangen, ohne Entgelt zu arbeiten, oder wenn Sie erwarten, dass der Patient Sie mit Zuneigung für die Behandlung entschädigt, ist es Zeit, sich über das Wohl des Patienten Sorgen zu machen.

Das Behandlungssetting provoziert Fantasien über Hingabe und Selbstaufopferung sowohl beim Therapeuten als auch beim Patienten. Ich werde ziemlich hellhörig, wenn man mir von Gratisbehandlungen erzählt, weil ich befürchte, dass die Gutmütigkeit und vielleicht auch der Masochismus und die Omnipotenz des Therapeuten in der Behandlung zu stark involviert sein könnten. Die Bezahlung, ob niedrig oder hoch, schützt beide Seiten nicht nur davor, den Kontakt mit der Realität in einem potenziell regressiven Setting zu verlieren. Sie schützt auch die Patienten davor, ausgenützt zu werden, und die Therapeuten vor der Illusion, keine eigenen Abhängigkeitsbedürfnisse zu haben. Trotzdem berücksichtigen wir im Behandlungsverhältnis auch schwere und besondere Lebensumstände und ermutigen den Patienten manchmal auch, von uns außer Empathie und Deutung noch etwas weiteres Konkretes wie Ratschläge oder ein Taschentuch anzunehmen.

Bei der Arbeit mit Kindern und Jugendlichen kann man beobachten, dass genau dann, wenn die Behandlung Fahrt aufnimmt und die Arbeit gut läuft, das Kind in die Behandlung kommt, ohne dass die Rechnungen bezahlt werden. Es schmerzt mitanzusehen, wie die Eltern – unbewusst – den Prozess stören, indem sie die Bezahlung offenlassen oder das Kind verspätet in die Sprechstunde bringen, in den Urlaub abreisen oder seine Sprechstunde mit Ihnen absagen, obwohl es für das Kind wichtig wäre, pünktlich zu den Sprechstunden zu erscheinen. Sie werden die Behandlung des Kindes aber nicht gleich abbrechen, auch wenn die Eltern die Behandlung etwas angreifen und die Bezahlung verzögern.

Die Psyche steht von Anfang in einem dialektischen Verhältnis der Erfahrung mit wesentlichen Objekten als Säugling und in der Kindheit, einerseits, und den unbewussten Fantasien und dem sich entwickelnden Verhältnis zu den inneren Trieben, Ängsten und Objekten, anderseits. Auch das Verhältnis zwischen der materiellen Realität des erwachsenen Patienten – etwa seine finanzielle Lage – und seiner Fantasiewelt ist dialektisch.

Das wussten Freud und auch Klein schon vor 100 Jahren und haben es in ihrer Technik berücksichtigt. In der Abhandlung *Liebe, Schuld und Wiedergutmachung* (1937) gelangt Melanie Klein zur Einsicht, dass der Verlust einer Einkommensquelle wie der Verlust der Mutterliebe wirkt und das Unbewusste materielle oder seelische Hilfe als Bestätigung für das Vorhandensein von liebenden Eltern wähnt. Doch damit konkrete Hilfe des dynamischen Therapeuten in der inneren Welt des Patienten als Mutterliebe erlebt wird und die Angriffe des bösen oder antilibidinösen Objekts übersteht, muss der Therapeut vom unbewussten System als wesentliches und stabiles inneres Objekt wahrgenommen werden. Wenn ein Therapeut einen psychotischen Patienten oder eine magersüchtige Patientin ernährt – mir fällt es leichter, solche Interventionen bei Behandlungen, die stationär stattfinden, zu unterstützen –, sieht das von außen wie »konkrete Hilfe« aus, wobei der »Kaloriengehalt« einer solchen Hilfe von der unbewussten Fantasie bestimmt wird, die bei der Gestaltung des Gefüttertwerdens mitwirkt. Wenn die Patientin meine unentgeltliche Behandlung als sexuellen Verführungsversuch erlebt oder als Versuch, die Kontrolle über ihren Geist zu erlangen, oder sogar als Beweis dafür, dass sie von mir für das ihr in der Kindheit zugefügte Leid entschädigt werden muss, dann wäre es möglicherweise besser gewesen, auf diese konkrete Hilfeleistung zu verzichten und sich mit Deutungen des Wunsches der konkreten Fütterung zu begnügen. In bestimmten Fällen ist der Fütterungsakt oder finanzielle Unterstützung durch den Therapeuten mehr wert und nahrhafter als Hilfe vom Sozialamt oder die zufällige Unterstützung durch einen Philanthropen. Vielleicht habe ich Ihnen nun geholfen, die Geschichte von Freud, der seinem Patienten, dem »Rattenmann«, ein Stück Hering anbietet, zu überdenken.

Zum Begriff des Widerstands

In der Praxis begegnen wir von Anfang an Widerständen. Auch historisch gesehen gilt der Widerstand als Grundphänomen jeder therapeutischen Begegnung. Das haben außer Freud auch Theoretiker der Hypnose vor ihm erkannt. Widerstand ist nicht nur ein Merkmal einer gehaltvollen therapeutischen Begegnung, sondern auch des psychischen Systems und der Art, wie der psychische Apparat funktioniert, auch ohne dass er in der Behandlungsbegegnung herausgefordert wird. Etwas Ähnliches habe ich eben zur Übertragung dargelegt.

Widerstand und Abwehr waren früher zentrale Begriffe, mit denen sich die analytische Literatur sehr intensiv beschäftigte. Sie sind ein wenig aus unserem Diskurs verschwunden. Vielleicht weil wir feinere Nuancen zum historischen Begriff des Widerstands suchen. Wir haben uns daran gewöhnt, nach »Angriffen auf Verbindungen«, »Enactment«, »negativer therapeutischer Reaktion«, »Ausagieren« und anderen Unterkategorien von Widerstand Ausschau zu halten. Aber wie immer ist es auch in diesem Fall leichter, sich in der Klinik zurechtzufinden und die dortigen Vorgänge zu benennen, wenn man die Geschichte der Grundbegriffe der Psychoanalyse kennt. Das hilft uns auch dabei, zwischen wesentlichen

Neuerungen bzw. Entwicklungen im psychoanalytischen Denken und »Wortspielereien« – das heißt Theorien, die sich darauf beschränken, einen alten durch einen neuen Begriff zu ersetzen, ohne etwas am Verständnis der Erscheinung oder des klinischen Settings zu ändern oder zu entwickeln – zu unterscheiden. Zweifellos verdanken wir dem Widerstand die Entwicklung der psychoanalytischen Technik. Auch die Psychotherapien, die der »Redekur« vorausgingen, kannten den Begriff Widerstand und beschäftigten sich damit. Freud übernahm eine bestehende Beobachtung und füllte sie mit neuen Inhalten und einer neuen psychologischen Erklärung, dem Begriff »psychischer Konflikt«. Der erste Befund für seine Gruppe neurotischer Patienten war »Abwehrneurosen«, womit gemeint war, dass der psychopathologische Mechanismus, der die Neurose erzeugt, der Widerstand des »Ich« gegen den Druck ist, der sein Inneres auf ihn ausübt, woraus ein psychischer Konflikt entsteht und sich ein Symptom als Kompromissprodukt entwickelt.

Als Ausgangspunkt meiner kurzen Betrachtung des Widerstands möchte ich zwei ziemlich frühe Meilensteine in Freuds Denken erwähnen. Beginnen wir mit einem längeren Ausschnitt aus *Psychische Behandlung (Seelenbehandlung)* (1890a), einer vorpsychoanalytischen Abhandlung, deren Bedeutung nicht hoch genug eingeschätzt werden kann:

> »Wenn man einen gesunden Menschen in eine tiefe Hypnose versetzt und ihm nun aufträgt, in eine Kartoffel zu beißen, die man ihm als Birne vorstellt, oder ihm einredet, er sehe einen Bekannten, den er grüßen müsse, so wird man leicht volle Gefügigkeit sehen, weil kein ernster Grund beim Hypnotisierten vorhanden ist, welcher sich gegen die Suggestion sträuben könnte. Aber schon bei anderen Aufträgen, wenn man z. B. von einem sonst schamhaften Mädchen verlangt, sich zu entblößen, oder von einem ehrlichen Mann, sich einen wertvollen Gegenstand durch Diebstahl anzueignen, kann man den Widerstand bei dem Hypnotisierten bemerken, der selbst so weit gehen kann, dass er der Suggestion den Gehorsam verweigert. Man lernt daraus, dass in der besten Hypnose die Suggestion nicht eine unbegrenzte Macht ausübt, sondern nur eine Macht von bestimmter Stärke. Kleine Opfer bringt der Hypnotisierte, mit großen hält er, ganz wie im Wachen, zurück. Hat man es nun mit einem Kranken zu tun, und drängt ihn durch die Suggestion zum Verzicht auf die Krankheit, so merkt man, dass dies für ihn ein großes und nicht ein kleines Opfer bedeutet. Die Macht der Suggestion misst sich zwar auch dann mit der Kraft, welche die Krankheitserscheinungen geschaffen hat und sie festhält, aber die Erfahrung zeigt, dass letztere von einer ganz anderen Größenordnung ist als der hypnotische Einfluss. Derselbe Kranke, der sich in jede – nicht gerade anstößige – Traumlage, die man ihm eingibt, voll gefügig hineinfindet, kann vollkommen widerspenstig gegen die Suggestion bleiben, welche ihm etwa seine eingebildete Lähmung abspricht. Dazu kommt noch in der Praxis, dass gerade nervöse Kranke meist schlecht hypnotisierbar sind, so dass nicht der volle hypnotische Einfluss, sondern nur ein Bruchteil desselben den Kampf gegen die starken Kräfte aufzunehmen hat, mit denen die Krankheit im Seelenleben verankert ist.« (S. 313f.)

Freud widmet einen großen Teil dieser Abhandlung der Schilderung der Enttäuschung, die jeder erfahren muss, der glaubt, mit dem Mittel der Hypnose einen permanenten Einfluss auf psychische Vorgänge ausüben zu können. So schließt er die Abhandlung:

> »Andererseits ist es leicht verständlich, wenn die Ärzte, denen die hypnotische Seelenbehandlung soviel mehr versprochen hatte, als sie halten konnte, nicht müde werden, nach anderen Verfahren zu suchen, welche eine eingreifendere oder unberechenbare Einwirkung auf die Seele des Kranken ermöglichen. Man darf sich der sicheren Erwartung hingeben, dass die zielbewusste, moderne Seelenbehandlung, welche ja eine ganz junge Wiederbelebung alter Heilmethoden darstellt, den Ärzten noch weit kräftigere Waffen zum Kampfe gegen die Krankheit in die Hände geben wird. Eine tiefere Einsicht in die Vorgänge des Seelenlebens, deren erste Anfänge gerade auf den hypnotischen Erfahrungen ruhen, wird Mittel und Wege dazu weisen.« (S. 315)

Der letzte Satz fasst unser Hauptbeschäftigungsgebiet als dynamische Therapeuten meiner Meinung nach bis heute treffend zusammen: die Ursachen der inneren Widerstände mit psychologischen Mitteln zu erkennen und zu beseitigen oder zumindest abzumildern, um eine psychische Änderung herbeizuführen. Gleich werden wir die Quellen der verschiedenen Widerstände etwas genauer anschauen. Zunächst einmal sollten wir aber nicht vergessen: Der Patient, der zu uns kommt und uns bittet, ihn zu heilen, weiß nicht, dass von dem Moment an, an dem der Doktor mit der Behandlung beginnt, sich bei ihm Widerstände gegen die Heilung melden. Er weiß auch nicht, dass die Krankheit, unter der er leidet, selbst Ausdruck des Widerstands ist. Das heißt, der Widerstand hatte Anteil an der Entstehung der Krankheit, weshalb zu erwarten ist, dass er unseren Versuchen, sie zu heilen, nicht teilnahmslos zuschauen wird. Haben Sie die militanten Bildnisse in den Textstellen bemerkt, die ich Ihnen gerade vorgelesen habe? Sie klingen sehr autoritär. Widerstand ist tatsächlich der Begriff, der die Energien und Kräfte, die sowohl an der Verursachung des seelischen Leids, der verschiedenen Symptome als auch am Verhältnis zum analytischen Setting und zum Therapeuten beteiligt sind, unmissverständlich wiedergibt.

Das nächste Zitat von Freud ist etwas bekannter. Es ist dem Nachwort von *Bruchstück einer Hysterie-Analyse* entnommen (die Geschichte des Falles Dora). Freud reflektiert über die Gründe, weshalb die Behandlung Doras vorzeitig zu Ende ging:

> »Wer wie ich die bösesten Dämonen, die unvollkommen gebändigt in einer menschlichen Brust wohnen, aufweckt, um sie zu bekämpfen, muss darauf gefasst sein, dass er in diesem Ringen selbst nicht unbeschädigt bleibe. Ob ich das Mädchen bei der Behandlung erhalten hätte, wenn ich mich selbst in eine Rolle gefunden, den Wert ihres Verbleibens für mich übertrieben und ihr ein warmes Interesse bezeigt hätte, das bei aller Milderung durch meine Stellung als Arzt doch wie ein Ersatz für die von ihr ersehnte Zärtlichkeit ausgefallen wäre? Ich weiß es nicht. Da ein Teil der Faktoren, die sich als Widerstand entgegenstellen, in jedem Falle unbekannt bleibt,

> habe ich es immer vermieden, Rollen zu spielen, und mich mit anspruchsloserer psychologischer Kunst begnügt. Bei allem theoretischen Interesse und allem ärztlichen Bestreben, zu helfen, halte ich mir doch vor, dass der psychischen Beeinflussung notwendig Grenzen gesetzt sind, und respektiere als solche auch den Willen und die Einsicht des Patienten.« (1905e, S. 272f.)

Bei der Behandlung von Dora realisierte Freud bereits, dass der Widerstand der psychologischen Wirkung auch bei der Redekur Grenzen setzt, nicht nur bei der Hypnose. Sobald wir den Patienten bitten, alles zu sagen, was ihm einfällt, setzen wir ihn seinen heftigen inneren Widerständen aus. Freud weiß noch nicht, wie er die Übertragung nutzen kann, um die Wurzeln von Doras Widerstand zu verstehen, es bleibt ihm deshalb nur, ziemlich kleinlaut einzuräumen, dass der psychischen Beeinflussung notwendig Grenzen gesetzt seien, und er dabei auch den Willen und die Einsicht des Patienten respektiere. Wenige Jahre später weiß Freud dann bereits, dass die Stimulierung des Widerstands integraler Bestandteil der Heilung ist. Er ist nicht nur ein Hindernis, das etwa durch liebevollen, umsorgenden Umgang mit der Patientin umgangen werden kann, den Freud im Fall Dora erwägt.

Wir haben kein Interesse daran, unsere Patienten dazu zu verleiten, uns zu mögen und dabei der Illusion zu verfallen, dass dann kein Widerstand geweckt würde. Auch wenn wir davon eine Zeitlang profitieren sollten, ist es letztlich zum Nachteil der Patienten. Sie werden dadurch von der Wahrheit ferngehalten, die durch den Widerstand zum Ausdruck kommt. Das heißt, der Widerstand ist mit einer Schwierigkeit verbunden, birgt aber auch Potenzial für Selbsterkenntnis. Die Erkenntnis der Patientin über den Widerstand ist oft sehr beschränkt. Es ist also stets unsere Aufgabe, irgendeinen Aspekt des Widerstands auszuleuchten, an den die Patientin nicht gedacht hat. Widerstand und Übertragung sind sich ähnlich. Beide hindern verdrängte Inhalte daran, an die seelische Oberfläche zu kommen, und rekonstruieren zugleich etwas von der unbewussten Fantasie im Zusammenhang mit dem verdrängten, oder durch die Spaltung im Ich verleugneten Inhalt, aber nicht nur damit. Noch eine Unannehmlichkeit – seelischer Schmerz, unbewusste Fantasien und Triebregungen, Verleugnung einer psychischen Realität – manifestiert sich weder durch Reden noch durch Traum, sondern durch Widerstände, die ihre Wurzeln nicht offenzulegen scheinen. Und es wird noch komplizierter, da die Übertragung selbst, dieses besondere Verhältnis des Patienten zum Therapeuten, ein Ausdruck des Widerstands ist. Wir haben also eine schwierige Aufgabe: Einerseits gibt es keine Behandlung ohne Übertragung und andererseits ist die Übertragung zweifellos auch ein Instrument im Dienst des Widerstands, manchmal mehr als eines der Behandlung. Der Patient, der Sie vergöttert, zeigt genauso viel Widerstand, wie der Patient, der Sie verachtet.

Achten Sie auf die häufige Verwendung der Begriffe Widerstandsübertragung und Übertragungswiderstand in Freuds technischen Abhandlungen. Manchmal birgt die Übertragung den Widerstand, den wir beachten sollten, und manchmal ist, was uns als Widerstand erscheint, eigentlich eine Abwehr gegen die zunehmende Übertragung. Zum Beispiel das Schweigen des Patienten. Oft ist längeres Schweigen das Ergebnis des Versuches des

Patienten, sich Gedanken im Zusammenhang mit der Übertragung zu entledigen, Gedanken zum Therapeuten, egal ob guter oder schlechter Art. Der Widerstand bedient sich der Übertragung, konstituiert sie aber nicht. Es gibt noch weitere Gründe für die Übertragung. In technischer Hinsicht sollten wir, wie erwähnt, darauf achten, wann – positive oder negative – Übertragung als Widerstand zu wirken beginnt und wann sie die analytische Arbeit unterstützt. Wir haben grundsätzlich nichts dagegen, wenn uns der Patient als »Bündnispartner« oder als Vertrauensperson betrachtet oder uns sogar sehr mag. Wir korrigieren seinen Realitätsbezug nicht. Wir sagen ihm nicht: »Warum mögen Sie mich denn so sehr, ich bin doch viel älter als Sie und Sie wissen nichts über meine Vergangenheit«, »Ich bin verheiratet«, »Sie kennen mich doch gar nicht, worauf stützt sich Ihre Liebe?« Wir akzeptieren die Übertragung, aber dort, wo sie den Widerstand gegen die Behandlung stützt oder die Amplitude der Beziehungen des Patienten mit dem Therapeuten beeinträchtigt, bemühen wir uns, eine Deutung anzubieten.

Ich meine, dass Widerstand nicht nur jeden Schritt der Behandlung, sondern des Lebens überhaupt begleitet, des Seelenlebens und unseres psychischen Funktionierens. Widerstand ist nicht nur Ausdruck der Spannung zwischen dem Lustprinzip und dem Realitätsprinzip, sondern auch grundlegender Ausdruck des Konflikts zwischen den Lebenstrieben und dem Todestrieb. In der Praxis sollten wir deshalb die Wurzeln des Widerstands an einem bestimmten Punkt ergründen. Liegt die Wurzel im »Ich«, also in überhandnehmender Angst von einer bestimmten Quelle? Oder vielleicht im »Es«, wenn die Wurzel triebhafter Natur ist? Denn die Triebe, vergessen wir das nicht, sind in ihrer Wesensart konservativ. Triebe sind gerne auf etwas fixiert und ändern sich nicht. Wenn wir im Guten wie im Bösen libidinös auf ein Objekt fixiert sind, ist das »Es« schwer davon abzubringen und schwer davon zu überzeugen, darauf zu verzichten und sich etwas anderem zuzuwenden. Das ist einer der Gründe dafür, dass dynamische Psychotherapie bzw. psychoanalytische Behandlung lange andauert. Der Prozess, in dessen Verlauf ein Trieb seine Richtung ändert, auf eine masochistische Besetzung zu Gunsten der Investition in ein anderes Objekt verzichtet, ist ein langer Prozess. Der Trieb lässt sich nicht leicht umstimmen, und bis es so weit ist, produziert er Widerstand. Auch wir machen dem Trieb das Leben unsererseits nicht leicht. Unsere Technik und Ethik stoßen ihn ständig vor den Kopf.

Eine weitere wichtige Wurzel des Widerstands liegt im Über-Ich. Dieser Widerstand ist von den Therapeuten und Patienten weniger leicht zu erkennen, da er sich sehr unbewusst und subtil manifestiert. Das Über-Ich ist – im Gegensatz zu manchen hübschen Charakterisierungen in der Populärkultur – eine Struktur mit tiefen Wurzeln im Es und in der Phylogenese. »Ich bin ein Perfektionist«, »Ich strebe nach Spitzenleistungen«, »Ich mag es, wenn die Dinge meinen Erwartungen entsprechen« – alle diese schönen Erkenntnisse, die Leute von sich selbst gewinnen, sind nur ein winziger Teil ihres Über-Ichs. Das Über-Ich ist tief im Unbewussten angelegt und kann mit seinen Widerstandsformen gegen das Leben generell und die Behandlung im Besondern sehr brutal und raffiniert sein. Nehmen Sie zum Beispiel den Patienten, der sich Konkurrenzbewusstsein, Ehrgeiz und Perfektionismus zuschreibt. Ein Geschäftsquartal geht zu Ende und es stellt sich heraus, dass der Patient, der Unternehmer und Geschäftsführer eines Top-Unternehmens ist, die Geschäftsziele für diesen Zeitabschnitt verfehlt hat. Solange er geschäftlich sehr erfolgreich war, spürte er die Schattenseiten seines Konkurrenzdenkens und Ehrgeizes nicht. Doch seit nun der Erfolg ausbleibt, tritt das Über-Ich wirklich in Aktion. Jetzt muss es dafür sorgen, dass das Glück des Patienten und selbst seines psychischen Gleichgewichts weniger vom wirtschaftlichen Erfolg als vielmehr davon abhängt, dass der Patient sich immer und unter allen Umständen als »Wunderkind« sehen kann und keinerlei Abhängigkeit, Schwäche oder Unwissen eingestehen muss. Das hat dann zur Folge, dass unser Patient eine Reihe von überhasteten und unverantwortlichen Investitionen tätigt, um »den Geschäftspartnern zu zeigen, wer hier das Sagen hat«, und den Investoren alle möglichen Dinge vortäuscht, um die zuletzt aufgenommenen Kredite zu rechtfertigen. Es ist klar, dass die wirklichen »Hausherren« in der Firma nun die narzisstischen und psychopatischen Teile im Über-Ich des Geschäftsführers sind. Das Über-Ich des narzisstischen Patienten verzeiht nicht und hat kein Erbarmen mit der Person oder ihrer Umgebung.

Ich möchte in diesem Zusammenhang erneut auf Stracheys klassische Abhandlung *The Nature of Therapeutic Action of Psychoanalysis* (1934) verweisen. Die Analyse des Über-Ichs spielt darin eine wichtige Rolle. Aber es werden noch Jahrzehnte vergehen, bis wir ein vertieftes Verständnis von der engen Verbindung der Widerstände zur Struktur des Über-Ichs haben und davon, wie sie zu unendlichen Analysen führen kann, zu Analysen, bei denen vordergründig alles rund läuft: Es finden Deutungen statt und der Patient kooperiert mit der Behandlung, aber es stellt sich ein bestimmter »Status quo« ein, der Veränderung verunmöglicht. Generell würde ich sagen, dass, während die Therapeuten Widerstände, deren Ursprung im Ich und im Es liegen, durch Containing und Übertragungsdeutungen relativ schnell zu erkennen und zu beseitigen lernen, die im Über-Ich wurzelnden Widerstände auch für erfahrene Therapeuten eine Herausforderung darstellen. Das ist einer der Gründe dafür, dass es sich manchmal lohnt, in der Supervision oder im klinischen Seminar nicht unbedingt den Fall des neuen wilden Patienten vorzubringen, sondern den Fall des langjährigen, gutmütigen Patienten, den Fall jenes Patienten also, der einen neuen Status quo in der Behandlung gefunden hat, ohne eine durchsichtig negative therapeutische Reaktion zu entwickeln.

Wir haben festgestellt, dass der Widerstand strukturell bedingt und in der Wirkungsweise des psychischen Systems verankert ist. Nehmen Sie zum Beispiel den Traum. Warum ist der Traum so verschlüsselt? Weil Widerstände auf ihn einwirken. Auch das Denken im Wachzustand wird von Widerständen gestört. Ich bin der Meinung, dass ein nicht unerheblicher Teil der Konzentrations- und Aufmerksamkeitsstörungen bei Kindern und Erwachsenen, denen wir in der Praxis begegnen, einen psychologischen Ursprung haben. Das heißt, das kognitive Denkvermögen ist einer ständigen Störung unterworfen. Wenn sich die Psyche gegen destruktive oder Angst einflößende Wünsche, Triebe oder Fantasien wehren muss, hat sie keine andere Wahl, als einen Großteil ihrer Tätigkeit von Zeit zu Zeit abzuschalten oder zu unterbrechen. In der Klinik beobachten wir, wie ein Patient unvermittelt »verwirrt« ist oder sich »blockiert« fühlt, wenn er mit psychisch schmerzhaften Inhalten konfrontiert wird.

Auch Lacan hat Bemerkenswertes über den Widerstand als integralen Bestandteil unserer Existenz als seelische Wesen zu sagen. Der Widerstand, so Lacan, ist Ausdruck der mangelnden Übereinstimmung zwischen Begierde und Rede. Daraus folgert er, meiner Meinung nach zu Recht, dass der Widerstand nicht nur als Hindernis bei der Analyse zu betrachten ist, sondern auch als erfolgreicher Abwehrakt des Patienten gegen die Suggestion. Wir haben uns in der analytischen Prozedur scheinbar sehr stark von der hypnotischen Suggestion entfernt, doch die Suggestion ist in gewissem Maße nach wie vor präsent und es ist gut möglich, dass der Widerstand des Patienten für die Regelung der Suggestion zuständig ist, mit der der Therapeut auf ihn einwirkt.

Ich habe Ihnen einen Artikel von Edward Glover von 1926 geschickt, worin er behauptet, dass auch das Interesse des Patienten an der Analyse Ausdruck des Widerstands sei (Glover, 1926). Dem heutigen dynamischen Therapeuten kommt dieser Gedanke nicht merkwürdig oder besonders originell vor, doch 1926 musste man die Therapeuten noch auf diese Möglichkeit hinweisen. Ich habe Ihnen auch einen frühen Artikel von David Eder, dem ersten Psychoanalytiker im Vereinigten Königreich und im britischen Mandatsgebiet Palästina, geschickt, der den Traum ebenfalls als Ausdruck des Widerstands versteht. Auch das hat Freud schon verstanden: Nämlich, dass die Schilderung eines Traumes in der Analysestunde Ausdruck von Widerstand ist. In der Praxis des analytischen Therapeuten finden sich wohl nicht wenige »Scheherazades«, die ganze Analysestunden restlos mit der Schilderung phantastischer Träume zu füllen wissen. Es gibt nichts, was dem psychischen Apparat nicht als Widerstand gegen die Durchführung psychischer Arbeit dienen kann, die mit Anstrengung und Schmerz verbunden wäre.

Die große Bedeutung, die wir dem Erkennen von Widerstandsmanifestationen beimessen, kann aber auch absurde Ausmaße annehmen: In einem klinischen Seminar berichtet eine erfahrene Therapeutin davon, den Umstand, dass ein Patient von ihr, der gerade die Analyse begonnen hat, rasch auf die Couch zuschreitet und sich hinlegt, als Ausdruck des Widerstands gedeutet zu haben. Ich denke, etwas am Verhalten des Patienten erscheint der Analytikerin als eine Art »Reaktionsbildung« oder als Reaktion, die auf eine »kontraphobische« Haltung hindeutet, ein Begriff, den Otto Fenichel geprägt hat. Vielleicht hat das die Therapeutin dazu veranlasst, dem Patienten das rasche Zuschreiten auf die Couch als Widerstand gegen die Analyse zu deuten. Aber könnte nicht auch genau das Gegenteil zutreffen? Vielleicht ist es gerade die Therapeutin, die etwas über die große Bereitschaft des frischen Analysanden, sich auf die Couch zu legen, erschrak? Vielleicht bezweckte die Deutung, ihre Ängste zu beruhigen, und vielleicht zieht sie es vor, dass der Patient und sie weiter »darüber sprechen«, als dass der Patient schlicht und einfach seinen Teil des Behandlungsvertrags erfüllt, nämlich dass eine Partei auf der Couch liegt und redet und die andere Partei zuhört und sporadisch sagt, was sie hört.

Bei jeder Person, die sich einer Analyse oder einer Psychotherapie unterzieht, können sich jederzeit auch Widerstände gegen die Behandlung bemerkbar machen. Ich deute sein Erscheinen in der Praxis an sich nicht als Widerstand gegen die Behandlung, auch nicht, wenn der Patient, ohne meinen Blick zu kreuzen, direkt auf die Couch zueilt. Vielleicht finde ich später heraus, dass er auf dem Weg zu mir mit 200 km/h unterwegs war, um pünktlich zur Sprechstunde zu erscheinen. Vielleicht eröffnet er mir eines Tages, dass er jeweils einen großen Streit mit seiner Frau ausfechten muss, um pünktlich zu erscheinen, das heißt, dass er sich durch das pünktliche Erscheinen zur Behandlung mir gegenüber bereits in einer masochistischen Märtyrerrolle befindet. Wir gehen auch nicht automatisch davon aus, dass es sich jedes Mal, wenn der Patient uns nicht in seine Gedanken einweiht, um einen Ausdruck des Widerstands handelt. Er darf ruhig ein wenig daliegen und etwas »sein«, ohne ununterbrochen zu plaudern. Und was sagen wir zum flüsternden Patienten oder zu dem, der die Worte verschlingt? Stehen auch sie unter dem Einfluss des Widerstands? Vielleicht. Aber bevor man das Flüstern gleich als Widerstand oder Ausdruck des Angriffs auf Sie interpretiert, könnte man ihn ja auch bitten, etwas lauter zu reden. So wie man den Patienten manchmal darauf aufmerksam machen könnte, dass er immer erst in den letzten zwei Minuten über das wirklich Wichtige zu reden beginnt.

6 Zuhören und Containing

Wann soll man das Schweigen des Patienten unterbrechen? • Zwischen Schweigen und Zuhören • Mehr über das Containing und sein Verhältnis zur Theorie und zur Deutung • Ein Loblied auf die Nachrufe von Psychoanalytikern • Das Buch des amerikanischen Analytikers Robert Caper • Eine Erzählung von Dorothy Parker und ein Gedicht von Emily Dickinson

Neulich hat mich jemand gebeten, einen Blick auf die Homepage eines New Yorker Therapeuten zu werfen. Er erwog, eine Analyse bei ihm anzufangen. Ich kannte den betreffenden Analytiker nicht, aber ich sah, dass sein Internetauftritt auch »Häufig gestellte Fragen« enthielt. Eine der Fragen, die er sich dort stellt, ist: »Glauben Sie an Freud und diesen ganzen Sexkram?« Seine Antwort lautet: »Psychoanalyse ist in erster Linie eine Technik des Zuhörens. Die meisten modernen Psychoanalytiker teilen nicht mehr die Meinung Freuds, dass der Mensch nur von seiner Sexualität angetrieben ist, und auch Freud selbst hat seine Meinung dazu angesichts seiner klinischen Erfahrung geändert.«

Die »häufig gestellte Frage«, mit der ein heutiger Analytiker Patienten anzulocken versucht, könnte uns interessieren. Es scheint, als würde unser amerikanischer Freund das aufmerksame Zuhören in den Mittelpunkt stellen, aber er legt offensichtlich auch Wert darauf, sich vom Stereotyp des freudianischen Analytikers zu distanzieren, der sich für die Sexualität seiner Patienten interessiert. Um nicht nur die Angst seiner Patienten, sondern auch sich selbst zu beruhigen, behauptet er dort, dass Freud seine Meinung bezüglich der zentralen Position der Sexualität geändert habe. Ich vermute, dass die häufig gestellten Fragen in erster Linie dazu dienen, den avisierten Patienten zu beruhigen, der wegen seiner sexuellen Geheimnisse vor einer psychischen Behandlung zurückschrecken könnte. Als würde der Therapeut jenem Patienten sagen wollen: »Ich bin kein Psychoanalytiker, der an Sexualität denkt, wenn ich Ihnen zuhöre.« Würden Sie eine solche »Selbstoffenbarung« von einem Psychoanalytiker erwarten, der – meiner Meinung nach zu Recht – sagt, die Psychoanalyse sei in erster Linie eine Technik des freien Zuhörens ohne Vorurteile?

Das aufmerksame Zuhören der Therapeutin oder des Therapeuten ist ein besonderes Merkmal der therapeutischen Begegnung, das sie von jeder anderen menschlichen Interaktion unterscheidet. Es ist eine bestimmte Art des Zuhörens, die ganz in der Verantwortung des Therapeuten liegt, und damit sie sich entwickeln und den Prozess begleiten kann, müssen im Geist des Therapeuten und am Behandlungsrahmen bestimmte Bedingungen gegeben sein. Erneut begegnen wir hier dem Rahmen als wichtige Voraussetzung für die analytische Aufmerksamkeit. Es war dies ein konstituierender Moment in der Geschichte der Psychotherapie, als eine Patientin Freud unterbrach und ihn bat, ihr still zuzuhören. Aber Achtung: Ich betrachte die Aufmerksamkeit nicht nur als mentale oder emotionale Position, in der es leichter fällt, den Patienten und die Vorgänge im Behandlungssetting zu verstehen. Es geht mir um etwas Grundsätzlicheres, nämlich um den aufmerksamen Therapeuten als Person, der es dem Patienten ermöglicht, zu sprechen und seine innere Welt in bedeutendem Umfang zu vermitteln. Es ist wichtig zu realisieren, dass unsere Fähigkeit und unsere Verpflichtung zuzuhören, weitgehend über das Vermögen und die Verpflichtung des Patienten zu reden entscheiden. Es handelt sich um ein aktives Zuhören, auch wenn geschwiegen wird. Wir werden gleich über den Unterschied zwischen Schweigen und Zuhören reden. Das ist ein wichtiger Unterschied, und unsere Patienten lernen den Unterschied zwischen einem Therapeuten, der einfach so schweigt, und einem Therapeuten, der aktiv zuhört, zu spüren. Sensiblen Patienten fehlt die Stimme des Therapeuten nicht und sie leiden nicht, wenn er länger still zuhört. Sie leiden hingegen, wenn sie das Schweigen als gestörte Aufmerksamkeit wahrnehmen. Eine der ersten Fragen, die uns deshalb bei der Begegnung mit dem Patienten am Anfang der Behandlung beschäftigt, lautet deshalb: Ermöglicht es der bestimmte Patient, ihm aufmerksam zuzuhören? »Ermöglichen« ist ein weiter Begriff und die Verantwortung liegt, wie erwähnt, bei uns, auch wenn es uns der Patient auf alle möglichen Arten schwer macht, ihm zuzuhören. Die Sabotage der Aufmerksamkeit vollzieht sich manchmal sehr subtil und verdeckt. Der Patient hindert uns vordergründig nicht daran, uns hinzusetzen und zuzuhören. Doch wir spüren allmählich, dass wir ständig in eine bestimmte Richtung getrieben werden, sei es durch die Materie, durch den Affekt oder die Projektionen, in eine Richtung, die darauf abzielt, das Zuhören zu unterbrechen, eine andere Präsenz zu provozieren, eine lebhaftere, zu heitere, intellektuelle oder sogar zu stark deutende Präsenz.

Der Therapeut fragt sich deshalb beim Zuhören von Zeit zu Zeit, ob ihn etwas an der gleichschwebenden Aufmerksamkeit behindert, ob ihn etwas dabei hindert, einer Sache Aufmerksamkeit zu schenken, auf die er aufmerksam geworden ist.

Es ist Ihre Aufgabe zu bemerken, wann Ihnen das aufmerksame Zuhören leichtfällt und wann es angestrengt und steif erfolgt. Ein verlässliches Zeichen für unangestrengtes Zuhören besteht für mich darin, dass es mir dabei gelingt, auch an die psychoanalytische Theorie zu denken, dass ich mich für das interessiere, was der Patient tut und ich hier gerade tue, dass ich mich für den Behandlungsakt interessiere. Den Gedanken der Präsenz der Theorie im Geist des Therapeuten möchte ich gerne in jedem der nächsten Gespräche ein wenig mit Ihnen zusammen vertiefen. Das ist keineswegs eine scholastische Angelegenheit, im Gegenteil. Es gibt Situationen, in denen ich spüre, dass der Patient versucht, meine Aufmerksamkeit ihm gegenüber einzuengen. Ich merke, dass er es – gestützt auf seine Kenntnis von mir und seinen Bedürfnissen entsprechend – schafft, ein bestimmtes Gefälle, einen Magnet zu erzeugen, das geeignet ist, meine Aufmerksamkeit in eine bestimmte Richtung zu lenken bzw. meine Gedanken zu stehlen, wie man so sagt.

Auch die Theoretiker, die mich interessieren, legen Wert darauf zuzuhören und beschränken sich nicht darauf, sich innerhalb der Theorie zu bewegen, die sie vertreten.

Nicht, dass sie keine theoretischen Vorlieben hätten. Es ist gut und wichtig, dass Therapeuten eine bestimmte Theorie bevorzugen und eine klinische Perspektive einnehmen, denen sie besonders nahestehen und mit deren Hilfe sie navigieren. Aber sie besitzen auch die Fähigkeit, die Präsenz der Theorie in ihrem Geist zu betrachten und etwas Distanz von ihr zu gewinnen.

Analytische Aufmerksamkeit ist wie das Wasser für den Schwimmer

Das Schweigen hat eine Funktion in der analytischen Technik. Wir schweigen, damit sich der Patient freier fühlt, seine innere Welt auf uns zu übertragen und auf uns zu projizieren. Wir reden dann, wenn wir erkennen, dass unser Schweigen den analytischen Zweck in der bestimmten Stunde nicht mehr erfüllt und man dem Patienten – nach dem guten und alten Diktum von Paula Heimann – zeigen muss, was er jetzt für wen tue und warum gerade jetzt (Heimann, 1956). Aus der Perspektive der Anschauung, die das Schweigen als Mittel zur Förderung der Übertragung betont, ergibt es aber durchaus auch Sinn, dass Analytiker ihre Supervisanden kritisieren, wenn sie zu viel schweigen. Denn aus dieser Perspektive verliert das längere Schweigen seinen ermöglichenden Zweck und behindert nun das Vermögen des Patienten, in sich zu blicken und seine Übertragungen und die mentalen Vorgänge, die ihn dabei beherrschen, zu verstehen. Aber wenn ich nicht darauf achte, wieviel der Analytiker redet, sondern darauf, was in ihm vorgeht, auf seine Aufmerksamkeit, und ich diese Aufmerksamkeit als aktive, nicht als passive Haltung erkenne, dann bin ich dafür, die psychische Bewegung des Patienten weiter zu fördern, die in keiner anderen Situation in seinem Leben möglich ist.

Es ist dieser Zwischenraum zwischen Monolog und Dialog, den wir in der analytischen Sprechstunde zu schaffen versuchen, ein Zwischenfeld, in dem sich der Patient der Gegenwart einer weiteren Person ein wenig bewusst ist und auch wieder nicht bewusst ist, und in dem diese andere Person einen Moment lang völlig von mir abgetrennt ist und ich mich dann kurz darauf in ihr wiederfinde und mit ihr vermische. Diese Bewegung, die die analytische Begegnung ausmacht, wird von der Aufmerksamkeit des Therapeuten unterstützt. Die analytische Aufmerksamkeit ist wie eine Stütze, wie das Wasser für den Schwimmer. Der Patient braucht unsere Aufmerksamkeit, um zu schwimmen, um analytisch behandelt zu werden. Er kann nicht ohne. Meiner Meinung nach kann die Aufmerksamkeit auch dem Schweigen gegenübergestellt werden. Das Schweigen funktioniert nicht als Medium, wie das Wasser für den Schwimmer. Sie ist eher eine Art Boje, die den Schwimmpfad versperrt. Der Patient umschwimmt das Schweigen des Analytikers. Er versucht es zu durchdringen, es zu brechen, zu umgehen. Er unternimmt alle möglichen Schritte, um das Schweigen des Analytikers zu brechen.

Die Aufmerksamkeit sollte den Patienten hingegen nicht stören, sondern seine Rede unterstützen. Er bemerkt das Schweigen des Analytikers möglicherweise gar nicht, wenn es

Präsenz und Lebhaftigkeit überträgt. Es ist leicht, den Unterschied zwischen Aufmerksamkeit und Schweigen im analytischen Setting zu veranschaulichen: Manchmal beschäftigt sich der Analytiker hinter dem Kopf des Patienten mit etwas in seinem Kalender oder in einem Notizheft oder seine Gedanken wandern sonst an einen Ort außerhalb des analytischen Settings. Es gibt Patienten, die in einer solchen Situation sofort zu reden aufhören, ein wenig wie Babys, die sich nicht im Sitzen beruhigen lassen, nur stehend, und wenn man sie umarmt, reagieren sie sehr empfindlich auf verschiedene Aufmerksamkeitsstufen und den mentalen Zustand des Therapeuten. Andere Patienten sind dagegen scheinbar »pflegeleicht« und würden nicht merken, wenn Sie einschlafen oder das Bewusstsein verlieren. Ich möchte hier nicht behaupten, dass die therapeutische Interaktion ausschließlich darin besteht, dass der Therapeut den Worten des Patienten lauscht. Es braucht noch weitere Handlungen. Aber je erfahrener wir sind, je weiter die Analyse fortgeschritten ist und je mehr sich die Patienten bei der Verwertung der analytischen Begegnung weiterentwickelt haben, desto weniger bedarf es Deutungen und Interventionen und desto mehr erfüllt das aufmerksame Zuhören die meisten Funktionen. Es hilft dem Patienten, seine Projektionen zu erkennen, noch bevor wir intervenieren und sie deuten.

Ich habe vorhin meine Vorliebe erwähnt, der Theorie zu lauschen und auf diesem Weg jederzeit dem Patienten zuzuhören. Nicht alle gehen so vor. Ich gebe mich keiner Illusion hin und möchte auch keine allgemeingültige Regel aufgrund meiner persönlichen Vorliebe formulieren. Es gibt Leute, deren theoretisches Interesse an der Psychoanalyse geringer ist als meines. Nicht alle interessieren sich für die Theorie. Ich mag es, über die Psychoanalyse nachzudenken, wenn ich Patienten zuhöre, nicht nur, wenn ich Bücher lese. Ich habe sogar gelernt, dass ich die Anwesenheit von Patienten brauche, um mich gut in die Psychoanalyse vertiefen zu können. Für mich kommt das Nachdenken über die Psychoanalyse dem Nachdenken über eine menschliche Erfahrung aus einer bestimmten Perspektive gleich, die ich für hilfreich bei der Behandlung erachte. Sobald jemand bereit ist, den Hahn des Unbewussten aufzudrehen und das Zimmer und mich mit seinen freien Assoziationen zu fluten, erfahre ich etwas über das Leben und die Psychoanalyse, das mir zuvor nicht bewusst war oder ich zuvor zumindest nicht daran gedacht und es nicht empfunden hatte. Es gibt meiner Meinung nach Patienten, die von unserem Verhältnis zur Theorie nicht weniger profitieren als von unserem Verhältnis zu ihnen. Diese Behauptung bedarf einer Erläuterung und darüber werden Sie noch mehr von mir hören.

Auch das Containing kennt eine Drittpartei

Das *Containing*, ein zentraler Begriff der Psychoanalyse, unterhält ein dialektisches Verhältnis zur Aufmerksamkeit und zur Deutung. Robert Caper beschreibt in seinem jüngsten Buch (2020, dt. 2023), wie die Erfahrungen von Wilfred Bion als Kommandant einer Panzerbesatzung und heldenhafter Soldat auf den Schlachtfeldern des Ersten Weltkriegs dazu führten, dass das Containing zu einem derart zentralen Begriff in der Psychoanalyse geworden war. In gewisser Hinsicht übernimmt Bion mit dem Begriff Containing Freuds Vorbild. Auch Freud benutzt häufig militärische und politische Metaphern, um Vorgänge in der inneren Welt und bei der Behandlungsbegegnung zu veranschaulichen. Bion erhielt seine Auszeichnung im Ersten Weltkrieg für sein Containing-Vermögen und für seine Fähigkeit, in Angstsituationen zu funktionieren. Wir begegnen Primärängsten in allen möglichen Situationen, ob im Schlaf oder in Stress- und Krisensituationen, und wir müssen sie durch Containing verarbeiten. Warum schlafen wir schlecht in Krisensituationen? Weil wir in solchen Zeiten besonders viele Ängste auf die inneren Objekte projizieren und diese Objekte daran zerbrechen. So auch bei Depressionen. Doch Containing bedeutet nicht nur, die Ängste und das unerträgliche psychische Material auszuhalten, die uns der Patient überträgt. Es bedeutet nicht nur, dass wir den Patienten nicht anschreien und ihn nicht schlagen oder nicht aufstehen und weglaufen. Es bedeutet auch, eine Neutralisierung der Projektionen vorzunehmen und unerträgliches und unverdauliches psychisches Material in denkbare Gedanken umzuwandeln. Bion nennt das die Alpha-Funktion. Diese Neutralisierung ermöglicht uns auch, weiter zuzuhören. Was uns in der Klinik wie Deutung vorkommt, ist manchmal überhaupt keine Deutung, sondern eine Reaktion des Therapeuten auf etwas, das er nicht aufnehmen und transformieren kann. Es geht nicht darum, dass er eine Erkenntnis gewonnen hat, die er dem Patienten gerne mitteilen möchte, sondern darum, dass er außerstande war, etwas aufzunehmen und zu verwandeln und deshalb den Druck, den er verspürte, dieses unerträgliche, undenkbare psychische Material abzuführen, als Deutungsintervention oder als Intervention der Neugier oder als Bedürfnis, etwas in Worte zu fassen, tarnte.

Das dyadische Mutter-Kind-Containment-Modell erklärt, wie der Patient oder das Baby Ängste aus seiner Psyche auf die Psyche der Mutter respektive des Therapeuten projiziert, wobei dieser eine offene, denkende und verständnisvolle Position bewahrt und in der *Reverie* verharrt. Allmählich verinnerlicht das Baby oder, in unserem Fall, der Patient, den Container, der denken und beruhigen kann, und wenn wir eine Deutung produzieren, verkörpert er diese aufnehmende und verwandelnde Position bereits. Denn der Geist des Patienten kann selbst keine Deutung, Verbindung oder Bedeutung herstellen, wenn ihm der Therapeut nicht hilft, das schwere psychische Material in ihm aufzunehmen und zu transformieren.

Die Herausforderung besteht darin, uns selbst darüber Rechenschaft zu geben, ob unsere Deutung aus dem Containing und den Verbindungen hervorgegangen ist, die wir hergestellt haben, oder ob unsere Bedeutung die aufnehmende und verwandelnde Position aufhebt. Ich entlehne hier Hegels Begriff der *Aufhebung*, und es scheint mir merkwürdig, dass ihn die Psychoanalyse noch nicht für sich entdeckt hat. Man könnte hier auch von *negative capabilities* oder negativen Fähigkeiten sprechen, wie Bion sie nannte, der den Begriff von Keats übernahm. Das heißt, meine Deutung hat einen Kurzschluss im Kommunikationsprozess verursacht, den der Patient mit mir unterhalten wollte. Eigentlich wollten wir

Verbindung und Verständnis anbieten, doch die Intervention an einem bestimmten Punkt, also an dem Punkt, an dem wir uns entschieden haben, die Rede des Patienten zu unterbrechen, ist Ausdruck des Unvermögens, Nichtwissen aufzunehmen zuzulassen und zu transformieren, ja Ausdruck von Ungeduld.

Geben wir dazu ein Beispiel, wenn auch ein vereinfachendes: Eine Patientin reagiert ungehalten auf Ihre Nachricht, dass Sie ihr keinen Ersatztermin anbieten können für die Sprechstunde, die sie abgesagt hat. Sie können ihr sagen: »Sie sind mir böse, weil Sie befürchten, dass mein ablehnender Bescheid bedeuten könnte, dass ich Sie aus irgendeinem Grund nicht mag.« Irgendeine Deutung in der Art. Doch damit wir eine solche Deutung erzeugen können, müssen wir ihrem Zorn und ihren Vorwürfen standhalten und trotz ihres Zorns weiter an sie und an die Vorgänge in ihr denken. Das heißt, ob die Deutung, die Sie vorgeschlagen haben, zutrifft oder nicht, allein der Umstand, dass es Ihnen gelungen ist, eine Deutung zu erzeugen und sie ihr vorzuschlagen, ist Ausdruck Ihrer Containing-Fähigkeit, also der Funktion, die ihr fehlt. Sie konnte ihre Frustration nicht aufnehmen und transformieren und hat darauf aus einer paranoid-schizoiden Position reagiert. Und nun kommen Sie und bieten ihr ziemlich gefasst eine Deutung an, die diese Containing-Funktion enthält. Die Deutung kann, wie erwähnt, falsch sein, denn das ist weder der Grund für den Zorn noch die unbewusste Leitfantasie, dennoch hat die Intervention der Therapeutin einen Wert, da sie nicht gestützt auf die Identifizierung mit der Angst und dem Zorn der Patientin erfolgt war, sondern aus einer Position der Aufmerksamkeit und des Containing.

Hier noch ein Beispiel für die gegenteilige Situation: Ein Patient ist wütend über etwas im Zusammenhang mit dem Behandlungsrahmen, und der Therapeut sagt ihm: »Ich denke, wir sollten hier auf einen freundlichen Ton achten.« Das heißt, er setzt ihm Grenzen. Im Klartext sagte er ihm: »Reden Sie nicht so zu mir.« Er übertrug ihm, dass er nicht imstande ist, seinen Zorn aufzunehmen und zu transformieren. Er konnte den Angriff nicht aufnehmen und standhalten und zeigte ihm sogar die »gelbe Karte«. Wir achten hier auf einen freundlichen Ton. Das heißt nicht nur, dass er dem Patienten keine Deutung für seinen Zorn angeboten hat, er schlug den Angriff zurück und gab ihm keine Möglichkeit, die Fähigkeit zu verinnerlichen, Zorn und Frustration aufzunehmen und zu transformieren.

Die Container-Contained-Theorie entwickelte Bion, als er zu verstehen versuchte, warum es ihm gelang, psychotischen Patienten durch analytische Deutungen zu helfen. Fast zufällig entdeckte er, dass auch Patienten mit Denkstörungen Verbindungen herstellen können, wenn es ihnen gelingt, die Containing-Funktion des Therapeuten zu verinnerlichen. Der Durchbruch, der mit der Container-Contained-Theorie gelang, liegt nicht in der Entdeckung, dass man psychotische Patienten mit Analysetechniken behandeln kann, sondern darin, dass der Heilmechanismus der Psychoanalyse nicht nur die Transformation von Unbewusstem zu Bewusstem beinhaltet, sondern etwas viel Grundlegenderes und Einfacheres. Freud hatte dieses Wissen nicht, obwohl er an einer Stelle – in *Über den Traum* (1901a) – ausdrücklich von einem Patienten spricht, der es dem Therapeuten nicht ermöglicht, »ihm ruhig zuzuhören«. Intuitiv hat Freud meiner Meinung nach verstanden, dass der

Patient großen Einfluss auf die analytische Fähigkeit ihm zuzuhören hat. In Wirklichkeit verlor Freud aber manche Patienten, weil er es offenbar nicht für nötig hielt, ihre Angriffe auf ihn aufzunehmen und zu transformieren. Möglicherweise wären solche Patienten, denen Freud damals nicht standhalten konnte, bei Ihnen geblieben, weil Sie bessere Containing-Fähigkeiten besitzen. Ja, die Behandlungstechnik der meisten von Ihnen ist besser als jene des großen Freud. Warum? Da Sie zum Beispiel über eine Theorie verfügen, wonach man dem Patienten nicht sagt: »Reden Sie nicht so zu mir.« Freud hatte keine solche Theorie. Natürlich wusste er das, was ihm die Patienten sagten, als Übertragung einzustufen. Er ließ sich von den auf ihn gerichteten sexuellen Wünschen nicht beeindrucken und wusste, dass sie nicht wirklich als solche zu verstehen sind, doch wenn Patienten ihn angriffen, besonders wenn sie die Psychoanalyse angriffen, schlug er manchmal »zurück«. Er konnte Träume deuten und hatte unzählige Einsichten, von denen wir nur träumen können, und er hatte eine phänomenale Fähigkeit, die Syntax des Unbewussten zu lesen. Doch die Containing-Fähigkeit und die Erkenntnis, dass sie einen Wert an sich darstellt bei der psychischen Entwicklung und der Behandlung, ist ein Wissen, das sich in der psychoanalytischen Theorie erst später gebildet hat.

Schade, dass die Psychoanalytiker die merkwürdige Neigung haben, aus jedem Beitrag, den sie zur Theorie beisteuern, eine neue gesonderte Theorie zu machen. Vielleicht hängt diese Eigenschaft unserer Disziplin mehr mit dem Kapitalismus als mit dem Narzissmus zusammen, das heißt mit dem Kampf um Einfluss und um »Weideflächen«, bedauerlich ist es allemal.

Es stellt sich aber noch eine weitere Frage: Könnte man sich neben dem mütterlichen Container-Contained-Modell auch noch ein weiteres Modell vorstellen, das nicht nur das Containing als Neutralisierer von Giften übernimmt, sondern das Containing auch als Funktion versteht, die dem Patienten hilft, seine Angriffe auf den Container, das heißt, auf die denkenden und fühlenden Funktionen des psychischen Apparats zu erkennen. Caper spricht von einem »väterlichen Containing-Modell«, was bedeutet: Es gibt keinen Container ohne Dritte. Die Mutter erträgt das Baby, weil sie an den Vater denkt. Das kann ihr Vater sein oder der Vater des Babys. Und ich füge hinzu, der Therapeut kann die Angriffe des Patienten aushalten, weil er eine Theorie im Kopf hat. Sie ist die dritte Partei. Sie schützt meinen Container. Wenn ich mich angegriffen fühle, stütze ich mich auf die Theorie als etwas, das meine Ängste beruhigt. Mein Container entsteht und existiert dank meiner Verbindung zu noch jemandem außer dem Patienten. Ich kann den Patienten im betreffenden Moment hassen, aber die Theorie lieben, die Psychoanalyse als menschliche Errungenschaft. Genau das ermöglicht mir, den Angriffen des Patienten standzuhalten, ohne zurückzuschlagen oder ohne ihn auf irgendeine diplomatische Art in die Schranken zu weisen.

Könnte die Sabotage unseres Aufmerksamkeitsvermögens durch den Patienten als Angriff auf Verbindungen gewertet werden?

Absolut. Doch diese Angriffe sind viel subtiler. Die Angriffe auf das Aufmerksamkeitsvermögen sind viel subtiler als die relativ offensichtlichen Angriffe auf die Verbindungen, die wir kennen. Ein Angriff auf die Verbindung ist in der Regel ein Angriff auf die Deutung, auf die Bedeutung, auf die Abhängigkeit, auf das Geben. Wir erleben den Angriff auf die Verbindung in der Reaktion des Patienten auf unsere Deutungen. Durch Zurückweisung. Als ich neulich jemandem eine Deutung vorschlug, hörte er schweigend zu, streckte den Arm dann beiläufig nach der Taschentuchbox aus, entnahm ihr ein Taschentuch, schnäuzte sich laut die Nase, hielt es mir gegenüber hoch und fragte: »Haben Sie hier einen Papierkorb?« Das ist ein Beispiel eines lauten Angriffs auf die Verbindung.

Demgegenüber gestaltet sich der Angriff auf die Aufmerksamkeit auf eine Weise, die dem Patienten und uns nicht sofort bewusst wird. Er macht sich nicht laut bemerkbar, aber wenn wir ihn einmal bemerken, müssen wir es als unsere Verantwortung akzeptieren, etwas zu unternehmen, damit wir wieder aufmerksam zuhören können. Ein geübter Pianist lässt sich nicht aus dem Konzept bringen, wenn jemand im Saal niest, während er spielt. Ein Niesen bringt ihn nicht aus dem Gleichgewicht. Dasselbe hier: Nicht alles ist ein Angriff auf die Verbindung. Mehr noch: Ein Großteil der Angriffe sind Angriffe des Therapeuten selbst auf seine Aufmerksamkeitsfähigkeit. Wir stolpern über unsere eigenen Schnürsenkel. Wir sind es, die nicht ruhig sitzen und zuhören können. Wir sind es, die keine Ruhe finden können. In dieser Hinsicht bin ich kein großer Anhänger von virtuoser Gegenübertragung, die den Patienten für alles verantwortlich sieht, was im Analytiker vorgeht. Es stimmt, dass manche Vorgänge in der Psyche des Analytikers Teil des Unbewussten des Patienten oder seiner Projektionen in dieses Unbewusste sind. Doch es liegt bei einem Großteil dieser Fälle in meiner Verantwortung, in mir den Angriff auf die Aufmerksamkeit zu eruieren. Ich halte es nicht für eine gute Idee, aus jeder »vergähnten« Sprechstunde in der Praxis ein Festival des »Nicht ich bin hier müde, es ist etwas, das der Patient durch projektive Identifikation bei mir bewirkt…« zu machen. Gut möglich, dass der Patient Anteil an der Langweile oder Müdigkeit hat, die Sie empfinden, aber bis sich das herausstellt, sollten Sie einen Weg finden, wachzubleiben.

Um nochmal auf das Beispiel des Internetauftritts des amerikanischen Analytikers zurückzuzukommen, das ich eingangs erwähnt habe, kann ich mir vorstellen, wie schwer es einem solchen Therapeuten fallen muss, einem Patienten zuzuhören, der die Sexualität in den Mittelpunkt stellt, also wenn er es mit einem »freudianischen« Patienten zu tun bekommt, der darauf besteht, die kindliche Sexualität in den Mittelpunkt zu stellen. Ich gehe davon aus, dass es einem solchen Analytiker schwererfallen würde, einer solchen Art von Kommunikation Aufmerksamkeit zu schenken und dass er irgendeine Bewegung ausführt, um sie zu sperren.

Wenden wir uns vom Patienten ab, wenn wir den Fokus auf die Theorie legen?

Sie haben vordergründig Recht. Wir »unterbrechen den Kontakt« zum lebendigen, vibrierenden Gegenüber, der sich mit uns im Zimmer aufhält, und geben uns theoretischen Gedanken hin, die – wie Sie zu Recht implizieren – im Grunde genommen ein libidinöses Objekt für den Therapeuten darstellen. Nun ist es aber so, dass ich allein in der Tatsache, dass die Theorie außerhalb des Patienten liegt oder für mich ein Objekt gewisser Begierde darstellt, keinen Hinderungsgrund für die Annäherung an ihn und den emotionalen Kontakt mit ihm sehe. Die Liebe zur Analyse ist in bestimmtem Maße der »Königsweg« zur Liebe zum Patienten. Zahlreiche außertheoretische Parameter haben Anteil an der therapeutischen Begegnung, dabei ist die Theorie Teil meines Unbewussten, meiner Präsenz im Behandlungszimmer. Bestimmt haben Sie schon viele Supervisoren sagen gehört: »Vergessen Sie die Theorie.« Diese Aussage trifft zu, wenn Sie die Theorie als Prothese oder Skalpell und nicht als lebendige Gegenwart im Geist des analytischen Therapeuten betrachten. Vom dynamischen Therapeuten zu verlangen, dass er sein analytisches Objekt ignoriert, ist wie vom Pianisten zu verlangen, die Noten zu ignorieren. Er denkt zwar bestimmt an Musik und nicht an das Noten lesen, wenn er spielt, doch es ist in meinen Augen verrückt zu behaupten, dass die Fähigkeit zu Musizieren nichts mit Noten zu tun hat.

Was passiert mit der Aufmerksamkeit des Therapeuten, wenn der Patient schweigt?

In einer ihrer Kurzgeschichten schreibt Dorothy Parker: »Als das Telefon nicht klingelte, wusste ich sofort, dass du es bist.« Viele Dinge passieren uns, wenn der Patient schweigt. Ich hatte diese Woche eine solche Sprechstunde, in der ich auf ein mir unbekanntes Schweigen des Patienten aufmerksam wurde. Es handelt sich um einen langjährigen Patienten, der gewöhnlich gerne viel redet in der Analyse und nun schon länger schwieg. Wenn ich also dem Schweigen dieses Patienten zuhöre, zweifle ich schon fast, ob er es ist, der da vor mir liegt. Aber eigentlich war es ziemlich erfrischend, ihn schweigen zu hören. Ich weiß, dass er ein bisschen depressiv ist. Er hat eine große Lebenskrise durchgemacht und ist es nicht gewohnt, darüber zu sprechen. Er ist es gewohnt, über aufregende und emotional aufwühlende Dinge zu sprechen und weniger über das Bedrückende und Unsägliche in seinem Leben. So sitze ich also hinter dem Haupt des Patienten und genieße seine Schweigephasen in den letzten Tagen etwas zu sehr. Heute fiel mir ein, ich sollte überprüfen, ob ich etwas an diesem Schweigen besonders beachten sollte. Ich lasse ihn ja, und das ist okay. Aber ich wollte sichergehen, dass wir, wenn ich ihm zuhöre und er schweigt, mehr oder weniger »on the same page« sind, wie man auf Englisch sagt.

Mit dem Hund ohne Leine spazieren

Ich sehe meine Aufmerksamkeit gegenüber dem Patienten während der Sprechstunde ein wenig wie das Spazieren mit dem Hund ohne Leine. Ja, ich möchte, dass der Hund frei herumspringt und sich austoben kann, aber ich möchte ihn auch nicht ganz aus den Augen verlieren. Ich möchte nicht, dass ich nicht weiß, wo er sich befindet. Es ist mir wichtig, hin und wieder sicherzustellen, dass ich nicht einfach so in ständig gleichschwebender Aufmerksamkeit vor Ort verweile, während der Hund schon über alle Berge ist. Ich denke, es ist nicht richtig, zu viel Zeit verstreichen zu lassen, ohne einen Laut von sich zu geben. Es gibt Analytiker, die von solchen Geisteranalysen mit Patienten berichten, die über Monate und sogar Jahre geschwiegen haben. Das ist natürlich sehr interessant und bildet einen fruchtbaren Boden für alle möglichen Gedanken und Theorien über psychische Verstecke und mentale Primärsituationen (primitive mental states) auf der Grundlage solcher massiver Schweigephasen, die sich manchmal im analytischen Feld entwickeln. Aber mich interessiert, was der Patient in dieser Zeit gemacht hat. Warum muss sich angesichts der schweigenden Präsenz des Patienten eine schweigende Präsenz des Therapeuten entwickeln? Um das zu verhindern, braucht es keine künstlichen Deutungen. Es reicht, wenn man mal kurz irgendeinen Satz einwirft, was dem Patienten oft hilft. Oft schweigen die Patienten, und man sollte sie darauf hinweisen, dass sie schweigen. Wenn Sie dem Patienten sagen: »Sie schweigen heute« oder »Ich höre Ihnen zu«, passiert es oft, dass er »den Monitor anschließt« und Sie an den Gedanken teilhaben lässt, die ihm in den letzten Minuten durch den Kopf gegangen sind. Er summt Ihnen dann vielleicht eine Melodie vor, die ihm gerade durch den Kopf ging, oder fasst eine gerade erlebte visuelle Fantasie oder Berührungsfantasien in Worte, von denen er nicht dachte, sie würden Sie interessieren.

Ich schließe auch die Möglichkeit einer aktiven Technik nicht aus, durch die man dem zum Schweigen neigenden Patienten vorschlägt, über ein bestimmtes Thema zu reden oder darüber zu berichten, was er in den Stunden vor der Sprechstunde erlebt hat. Ich würde diese aktive Technik aber nicht mit »Zwangsfantasien« der Art vermischen, die Ferenczi eine Zeit lang verwendet hat, oder mit anderen Verhaltenstechniken wie imaginative Psychotherapie. Aber es gibt, wie gesagt, Fälle, in denen wir es mit Deutungen allein nicht schaffen, den Patienten aus einer längeren Gefangenschaft in einer Fantasie zu befreien, die ihn zum Schweigen veranlasst oder in ein psychisches Versteck treibt, ohne mit uns kommunizieren zu können. Wenn es sich um eine Analyse und nicht um eine Psychotherapie handelt, ist das Aufsitzen in solchen Situationen keine Garantie dafür, den Redefluss des Patienten wieder in Gang zu bringen. Diese Strategie bevorzuge ich weniger. Freud dachte, das Schweigen des Patienten lasse auf eine homosexuelle Haltung schließen, die beim Patienten ins Bewusstsein gerückt sei. Das ist eine reichhaltige Aussage, wenn man bedenkt, dass »homosexuelle Einstellung« bei Freud ein sehr komplexer Begriff ist. Sie umfasst sowohl die Sehnsucht nach der Vereinigung als auch die Angst vor dem Anderssein und beinhaltet meiner Meinung nach auch, was Melanie Klein später als Neid identifizierte (Klein, 1957).

Verrät der Gesichtsausdruck des Therapeuten dem Patienten, dass dieser ihm aktiv zuhört?

Ich hoffe, nicht. Schauen Sie, es ist schon bemerkenswert, was die Psychoanalyse mit dem Ethos des Anblickens des Objekts generell und dem »In die Augen schauen« im Speziellen gemacht hat. In unserer Kultur sind die Augen ein »Spiegel der Seele« und der Blick in die Augen symbolisiert die Suche nach Wahrheit. Und nun kommt die Psychoanalyse und zieht es vor, den Worten des Patienten zu lauschen statt ihn anzuschauen, und verzichtet ganz auf den Blickkontakt. In der Analyse hat der Gesichtsausdruck nicht viel kommunikative Bedeutung, da der eine das Gesicht des anderen nicht sieht. Ich hoffe, dass – selbst wenn der Patient Ihnen auf einem Sessel gegenübersitzt –, Sie weder zu viel Mimik verwenden noch zu sehr versuchen, den Gesichtsausdruck des Patienten zu lesen. Ich halte es sogar für ziemlich invasiv, auf einen Gesichtsausdruck oder eine Körperbewegung einer Person, die mir gegenübersitzt oder auf der Analysecouch liegt, Bezug zu nehmen, auch wenn es der Zweck der Begegnung ist, den Patienten zu verstehen und mit ihm emotional in Verbindung zu treten. Ich bin der analytischen Tradition ziemlich treu geblieben, wonach Körperbewegungen der Patienten nicht gedeutet werden, außer in Ausnahmefällen. Ich bemühe mich auch, nicht in die Richtung des Patienten zu blicken, wenn er auf der Couch liegt, damit ich nicht in Versuchung gerate, Defizite beim Zuhören und beim Verständnis durch über den Sehsinn gewonnene Eindrücke zu kompensieren. Wenn das geschieht und ich mich dabei ertappe, mich für seine Kleidung, seinen Duft oder für die Art, wie der Patient sich bewegt oder für das Verschwinden eines vertrauten Rings an seiner Hand zu interessieren, versuche ich, den Eindruck irgendwo »abzulegen« und nicht darauf einzugehen oder es zu deuten. Ich warte dann, bis sich ein Zusammenhang ergibt mit einer Aussage des Patienten oder mit einem Signal seines Unbewussten.

Eine Patientin wirft jeweils beim Abschied von Ihnen einen verstohlenen Blick auf Ihren Unterleib. Führen Sie das auf jene Zwangserscheinung zurück, deren Entwicklung Sie irgendwann im zweiten Behandlungsjahr der Analyse aufgrund der wiederholt vorgebrachten Klage der Patientin, dass ihr die Männer auf der Straße auf die Brust starren, festgestellt haben?

Es gibt Patienten in der Psychotherapie, die sehr empfindlich darauf reagieren, wenn der Therapeut den Blick von ihnen abwendet. Andere Patienten wiederum vertragen den Blick des Therapeuten nicht, und es gibt auch Therapeuten, die nicht mögen, wenn man sie anstarrt (z. B. Freud). Es scheint inzwischen auch Analytiker zu geben, die ihren Sessel so anordnen, dass sie das Gesicht des liegenden Patienten sehen können. In einer Zeit, in der der Blick und der visuelle Eindruck derart in den Vordergrund gestellt werden, scheint es auch Analytikern schwerzufallen, noch darauf zu verzichten. Wer weiß, vielleicht werden wir bald den Drang verspüren, die Deutungen mit Emojjs zu ergänzen.

Erzeugt die Verbindung mit der Theorie Neid beim Patienten?

Es gibt Patienten, die keinen Neid empfinden, aber es gibt Anzeichen dafür, dass sich der Therapeut in ihrer Fantasie als »großer Anderer« festgesetzt hat, der ein Buch in der Hand hält, dessen Inhalt ihm ermöglicht, alles am Patienten und an seiner Welt zu verstehen. Ziemlich klassisch ist dann auch die Variante, dass sich der Patient plötzlich mit den Büchern beschäftigt, die in ihrem Bücherschrank und neben dem Sessel stehen. An irgendeinem Punkt stellt er sich dann auch vor, dass, wenn er das entsprechende Wissen hätte, er den Analytiker nicht brauchen würde. Es gibt hier also den Theorie-Neid als Reaktion auf die Erfahrung der Abhängigkeit vom fruchtbaren Denken des Gegenübers. Aber das Verhältnis zum Wissen des Analytikers ist sehr vielfältig und ich würde das Interesse des Patienten an einem Buch, das er meinem gegenwärtigen Lesestoff zurechnet, nicht voreilig als Neid deuten. Manchmal ist genau das Gegenteil der Fall: Der Patient mag das Buch bemerkt haben, das neben dem Sessel des Therapeuten liegt, aber das Buch, das er in seinen Assoziationen anspricht, markiert die Partnerschaft, die sich zwischen ihm und dem Analytiker gebildet hat. Sie schreiben das Buch zusammen, und es gibt keinen Grund, dass ein Patient, der weiß, dass sein Therapeut als Autor tätig ist, sich nicht in irgendeiner Form als Partner bei dieser schöpferischen Tätigkeit des Therapeuten sehen soll. Die Patienten haben das volle Recht, sich als Partner auf unserem Weg, ja sogar als unsere Lehrer zu betrachten.

Containing und Deutung ergänzen einander. Es ist wichtig, Unbewusstes in Bewusstes zu verwandeln, aber Containing-Fähigkeiten sind eine Grundvoraussetzung für gewichtige Deutungen im Denken des Therapeuten und natürlich auch für das Vermögen des Patienten, das Unbehagen oder die Angst auszuhalten, die diese Deutungen in ihm auslösen. Manchmal muss man eine längere Zeit mit dem unverarbeiteten Unbewussten verbringen, bis es verarbeitet und gedeutet werden kann und es seinen Platz im Bewusstsein erhält. Aber es handelt sich, wie erwähnt, um ein dialektisches Verhältnis. Wenn Sie in der Lage sind, schweres und unangenehmes Material aufzunehmen und zu transformieren, wenn Unwissen und Unverständnis Sie nicht am analytischen Prozess zweifeln lassen, bestehen gute Chancen, dass Sie eine deutende psychische und analytische Arbeit ausführen. Man kann Ihnen Phantasien oder Perversionen schildern, frei die Übertragungsphantasien an Sie artikulieren, Sie kritisieren und Enttäuschung über die Behandlung zum Ausdruck bringen. Bei bestimmten Psychotherapien konzentriert sich der Nutzen für den Patienten mehr darauf, seine Selbstcontaining-Fähigkeit zu verbessern, als sich selbst besser zu verstehen. Aber das hängt natürlich stark von Ihrer analytischen Weltanschauung und von Ihrer Technik sowie von der Verbindung zwischen ihnen ab.

Eine der Hauptideen, die ich bei unseren Gesprächen entwickeln möchte, besagt, dass das theoretische Wissen das innere analytische Objekt und das klinische Repertoire bereichert. Wir gehen der Frage nach, wie die Fähigkeit, in der Klinik Elemente der Theorie und Theorien zu erkennen, die Aufmerksamkeitstheorie des Therapeuten bereichert und offener gestaltet. Doch damit, dass wir verschiedene Theorien kennen und eine davon bevorzugen, ist es natürlich nicht getan. Es wäre deshalb hilfreich, wenn wir uns auch etwas mit dem neurotischen Charakter unseres Verhältnisses zur Theorie befassen würden. Manchmal dominiert die Theorie unsere Aufmerksamkeit so sehr, dass es uns schwerfällt, zwischen »ausgewählter Tatsache« und »überwertiger Idee« zu unterscheiden, eine Unterscheidung, die Britton und Steiner (1994) gestützt auf Bion eingeführt haben. Manchmal wirkt die Theorie, die wir bevorzugen, wie ein »Vorurteil« und schränkt das Spektrum unserer Aufmerksamkeit für das Material ein, das uns der Patient liefert. Ich werde noch auf diese Angelegenheit zurückkommen, wenn ich das Konzept des »inneren psychoanalytischen Objekts« vorstelle.

Jede psychoanalytische Theorie ist ein »Gesamtpaket«. Mit der Theorie bekommen wir nicht nur ein Entwicklungsschema, ein Mind-Modell und einen Heilmechanismus geliefert, sondern auch eine Stereotypisierung der anderen Theorien. Sie müssen nicht alle Bestandteile des Pakets annehmen, das Ihnen die Autoren der psychoanalytischen Theorien bieten, schließlich verschweigen sie uns gegenüber ja auch alle möglichen neurotischen und idiosynkratischen Aspekte dieses Deals. Diese Autoren werden vor allem dafür sorgen, die Überschneidungspunkte und Übereinstimmungen zwischen ihrer und den anderen Theorien zu verbergen. Ich rate Ihnen, die Artikel zu lesen, in denen Theoretiker ihre Übereinstimmung oder den Bruch mit anderen Theoretikern, die sie behandelt oder instruiert haben, vorstellen. Als Historiker hatte ich Gelegenheit, nicht wenige »Nachrufe« von Analytikern über Kollegen und Therapeuten von ihnen zu lesen, und sah, dass dieses Genre von Nachrufen einen nicht unerheblichen Teil des Unbewussten der Entwicklung des psychoanalytischen Denkens absorbiert hat. Lesen Sie den Abschied Winnicotts von Strachey oder seinen Artikel über Klein oder Guntrips Artikel über seine Analysen bei Fairbairn und bei Bowlby und die »Zwei Analysen von Herrn Z«. (Kohut, 1977).

Ich erachte diese Artikel als wichtig, weil sie uns zeigen, wie Theoretiker, also Personen, die Theorien geschaffen haben, anderen Theoretikern begegnet sind und gestützt auf andere Theorien behandelt wurden. Auch die *Controversal Discussions* in London in der Kriegszeit sind in dieser Hinsicht lesenswert. Der Erzfreudianer Edward Glover wirft dort Paula Heimann an einem bestimmten Punkt vor, sie spiele mit Freuds Ideen wie eine Jungkatze mit einem Wollknäuel (Glover zit. in King & Steiner 1991, S. 559–560). Mal abgesehen vom herablassenden Ton Glovers, vertritt Heimann aus seiner Sicht den Standpunkt Melanie Kleins in der Kontroverse, indem er ihr vorwirft, die freudianische Position misszuverstehen. Auch wir befinden uns irgendwo auf dieser Skala. Jeder von uns hat Freud oder Klein oder Laplanche auf eine bestimmte Weise verstanden. Vielleicht wie der amerikanische Analytiker, den wir am Anfang unseres heutigen Gesprächs kennengelernt haben. Glauben Sie auch, dass auch »Freud selbst vom der ganzen Sexualitätsthematik abgerückt« ist? Die Art, wie ein Therapeut die Theorie versteht und damit umgeht, kann in jeder Hinsicht die Funktion einer neurotischen »Kompromissbildung« erfüllen.

Ich habe Ihnen ein Gedicht über Reverie versprochen. Es wurde etwa 200 Jahre vor der Zeit geschrieben, als die Psychoanalyse das Wort entdeckte und es für ihre Zwecke neu definierte. Ich denke, das Verhältnis des analytischen Therapeuten zur Theorie kann dem Verhältnis zwischen Realität und Reverie, das Emily Dickinson hier beschreibt, sehr ähnlich sein. Wir studieren viele Theorien, damit wir sie bei Bedarf träumen und uns vorstellen können, während wir den Patienten zuhören.

Emily Dickinson[11]
To Make a prairie

To make a prairie it takes a clover and one bee,
One clover, and a bee,
And reverie.
The reverie alone will do,
If bees are few.

Für eine Wiese braucht es Klee und Bienen,
Je eins von ihnen,
Und Träumerei.
Die Träumerei tut's auch allein,
Bei wenig Bienen.
(Deutsch von Gunhild Kübler)

1 Amerikanische Fassung aus *The Complete Poems of Emily Dickinson*, Edited by Thomas H. Johnson. Boton: Little, Brown and Company (ohne Jahresangabe). Copyright © der deutschen Übersetzung Gunhild Kübler.

7 Übertragung, Enactment und Gegenübertragung

Monate- oder jahrelanges Containing starker Übertragungen vs. Empathie gegenüber dem Patienten • Über die Bedeutung der Symbiose zwischen dem Behandlungsrahmen und der inneren Welt des Patienten • Zum fast vergessenen Begriff »Übertragungsneurose« • Ein Patient bittet darum, das Telefon während der Behandlung eingeschaltet lassen zu dürfen • Ist alles, was der Patient tut und den Therapeuten ärgert, Acting-out und alles andere Enactment?

Wir haben über die Aufmerksamkeit des analytischen Therapeuten gesprochen und über die Wechselwirkung zwischen aufmerksamem Zuhören und Containing. Ich habe dargelegt, dass der Rahmen die Aufmerksamkeit und das Containing fördert, dass er einerseits die Grundregel der Psychoanalyse stützt und andererseits die Empfänglichkeit des Patienten für Interventionen und Deutungen fördert und dass er generell eine optimale Grundlage für inneren Wandel bietet. Diese These muss stets von neuem belegt werden. Ich habe festgestellt, dass Patienten und junge Therapeuten den Behandlungsrahmen mit der »alten Welt« identifizieren, in der die Unterscheidung – zwischen dem anwesenden und abwesenden Objekt – klarer war. Ich kann diese Ansicht nicht ganz von der Hand weisen, sie ist durchaus prüfenswert: Es gibt in der Klinik sehr viele Anzeichen für Änderungen in der objektalen Welt von Leuten, die in das digitale Zeitalter hineingeboren wurden. Vielleicht ist ihnen auch aufgefallen, dass jungen Patienten manchmal die Fähigkeit abzugehen scheint, die Klingel an der Tür zu betätigen oder die Gegensprechanlage zu benützen, um mitzuteilen, dass sie da sind. Sie schicken stattdessen eine WhatsApp-Nachricht »Ich bin da« und warten bis sich die Tür öffnet. Auch das Verlassen des Behandlungsraums nach der Behandlung gleicht bei Millenials eher dem Blättern im Internet oder dem Verschwinden eines Geistes als dem Sich-Verabschieden von einem wirklichen Menschen, mit dem sie gerade eine Stunde lang gesprochen haben. Die Augen, die gerade noch auf den Therapeuten gerichtet waren, sind nun auf einen Schlag auf den Telefonbildschirm fixiert. Der Patient steuert direkt auf die Tür zu, ohne sich zu verabschieden und ohne die Tür hinter sich zu schließen. Dennoch würde ich die ganze analytische Technik nicht voreilig komplett neu erfinden, nur um diesem Bildschirmzeitalter Rechnung zu tragen. Wie sagt doch der Butler in der Fernsehserie *Downton Abbey* so schön: »I'd rather be convinced than defeated.«

Was vielleicht bis jetzt bei unserem Gespräch zu kurz kam, war jenes Stück Theorie, jenes Denken, das untersucht, wie der Behandlungsrahmen das Unbewusste des Patienten in sich aufnimmt. Die Analysestunde und die innere Welt verschmelzen sich allmählich mit dem Rahmen, den der Patient als psychoanalytisches Objekt verinnerlicht. Ich möchte

Ihnen erneut sehr empfehlen, den Artikel von José Bleger (1967) zu lesen, wo er den analytischen Rahmen als »soziale Institution« bezeichnet, die bei der Aufnahme der psychotischen und autistischen Teile des Patienten eine Rolle spielt. Demnach soll sich eine Art funktionelle Symbiose zwischen dem Innenleben des Patienten und dem Rahmen entwickeln, welche es ermöglicht, die frühen narzisstischen Objektbeziehungen zu untersuchen, die Zuflucht im Rahmen finden (siehe auch Bleger, L. 2018). Wer eine Analyse durchlaufen hat, erinnert sich auch noch manche Jahre danach, an welchen Wochentagen und zu welchen Stunden sie stattfand. Diese Symbiose zwischen dem Rahmen und dem Patienten kommt auch während der Analyse verschiedentlich zum Ausdruck. Sie dürften auch schon festgestellt haben, dass die Bereitschaft, auf die Gewohnheit einzugehen, für jeden vom Patienten abgesagten Termin jeweils einen Ersatztermin anzubieten, sich oft als überflüssig und sogar als schädlich erweist. Nicht nur, dass es Patienten gibt, die ständig auch die Ersatztermine auslassen, die Sie für sie zu finden bemüht waren, auch wenn sie sie doch wahrnehmen – weil es sie irritiert, für etwas gezahlt zu haben, das sie nicht beanspruchen können –, sind die stattfindenden Ersatzsitzungen dann meist eher für das Protokoll als wirkliche Analysestunden. Umgekehrt können wir beobachten, wie die Analyse symbolisch in der Psyche des Patienten und in seinen Träumen stattfindet, auch wenn er krankheitshalber abwesend oder im Urlaub ist. Das geschieht nicht von selbst, sondern dank des Rahmens, der in der Psyche des Patienten weiterwirkt und ihm eine höhere Stufe der Trennung vom inneren Objekt ermöglicht. Auch die Spannung zwischen dem festen zeitlichen Rahmen der Behandlungsstunde und der fließenden Zeit des Unbewussten dauert bei den Patienten auch noch viele Jahre nach dem Abschluss der Behandlung an. Der analytische Rahmen verbessert das Zeitverhältnis des Patienten. Ich persönlich führe die Entwicklung meiner Fähigkeit, mich selbst bei Umgebungslärm und bei emotionaler Aufregung rasch auf etwas konzentrieren und eine intellektuelle Arbeit auszuführen zu können, auf meine langjährige Erfahrung als Analysepatient zurück. Es gibt auch eine große Ähnlichkeit zwischen dem mentalen Zustand, den Menschen bei regelmäßigen Meditationsübungen erreichen, und dem mentalen Zustand des Therapeuten und des Patienten bei der Analyse in guten Analysestunden. Mit Ihrer Hilfe »übt« der Patient Psychoanalyse im wahrsten Sinne des Wortes. Dabei erlebt er einen Zustand, der auch nach dem Abschied vom Behandlungsrahmen anhält. Das ist eines der Ziele der Arbeit an Urlauben und Abschieden während der dynamischen Behandlung, nämlich dass der Patient lernt, auch nach Abschluss der Behandlung mit dem analytischen Objekt umzugehen.

Manchmal ermutige ich Patienten dazu, irgendeinen symbolischen Akt der Aufrechterhaltung des analytischen Rahmens zu begehen, wenn sie oder ich im Urlaub sind. Man kann diese Empfehlung auch auf eine Weise formulieren, die sich eher winnicottianisch als kleinianisch anhört: Unsere Patienten, zumindest einige von ihnen, benutzten die festen Stunden nicht nur als Übergangsraum, sondern auch als Übergangsgegenstand. Für den vertrauten Zeitrahmen, der vom Patienten bereits als Treffpunkt mit dem inneren Objekt erkannt wird, gibt es aus der Sicht des unbewussten Systems keine wirkliche Alternative, und die Patienten überraschen den Therapeuten, indem sie bei verschiedenen unerwarteten Gelegenheiten zu ihren festen Stunden erscheinen. Es liegt in der Natur der Sache, dass die Schockwellen, die Verletzungen des Rahmens durch die Therapeutin oder den Therapeuten auslösen, größer sind als die Schockwellen, die Rahmenverletzungen durch den Patienten verursachen. Ich kann mich an einen Patienten erinnern, der jahrelang davon überzeugt war, dass mein Sommerurlaub einzig den Zweck verfolgte, ihn stufenweise von der Behandlung zu »entwöhnen«. Dass ich mich an den Daten, die ich ihm als meine Urlaubstage mitgeteilt hatte, nicht in der Praxis aufhalten würde, war für ihn unvorstellbar. Er räumte mir gegenüber einmal ein, er sei während meines Urlaubs zu seiner festen Stunde erschienen, habe an der Tür geklingelt und sei verwundert gewesen, dass ich ihm nicht geöffnet hätte.

Zur Übertragungsneurose

Im Frühjahr 1888 schrieb Freud seinem Berliner Freund Wilhelm Fließ und bat ihn darum, einer Patientin, die zu jener Zeit bei ihm, Freud, in Behandlung war, zu raten, wo sie ihren Sommerurlaub verbringen könnte. Die Patientin war zuvor bei Fließ in Behandlung gewesen und bat darum, ihm die Entscheidung zu übertragen, welchen Kurort sie aufsuchen soll.

Freud schreibt also Fließ:

> »Bitte, wenn Sie einverstanden sind, schreiben Sie mir *umgehend* eine Karte, auf der Sie einen Namen eines Ortes nennen, und seien Sie versichert, dieser Ort wird Frau A. im Sommer beherbergen. Nur bitte tun Sie es mir nicht an, dass Sie mir die Entscheidung überlassen, das würde doch nicht befriedigen, denn die Gewalt über die Geister, die Ihnen gebührt, lässt sich nicht übertragen.« (Freud, 1887–1904, S. 8)

Das ist meines Wissens das erste Mal, dass das Wort »Übertragung« in Freuds Werk erwähnt wird. Freud weiß um die Kraft der Suggestion, erkennt aber auch, wann ein Therapeut seiner Art sich nicht als Übertragungsobjekt positionieren sollte. Heute würden wir der Patientin den Wunsch, dass wir für sie entscheiden, wo sie ihren Sommerurlaub verbringen soll, wohl deuten.

In *Die Traumdeutung* (1900a) findet sich bereits eine schematische Darstellung der Übertragung: Demnach wird eine bestimmte Energie vom Unbewussten in einen bewusstseinsnahen Gedanken oder ein solches Bildnis übertragen. Die Übertragung beschreibt also die Art, wie wir denken. Wir übertragen psychische Energie zwischen verschiedenen psychischen Systemen, laden Worte und bewusste Gedanken mit Objektrepräsentationen und unbewussten Gedanken auf. Ein Jahr später, bei Doras Analyse, hat Freud bereits eine klarere Vorstellung davon, was es mit dem unbewussten Inhalt auf sich hat, den wir vom unbewussten zum bewussten System zu übertragen neigen. Daraufhin verbindet er zwei Einsichten miteinander, zu denen er unabhängig voneinander gelangt war. Die erste

Einsicht betrifft den verdrängten sexuellen Inhalt, welcher der Hysterie zugrunde liegt. Zu dieser Einsicht war er bereits 1897 gelangt. Die zweite Einsicht betrifft den unbewussten Inhalt, der im Laufe der Analyse in das Bewusstsein übertragen wird. So gelangt er zu der Erkenntnis, dass die unbewussten Inhalte, die ihm von Dora übertragen werden, verdrängte Sexualität betreffen.

Im Nachwort zu *Bruchstück einer Hysterie-Analyse* (Die Schilderung des Falles Dora) stellt Freud folgende Frage und beantwortet sie gleich selbst:

> »Was sind Übertragungen? Es sind Neuauflagen, Nachbildungen von den Regungen und Phantasien, die während des Vordringens der Analyse erweckt und bewusst gemacht werden sollen, mit einer für die Gattung charakteristischen Ersetzung einer früheren Person durch die Person des Arztes. [...] Es gibt solche Übertragungen, die sich im Inhalt von ihrem Vorbilde in gar nichts bis auf die Ersetzung unterscheiden.« (1905e, S. 279f.)

Das Vorbild aus der Vergangenheit wird durch ein Vorbild aus der Gegenwart ersetzt. Diese Art von Übertragungen nennt Freud »Neudrucke«. Genau wie die Neuauflage eines Buches ab Druckplatten oder Matrizen. Die zweite Art der Übertragung ist etwas »kunstvoller«, Freud nennt sie »Neubearbeitungen«. In diesem Fall erfährt der Übertragungsinhalt eine Minderung oder Sublimation und kann auch bewusst sein. Jedenfalls verwenden die Übertragungen gegenwärtige Umstände oder irgendein reales Merkmal der Persönlichkeit des Therapeuten und heften sich daran fest.

Die Übertragungstheorien entwickeln sich weiter bei Freud (in Wien), bei Karl Abraham (in Berlin) und bei Sándor Ferenczi (in Budapest), und allmählich entstehen – vor allem dank der Arbeiten von Abraham und Ferenczi – Kriterien für den Zusammenhang zwischen der Art der Übertragung und der Stufe der Objektbeziehung oder der Psychopathologie der Patienten. Abraham schlug die Unterscheidung zwischen hysterischer Übertragung, die hysterische Patienten charakterisiert, und der Übertragung psychotischer Patienten, beruhend auf der Fähigkeit, die Libido vom Ich auf die Gestalt des Therapeuten abzulenken, vor. So entstand der Glaube, dass psychotische Patienten nicht in der Lage sind, eine Übertragung zu erzeugen und sich deshalb nicht für die Analyse eignen. Freud vertrat diesen Standpunkt, obwohl er selbst durchaus auch psychotische Patienten behandelte. Die Theorie hielt jedenfalls weiterhin an dieser Unterscheidung fest, das heißt zwischen neurotischen Übertragungen und dem narzisstischen Festklammern am Autoerotismus, das die psychotische Struktur charakterisiert und die Übertragung verhindert und damit auch die nachhaltige Tiefenwirkung. Zwischen diesen beiden Arten von Übertragung – der neurotischen und der psychotischen – ordnet Freud die Übertragungen an, die melancholische und hypochondrische Patienten charakterisieren.

Ferenczi legte in seiner wichtigen Arbeit *Introjektion und Übertragung* (1909) dar, dass die erste Liebe und der erste Hass auf die Übertragung angenehmer und unangenehmer autoerotischer Gefühle auf die Objekte zurückzuführen sind, die diese Gefühle auslösen.

Die Übertragung sei nur ein Spezialfall der Verschiebungssucht der Neurotiker, um einigen unlustvoll, daher unbewusst gewordenen Komplexen auszuweichen, fasst Ferenczi zusammen. Er sagt im Grunde genommen: je größer die Neigung zur Übertragung, desto stärker auch die Neurose. Der Patient, der übersteigertes Interesse an Gestalten der Außenwelt zeigt oder große Teile seiner Libido darin investiert, handelt aus innerer Verdrossenheit. Die neurotische Übertragung ist ein Negativbild der psychotischen Übertragung. Der psychotische Patient ist »sich selbst genug«. Er investiert seine gesamte psychische Energie in sein autoerotisches Selbst und wendet sich vom Objekt ab.

Der neurotische Patient ist dagegen meist ein »Übertragungsfreak«. Christopher Bollas bezeichnete bestimmte Patienten treffend als »transference addicts« (Bollas, 2000, S. 146), also Übertragungssüchtige, was meiner Meinung nach entsprechend auch für Therapeuten zutrifft. Auch Therapeuten können die Sucht entwickeln, Übertragungsobjekte zu sein. Auch uns fällt es manchmal schwer, etwas zu tun, um den Zauber etwas abzumildern, zu zerstreuen. Wir werden noch darauf zurückkommen, wenn wir über Abschiede und den Abschluss von Behandlungen sprechen.

Die Theorie, die Sexualität, frühe Objektbeziehungen und eine Übertragungsweise miteinander verband, legte großes Gewicht auf die Unterscheidung zwischen Übertragungsarten als Diagnosemittel. Die hysterischen, neurotischen Übertragungen in der Gruppe der Psychoneurosen wurden als »Übertragungsneurosen« bezeichnet. Der Begriff der Übertragungsneurose ist ein wenig in Vergessenheit geraten, aber dennoch in mancherlei Hinsicht bemerkenswert. Es handelt sich weniger um einen psychopathologischen Befund als vielmehr um eine »vorübergehende Krankheit«, die sich im analytischen Setting entwickelt und dazu dient, Behandlung und Heilung zu fördern. Die Ärzte unter Ihnen mögen sich an den Begriff »Gram-Färbung« erinnern. Gleich werden Sie meine etwas ungewöhnliche Assoziation dazu verstehen: Um Bakterien unter dem Lichtmikroskop zu erkennen, müssen sie eingefärbt werden. Die nach Gram benannte Färbetechnik ermöglicht eine erste Unterscheidung zwischen Bakteriengruppen, zwischen Bakterien, die im Labor Farbe annehmen, und solchen, die ungefärbt bleiben. So wie es also grampositive und gramnegative Bakterien gibt, gibt es Patienten, die im analytischen Labor Übertragungsneurosen entwickeln, und andere, die es nicht tun. Ich hoffe, der Vergleich der menschlich berührenden therapeutischen Begegnung mit dem mikrobiologischen Labor schreckt Sie nicht zu sehr ab und dass Sie mich nicht verdächtigen, die Psychologie auf Biologie reduzieren zu wollen. Es gibt sehr viele medizinische Analogien, biologische Mechanismen oder physikalische Phänomene, auf die wir nicht verzichten wollen, wenn es darum geht, die geistigen, innerpsychischen und zwischenmenschlichen Vorgänge mit Worten zu veranschaulichen.

Was ist eine »Übertragungsneurose«? Das ist neue, weiterverarbeitete Form der unbewussten Objektbeziehung, die sich durch die Beziehung zum Analytiker entwickelt. Diese Übertragungen verzerren einen bestimmten Aspekt der Gegenwart des realen Objekts. Klassische Analytiker haben sich früher darauf spezialisiert, nämlich Übertragungsneurosen zu erzeugen. Dem kam sowohl diagnostischer Wert als auch eine therapeutische

Funktion zu. Einem Patienten, der sich in einer Übertragungsneurose befindet, Deutungen anzubieten, vergrößert die Chance, dass diese zu strukturellen Änderungen in seiner inneren Welt führen. Dank der Übertragung befindet sich der Patient oder die Patientin in einer Art »Zeitkapsel«, wobei die Intervention des Therapeuten – wir können uns auch mit dem Begriff »Zäsur« (Bion, 1977) behelfen –, die gewissermaßen in der Gegenwart stattfindet, eine Änderung der historischen psychischen Struktur bewirkt.

Übertragungsneurosen ereignen sich spezifisch im analytischen Setting. Niemand kommt mit einer Übertragungsneurose in die Behandlung. Wenn sie sich während der Analyse entwickelt, wird der Patient zugänglicher für die Interventionen des Therapeuten. Der Therapeut oder die Therapeutin hat dann die Gelegenheit, bei »hohen Temperaturen« zu arbeiten, also gleichsam das Eisen zu schmieden, solange es heiß ist. Der Patient erlebt das sehr intensiv, wir kommen noch auf den speziellen Effekt der Deutung zurück, die einem Patienten in einer Übertragungsneurose gegeben wird. Es handelt sich zweifellos um einen etwas veralteten und tautologischen Begriff, ist doch die Übertragung selbst definitionsgemäß eine Art Neurose. Dennoch halte ich ihn manchmal für praktisch im klinischen Gebrauch, besonders in den Fällen, in denen ich mir für mich selbst die Funktion zu formulieren versuche, die eine bestimmte Übertragung eines Patienten erfüllt. Wie erwähnt, sehe ich in der Fähigkeit des Patienten, sich dem träumerischen und enigmatischen Charakter der Beziehung zum Therapeuten hinzugeben, ein Zeichen dafür, dass er imstande ist, die analytische Situation zu nutzen, und auch der guten Behandlungstechnik des Therapeuten. Meiner Ansicht nach ist etwa die Entwicklung einer Übertragungsneurose aussagekräftiger für den weiteren Verlauf der Behandlung als die Entwicklung einer Abhängigkeit vom Therapeuten. Eine Abhängigkeit garantiert in keiner Weise, dass die Patientin oder der Patient die Therapie auf sich einwirken lässt. Es gibt Patienten, die eine starke Abhängigkeit vom Therapeuten entwickeln, um psychischen Schmerz abzuwehren – und als Alternative für Selbsterkenntnis, psychisches Wachstum und Entwicklung.

Das Enactment hat Kommunikationspotenzial

Die zweite Sorte von Patienten entwickelt keine Übertragungsneurosen. Es sind – um bei der soeben angedachten biologischen Metapher zu bleiben – die »Gramnegativen«. Manchmal schließen wir daraus, dass sie einer anderen Kategorie der Psychoneurotiker zuzurechnen sind, nämlich der Kategorie der »narzisstischen Neurotiker«. Es handelt sich um Neudrucke autoerotischer Triebe, die auf die Figur des Arztes projiziert werden bzw. was als Übertragungspsychose bezeichnet werden könnte. Das klinische Bild braucht nicht besonders spektakulär zu sein. Manche psychotischen Übertragungen finden über längere Zeit außerhalb unserer Wahrnehmung statt, doch irgendwann wird es offensichtlich, dass der Übertragung solcher Patienten besonders die träumerische und spielerische Qualität fehlt, die wir von Übertragungsneurosen kennen. Der Patient »spürt nicht mehr, dass Sie ihn nicht mögen«, sondern sagt Ihnen mehr oder weniger direkt, dass Sie ihn »hassen« oder ihn beneiden, da er ein begehrter Single sei, der viele Frauen dated. Solche Übertragungen sind für die Arbeit weniger komfortabel. Sie nehmen manchmal wahnhafte Züge an und erfordern eine etwas andere Technik. Erinnern Sie sich an Freuds Brief an seinen italienischen Supervisanden, den ich Ihnen in einem der vorherigen Gespräche vorgelesen habe? Vielleicht war der Patient, über den sich Edoardo Weiss mit Freud austauschte, ein solcher Patient, der sich als »Neurotiker« verstellte, bis zu dem Zeitpunkt in der Behandlung, als er sich auch gezwungen sah, seine Psychose in die Übertragung einfließen zu lassen. Freud scheinen, wie man dem Brief entnimmt, solche psychotischen Ausbrüche in der Analyse nicht sonderlich beeindruckt zu haben. Es ist schwer, solche verrückten Teile beim Erstgespräche oder bei einer einmal wöchentlich stattfindenden Psychotherapie zu entdecken, sie werden den Psychosen der Patienten vor allem in intensiver Psychotherapie oder in der Analyse begegnen. Nach meiner Erfahrung geschieht das meistens nach einer länger anhaltenden Trennungserfahrung als Reaktion auf einen bedeutenden Verlust im Leben des Patienten oder als Reaktion auf eine große Enttäuschung, die einen jähen Unterbruch der Übertragung verursacht.

Ich kann mich in diesem Zusammenhang an einen Patienten erinnern, der komplett die Fassung verlor, als er unvermittelt meine Stimme am Radio hörte, oder an eine Patientin, die sehnlichst darauf »wartete«, dass ihr Partner stirbt, da sie sich vorstellte, der Therapeut würde sie dann in der Trauerzeit zu Hause besuchen, um ihr zu kondolieren. Die Enttäuschung, dass sich ihr halbbewusstes Szenario nicht materialisierte, führte zu einem psychotischen Ausbruch in der Übertragung.

In den technischen Schriften lässt sich beobachten, wie Freud systematisch die Begriffe der Übertragung festlegt und die Übertragungsanalyse zum Hauptfundament der psychoanalytischen Heiltechnik macht. Bereits in diesen Schriften zeichnen sich zwei Hauptachsen ab, entlang welcher der Übertagungsdiskurs bis heute verläuft: Ist die Übertragung eine wirkliche, gegenwärtige Beziehung zwischen zwei Protagonisten, dem Therapeuten und dem Patienten – wobei diese Beziehung dem Patienten eine emotionale Erfahrung ermöglicht, die frühe Defizite ausgleicht, die seine »Liebesbedingungen« geprägt haben? »Liebesbedingungen« – ich hoffe, dass wir noch auf diesen schönen Ausdruck von Freud zurückkommen werden. Oder muss sich der Therapeut ständig in Erinnerung rufen, dass alles, was sich hier bei der Übertragung abspielt, im Grunde genommen nichts anderes als eine Neuauflage unbewusster Fantasien und Wünsche ist, die einzig den Zweck verfolgen, regressiv die frühen Objektbeziehungen des Patienten wiederzubeleben und zu rekonstruieren? Von diesen beiden Verständnissen der Übertragung leitet sich auch das Verständnis der Rolle der analytischen Therapeuten ab. Ist er eine Art undurchsichtige Scheibe oder ein »abwesender Anwesender«, dessen einzige Aufgabe darin besteht, dem Patienten die verschiedenen Übertragungserscheinungen zu übersetzen und ihn auf deren kindliche Wurzeln hinzuweisen? Oder ist er ein aktiver Partner in einer momentan stattfindenden, gegenseitigen Beziehung, die sich in ihrer Beschaffenheit nicht von anderen Beziehungen unterscheidet, die der Patient in seiner Lebensrealität aufbaut?

Ich präsentiere diese beiden Verständnisse hier ziemlich dichotomisch. Nicht einmal Freud lässt bei seinen Lesern und Leserinnen den Eindruck einer dichotomen Unterscheidung zwischen der Übertragung als Fiktion und der Übertragung als etwas Wirkliches entstehen. Die Abhandlung *Bemerkungen über die Übertragungsliebe* (1915a) schließt jedenfalls mit der ziemlich radikalen Feststellung, dass jede Liebe in gewisser Hinsicht eine Übertragungsliebe sei und dass jede Übertragungsliebe auch Bestandteile der echten Liebe beinhalte. Wie dem auch sei, die Übertragungsanalyse nahm in der Freud'schen Klinik rasch die Hauptrolle ein, die zuvor der Deutung der freien Assoziation und der Traumdeutung vorbehalten gewesen war. Doch zugegeben, wenn wir uns in erster Linie darauf konzentrieren, Übertragungen zu erkennen und zu deuten, hören wir unserem Patienten weniger mit gleichschwebender Aufmerksamkeit zu. Die Befürworter der zentralen Rolle der Übertragungsanalyse sagen dann: »Ja, wir haben die freie Assoziation eingebüßt, denn wir haben festgestellt, dass, wenn wir die Übertragung nicht deuten, sich auch nichts verändert. Wir lernen vielleicht viel über das Unbewusste, aber wenn unsere Interventionen eine Tiefenwirkung haben sollen, müssen sie auf alles Bezug nehmen, was der Patient als Projektion oder Übertragung von sich gibt.«

Reden wir jetzt ein wenig über Gegenübertragung und das Enactment. Aber vorher noch eine kleine klinische Geschichte, die uns bei der Diskussion begleiten wird: Ein Patient betritt das Behandlungszimmer und sagt: »Ich muss das Telefon heute eingeschaltet lassen. Die Rentenversicherung hat mir versprochen, mich heute zurückzurufen, und ich möchte diesen Anruf nicht verpassen. Ich versuche, sie schon den ganzen Tag zu erreichen, um eine Angelegenheit für meine Mutter zu erledigen. Das macht mich ganz verrückt.«

Der Patient legt sich also auf die Couch, neben ihm das eingeschaltete Telefon. Der Analytiker sagt nichts.

Hin und wieder gibt das Telefon Töne von sich und die Stunde geht zu Ende, ohne dass der ersehnte Anruf von der Rentenversicherung eingetroffen ist. Und was hat sich im Verlaufe dieser Stunde doch ereignet? Irgendwann sagte der Analytiker: »Es ist uns heute nicht gelungen, Sie von Ihrer Mutter zu trennen.« Darauf entgegnete der Patient: »Ich wusste, dass Sie das nicht mögen, wenn ich auf der Couch liege und das eingeschaltete Telefon neben mir habe.« Im Verlaufe der Stunde greift der Patient den Analytiker laut an: »Sie haben mich nie gemocht!«

Ich erwähne hier dieses Beispiel, damit wir uns gemeinsam die Übergänge zwischen Enactment und Ausagieren anschauen können. Das können sehr feine Übergänge sein, und es kommt nicht von ungefähr, dass sich die Analytiker untereinander nicht einig sind über die Notwendigkeit des Begriffs »Enactment«.

Enactment hat Kommunikationspotenzial. Das zu erkennen ermöglicht uns, unbewusste Vorgänge zu erkennen, an denen der Therapeut und der Patient teilhaben. Sie mögen sich an Joseph Sandlers (1976) Begriff *role responsiveness* (Rollenübernahme) erinnern; der Therapeut kann viele Dinge scheinbar als Abweichung vom Rahmen betrachten, als Verlassen des Settings, doch es handelt sich immer noch fast um eine Art Deutung. Es bringt die Ausrichtung des Therapeuten auf einen bestimmten Teil des Patienten zum Ausdruck, verbunden mit der Hoffnung, dass es so gelingt, den Kontakt mit ihm zu wahren und ihn nur durch Handlungen, nicht durch Worte »am Gespräch teilhaben zu lassen«. Ich halte es für angebracht, zu unterscheiden zwischen einem Handlungsausdruck, der antianalytisch ist oder den Zugang zum Verständnis verwehrt, und einem Handlungsausdruck – vielleicht nicht von einer Handlung dramatischer Art, da es nicht zu einer zerstörerischen Grenzüberschreitung kommt –, der nicht der Kategorie der gleichschwebenden Aufmerksamkeit zuzurechnen ist, aber eine Art Teilnahme des Unbewussten des Therapeuten an der Behandlungskommunikation darstellt, die dem analytischen Prozess zuträglich sein könnte.

In der Abhandlung *Erinnern, Wiederholen und Durcharbeiten* (1914g) wirft Freud einen neuen Blick auf die Erinnerung: Erinnerung durch Aktion zum Ausdruck gebracht. Es gibt Patienten, die nicht in der Lage sind, sich an Vergangenes zu erinnern und ihre Erlebnisse verbal mitzuteilen, doch die scheinbar vergessenen Erinnerungen tauchen als Verhaltensweisen wieder auf und reproduzieren oder rekonstruieren sich in der Beziehung zum Analytiker. Ein Patient, der in seiner Kindheit verlassen wurde, mag sich nicht daran erinnern und nicht darüber sprechen, doch in seinem Erwachsenenleben kann das darin zum Ausdruck kommen, dass er aus Angst, im Stich gelassen zu werden, Liebesbeziehungen oder Arbeitsstellen voreilig aufgibt. Die Situation des Verlassenwerdens wiederholt sich nach demselben Muster, doch der Patient ist sich dessen nicht bewusst, dass er etwas in der Gegenwart ausagiert, statt sich daran zu erinnern, es zu erleben oder darin die Spuren irgendeiner unbewussten Fantasie zu erkennen. Es vergingen manche Jahre, bis die Analytiker zu der Einsicht gelangten, dass nicht nur der Patient, sondern auch der Therapeut bestimmte Dinge in der Behandlungsstunde ausagiert. Von da an begannen wir, das Behandlungsgeschehen nicht durch die altbekannten Begriffe wie »Wiederholungszwang« oder »Ausagieren«, sondern mit Hilfe des Begriffes *Enactment* zu verstehen.

Die Geschichte des Enactment-Begriffes erinnert ein wenig an das Schicksal der *Empathie*. Beide gelangten über eine andere Disziplin in unseren Diskurs und wurden irgendwann mit einer bestimmten analytischen Haltung oder Schule identifiziert. Es gibt die Neigung, das Enactment in der Tradition des beziehungsorientierten Denkens (relational theory) einzuordnen. Das halte ich für völlig falsch, sowohl in historischer als auch in theoretischer Hinsicht. So läuft das in der Psychoanalyse: Einzelne Schulen beanspruchen bestimmte Begriffe für sich, die dabei ihren Kommunikationswert teilweise verlieren. Für Enactment gab es in der Psychoanalyse recht viele Synonyme: symbolische Interaktion, *role responsiveness*, projektive Gegenidentifikation etc. Und wer hat Enactment lange vor uns benutzt, außer den Theaterschauspielern natürlich? Die Historiker. Der herausragende britische Historiker Robin G. Collingwood behauptete, um eine historische Figur verstehen zu können, müsse der Historiker dessen Taten in der Vorstellung nachspielen. Der Weg der vollständigen historischen Repräsentation führt über die Nachstellung der Geisteshaltung, Erwägungen, Kräfte und inneren Konflikte, mit denen die Protagonisten der Geschichte konfrontiert waren (Collingwood 1994 [1946], S. 282–302).

Ich habe einmal einen erfahrenen Analytiker ironisch sagen gehört: »Alles, was der Patient tut und den Therapeuten ärgert, ist Acting-out. Alles andere ist Enactment.« Ich glaube, das war Ted Jacobs, der vor etwa 40 Jahren auch den Begriff *Countertransference enactment* (Gegenübertragungsinszenierung) prägte (1986). Er erzählte, dass, als er den Begriff Gegenübertragungsinszenierung zum ersten Mal seinen Kollegen in New York vorstellte, diese ihn entweder für einen Exhibitionisten oder für einen Narzissten gehalten hätten. »Sie haben sich geirrt«, sagte er neulich in einem Interview, »ich bin sowohl Exhibitionist als auch Narzisst« (Jacobs, 2018). Jedenfalls bin ich an diesem Punkt nicht ganz einig mit Jacobs.

Ich glaube, dass wir gerade jenen Bereichen Aufmerksamkeit schenken sollten, bei denen uns etwas, was uns früher vielleicht »geärgert« hat in der Sitzung mit dem Patienten, heute überhaupt nicht mehr auffällt. Wenn ich mir über die wiederholten Verspätungen des Patienten keine Gedanken mehr mache, wenn ich seinen sadistischen Schilderungen und pädophilen Fantasien gleichgültig zuhöre, wenn seine Attacken auf mich und sein wütendes Aufspringen am Ende der Behandlungsstunde mich nicht mehr irritieren, dann ist das informative Enactment offenbar längst zu einem regressiven Acting-out verkommen (vgl. Carpy, 1989).

Um nochmals auf das Beispiel des Patienten zurückzukommen, der auf der Couch liegend einen Anruf der Rentenversicherung erwartet, sollte uns die Entscheidung des Analytikers interessieren, der dem Patienten erlaubt, auf der Analysecouch zu liegen und ein eingeschaltetes Telefon dabei zu haben. Was auf den ersten Blick wie ein ziemlich angemessenes Entgegenkommen angesichts der Sachzwänge einer äußeren Realität ausschaut, erwies sich als Einladung an die innere Mutter oder das verfolgende Über-Ich, die Analyse anzugreifen. In jeder Behandlung findet sehr viel nonverbale Kommunikation statt, also Kommunikation, die weder über die Worte des Patienten noch über seine Träume verläuft, sondern durch eine Art Enactment in der Gegenübertragung. Und mit Enactment meine ich nicht nur Gedanken, also Fantasien und Assoziationen, die dem Analytiker in der Behandlungsstunde durch den Kopf gehen, sondern Handlungen, Haltungen, ein bestimmtes Klima, die das Zuhören und unsere Gegenwart neben dem Patienten allmählich prägen.

Die kleinianische Perspektive begegnet dem Enactment mit weniger Verständnis und mit mehr Kritik. Einige erkennen darin eine »Acting-out-Version« der projektiven Identifizierung. Der kleinianische Therapeut steht jedem Ausdruck des Acting kritisch gegenüber, der darauf hindeutet, dass er auf Projektionen des Patienten reagiert, statt diese aufzunehmen und sie als Ausdruck der Übertragung zu deuten (vgl. Steiner, 2011). Unter den heutigen Freudianern und relationalen Therapeuten betrachten einige das Enactment als begrüßenswertes intersubjektives Phänomen, an dem innerpsychische Aspekte des Therapeuten und des Patienten beteiligt sind. Aus dieser Perspektive ist das Enactment nicht Ausdruck des gescheiterten Containing, sondern eine Quelle für Informationen über den Patienten, die der Analytiker nicht auf anderen Wegen gewinnen kann. Es gibt meiner Meinung nach heute keinen psychoanalytischen Ansatz, der nicht in der einen oder anderen Form den Begriff Enactment im klinischen Gespräch benutzt, was allein schon auf dessen Bedeutung in der

Praxis hinweist, auch wenn noch kein Konsens über dessen genaue theoretische Definition erzielt wurde.

Das Unbewusste des Patienten oder der Patientin erfasst manchmal die unbewusste Haltung des Therapeuten, noch bevor dieser überhaupt weiß, dass er sich in einer Gegenübertragungsinszenierung befindet. Der Therapeut oder die Therapeutin gibt sich noch keine Rechenschaft darüber, dass er sich emotional vom Patienten entfernt – weil dieser ihn abstößt, zu verführen versucht, ihn bedroht oder ihn verzweifeln lässt, doch der Patient hat die Distanzierung schon irgendwie bemerkt und sie sich selbst vielleicht sogar schon ausformuliert. Wenn wir auf den Patienten vom obigen Beispiel zurückkehren: Es kommt nicht von ungefähr, dass er dem Therapeuten ausgerechnet in jener Behandlungsstunde sagt, er spüre schon lange, dass der Therapeut ihn nicht möge. Er glaubte wirklich, dass die Dinge, die er während der Analyse über sich erzählte und auf den Therapeuten projizierte, den Therapeuten dazu veranlassten, sich vor ihm zu ekeln und zu denken, er sei ein schlechter Mensch. Natürlich ist das nicht sehr weit von dem entfernt, was er insgeheim über sich dachte und deshalb die Behandlung aufsuchte. So kam es also, dass er auf die Kooperationsbereitschaft und Flexibilität des Therapeuten nicht so reagierte, als ob er es als etwas Positives und Ermöglichendes empfunden hätte. Er reagierte auf die Kooperationsbereitschaft und die Deutung so, als würde er darin einen Beweis dafür erkennen, dass der Therapeut ihn abstoßend findet oder sich gar vor ihm fürchtet. Aus diesem Grund ist es sehr gut möglich, dass, wenn sich der Therapeut unnachgiebig gezeigt hätte, also keine Änderung am Rahmen zugelassen hätte, der Patient sich vielleicht auf der bewussten Ebene geärgert hätte, aber den Analytiker auf einer tieferen Ebene als stabile Figur empfunden hätte, die keine Angst hat vor seinem Zorn und bereit ist, die Analyse vor der Omnipotenz oder den Begehrlichkeiten der inneren Mutter und vor dem bösen Objekt zu schützen. Mit anderen Worten: Was in der ersten Hälfte der Stunde wie ein vernünftiges oder nützliches Enactment ausschaut, kann sich in der zweiten Hälfte der Stunde als Acting-out erweisen. Vergessen wir nicht – man kann es bereits in Freuds Abhandlung Erinnern, *Wiederholen und Durcharbeiten* von 1914 sehen –, die analytische Situation begünstigt naturgemäß die Wiederholung. In der Behandlung kommt man immer auf etwas zurück, nicht nur verbal. Das sich rekonstruierende Drama beschränkt sich nicht darauf, dass sich der Patient an Ereignisse und Gefühle in seiner Vergangenheit erinnert oder freie Assoziationen äußert. Es wird stets auch durch unbewusste Kommunikation in die innere Welt des Therapeuten übertragen, der daraus verschiedene mentale oder konkrete Akte kreiert. Wenn der Patient als Kind verstoßen war und vernachlässigt wurde, wird sich das im Behandlungszimmer wieder darstellen, auch wenn er Ihnen nicht den Teppich verdreckt mit seinen schmutzigen Schuhen oder nicht vergisst, die Toilette zu spülen. Der Therapeut kann plötzlich die Geduld verlieren, ohne zu wissen warum. Er kann Ekel über die Behandlung empfinden, ohne zu wissen, was genau am Verhalten des Patienten ihn stört. Es gibt Patienten, von denen Sie mit Freude und ohne jeden Vorbehalt ein kleines Geschenk zum Feiertag annehmen, während Sie bei anderen Patienten das Bedürfnis verspüren, sich selbst und auch ihnen gegenüber sicherzustellen, dass es sich nicht um Manipulation oder »Bestechung« handelt, trotz der damit verbundenen Unannehmlichkeit. Es gibt Patienten, deren Nachfrage nach meinem Wohlergehen am Anfang der Behandlungsstunde ich als authentisch und angenehm empfinde, während ich dieselbe Nachfrage bei anderen Patienten als defensiven Akt, als Hilferuf oder als Aufdringlichkeit erlebe.

Eine Patientin fragt mich am Anfang jeder Behandlungsstunde: »Ist alles in Ordnung bei Ihnen?« Diese Frage hat meistens eine unangenehme, ja fast Angst einflößende Qualität, als wäre ich verpflichtet, sie im Voraus darüber zu informieren, ob etwas an mir ihren Objektbeziehungstrends mir gegenüber als »subjektives Objekt« stören könnte. Die Patientin scheint sich durch projektive Identifikation »nach meinem Wohlergehen zu erkundigen«, als Teil einer Fantasie, dass ich irgendwann zum Wahnsinn getrieben werde, so wie es ihre Mutter nicht mehr mit ihr aushielt. Irgendwann werde ich nicht mehr in der Lage sein, ihre Projektionen aufzunehmen und zu transformieren. Vor ein paar Jahren hatte ich mit derselben Patientin ein unvergessliches Dissoziationserlebnis: Ich empfand, dass es Zeit sei, die Behandlungsstunde zu beenden, schaute auf die Uhr und verstand nicht, was mir die Zeiger anzeigten. Es vergingen ein paar schauderhafte Sekunden, bis es mir wieder gelang, den Zahlen, die die Zeiger anzeigten, Bedeutung zu verleihen und zu verstehen, wie spät es ist.

Ein anderer Patient grüßt mich zu Beginn der Behandlungsstunde in kindlich-geziertem Ton, als wäre der Gruß der Tonspur eines Zeichentrickfilms entnommen. Ich suchte lange einen Weg, ihn auf die unbewusste Fantasie aufmerksam zu machen, die sich hinter diesem Gruß verbirgt. Allmählich erkannte ich diesen kindlichen Ton des Patienten zu Beginn der Behandlungsstunde und die Reaktion, die er bei mir auslöste, auch als Teil des Enactments. Ich verstand, dass er mir am Anfang jeder Behandlungsstunde eine Art »freundliche Warnung« schickt, mich seinen »nicht so freundlichen Bereichen« nicht zu nähern, denn das könnte unser gutes Verhältnis beschädigen, weil sie bei ihm Zorn oder Aggressivität auslösen könnten.

Nehmen wir einmal an, dass der Analytiker vom vorherigen Beispiel mit dem Telefon sich bewusst ist, dass der Patient glaubt, er möge ihn nicht und er wolle ihm das Gegenteil »beweisen«, indem er auch auf etwas am Rahmen verzichte und ihm das Gefühl gebe, besonders zu sein. Das beruht auf einem Abwehrmotiv und ist nicht authentisch. Was wird hier übertragen? Woraus besteht die Übertragung? Unsere Gegenübertragungshaltung leitet sich von unserer Übertragungshaltung ab, indem wir nicht nur an dem teilhaben, was uns der Patient verbal übermittelt, sondern auch an der emotionalen Atmosphäre, die der Patient uns gegenüber ausstrahlt. Auch wenn der Therapeut einen bestimmten Aspekt am Verhalten oder am Charakter des Patienten »unausstehlich« findet, muss er ihn im Kontext prüfen, in dem Übertragungskontext, der den Ekel auslöst. Empfindet er außer Ekel auch Schuld oder ist der Ekel vielleicht gerade von einem merkwürdigen Genuss oder einer emotionalen Erregung begleitet, die auf eine in Sie hineinprojizierte sadomasochistische Begierde oder Fantasie hindeutet? Der Therapeut muss verstehen, dass er eine Ausnahmefigur in der Welt des Patienten darstellt, da dieser Teile seiner Innenwelt an ihn heranträgt, die er keinem anderen Menschen offenbart. Der Patient zeigt uns manchmal ziemlich unangenehme Aspekte von sich, ohne sich darüber bewusst zu sein, was er tut. Deshalb kam er ja auch in die Behandlung. Andere Leute kennen ihn vielleicht nicht als abstoßende Person. Das ist auch der Grund, weshalb sich der Patient vom Therapeuten gemocht fühlt. Nicht weil sich der Therapeut für die Angriffe des Patienten auf ihn empathisch zeigt, und auch nicht, weil der Therapeut sie bis ins Unendliche aufnimmt und transformiert, sondern weil ihm der Therapeut durch seine Deutungen hilft, mit den schwierigen oder unerträglichen Teilen seiner inneren Welt in Kontakt zu sein, ohne zu leugnen, dass sie Teil von dem sind, was er ist. Ein analytischer Therapeut sagt dem Patienten nicht: »Sie stinken, aber mich stört das nicht.« Er mag aber irgendwann Mut fassen und ihm sagen: »Ich dachte, Sie duschen nicht, um mich von Ihnen fernzuhalten.« Oder Sie sagen einer Patientin: »Sie stellen sich vor, dass Sie durch Ihren Körpergeruch in mich eindringen und sich mit mir verschmelzen, wie die Mutter Ihnen ihre Einläufe aufzwang.« Das ist dann schon etwas anderes. Es fällt nicht leicht, sich das anzuhören (oder es jemandem zu sagen). Eine solche Intervention kann die Stimmung im Zimmer durchaus etwas trüben, aber es ist nicht dasselbe wie das, was ihr in ihrer Kindheit Kinder in der Klasse gesagt haben: »Hau ab, du stinkst!«

Ich habe beobachtet, dass ich die Übertragungen der Patienten – auch jene, die es mir sehr schwermachen, sich in ihrer Gegenwart aufzuhalten – als eine Art Geschenk erlebe. Sie ermöglichen mir durch ihre herausfordernden Übertragungen, emotional an ihrer Welt teilzunehmen auf eine Art, die ich nicht einmal in den Beziehungen zu Menschen erlebe, die mir sehr nahestehen. Wenn wir über Monate und Jahre bereit sind, starke Übertragungen zu empfangen, ist die Frage, ob es uns in jedem einzelnen Moment gelungen ist, den Erlebnissen des Patienten mit Empathie zu begegnen, meiner Meinung nach weniger vordringlich. Das erinnert mich insofern ein wenig an Improvisationstheater: Dass die Verpflichtung des Therapeuten, »in eine Szene einzutauchen« in dem Stück, das das Unbewusste des Patienten für ihn geschrieben hat, wichtiger ist als die schauspielerische Qualität, die er dabei zur Geltung bringen kann (Lubrani Rolnik, 2009).

Und was haben die Patienten von all diesen Übertragungen? Wie erwähnt, gewinnen sie die Zuneigung des Analytikers, die eine Zuneigung ganz besonderer Art ist. Die Zuneigung des Therapeuten wird durch seine Verpflichtung verkörpert, sich jenen Teilen der Welt des Patienten auszusetzen, die sonst niemand gedeutet und mit Bedeutung gefüllt hat. Die Wahrheit ist, dass Therapeuten Dinge aushalten, die selbst gute Mütter nicht aushalten würden. Die Fähigkeit des Therapeuten, die Übertragungen und Projektionen auszuhalten, leitet sich von seiner Bereitschaft ab, alle möglichen offenen und latenten Übertragungserscheinungen zu prüfen, wie sie auch in der Gegenübertragung zum Ausdruck kommen. Warum denkt der Therapeut oder die Therapeutin über einen bestimmten Patienten auch nach der Behandlungsstunde weiter nach und über einen anderen nicht? Warum habe ich bei einem Patienten überhaupt kein Problem damit, wenn er sein Telefon während der Behandlungsstunde eingeschaltet lässt, während es mich bei einem anderen Patienten irritiert? Die Übertragung erfüllt eine bestimmte Funktion für den Patienten in einem bestimmten

Zeitabschnitt, so auch die Gegenübertragung. Doch trotz all dem, was über das Enactment und die Verarbeitung der Gegenübertragung gesagt und geschrieben wurde, glaube ich, dass es falsch wäre, die Gegenübertragung allein als »Königsweg zum Unbewussten« des Patienten zu betrachten. Die meiste Zeit höre ich den Patienten zu. Manchmal gebe ich mir selbst etwas gründlicher darüber Rechenschaft, wie ich einem bestimmen Patienten zuhöre, was er in mir weckt, wie die Analyse in der letzten Zeit verläuft und woran es ihr zu sehr mangelt. Unter bestimmten Umständen achte ich dabei mehr auf die unbewusste Kommunikation und deren Auswirkungen auf die Gegenübertragung als auf die symbolische Kommunikation. Allein der Umstand, dass wir in einer Behandlungsstunde Enactment erkannt haben, bedeutet nicht, dass wir mit dem Containing und dem Verstehen des Patienten gescheitert sind. Wenn es zu einem hartnäckigen Angriff auf den Rahmen kommt, gehen wir damit natürlich anders um als mit Enactment.

Das Acting-out erfordert eine andere Reaktion, nicht nur weil es weitreichende Folgen für den Patienten haben kann, sondern weil es sich um eine Art zu regressiver Kommunikation handelt, die sowohl dem Therapeuten als auch dem Patienten die Möglichkeit versperrt, mit der inneren Welt in Kontakt zu bleiben. Wenn die Patientin, die sich in den Therapeuten verliebt hat, das Behandlungszimmer am Ende der Behandlungsstunde nicht verlassen möchte oder dem Therapeuten bei seinem Auto auflauert; wenn Ihr Patient in den Umkleideräumen des öffentlichen Bades plötzlich nackt vor Ihnen steht, dann hat die Behandlung ein Problem. Diese Handlungen müssen aufhören, damit die Behandlung weitergeführt werden kann.

8 Vom Zuhören zur Deutung

Die psychoanalytische Deutung ist von mehreren intellektuellen Traditionen inspiriert • Über die deutende Haltung und die Grenzen des Verständnisses des Therapeuten • Wann soll man eine Deutung vorschlagen und was ist eine »stille Deutung«? • Der Patient von 9 Uhr gegenüber dem Patienten von 10 Uhr • Was bringt der Suizidgedanke zum Ausdruck?

Sie mögen sich erinnern, dass wir in der Abhandlung *Das Unbewußte* (1915e) – das Highlight von Freuds metapsychologischen Abhandlungen und vermutlich die wichtigste theoretische Schrift in der psychoanalytischen Literatur überhaupt – folgende Zeilen gelesen haben:

> »Die Erfahrung zeigt auch, dass man dieselben Akte, denen man bei der eigenen Person die psychische Anerkennung verweigert, bei anderen sehr wohl zu deuten, also in den seelischen Zusammenhang einzureihen versteht. Unsere Forschung wird hier offenbar durch ein besonderes Hindernis von der eigenen Person abgelenkt und an deren richtiger Erkenntnis behindert.« (S. 268)

Freud erwähnt den Widerstand des Menschen dagegen, seine eigene Seele zu ergründen. Wir haben es hier aber auch mit einer kurzen und treffenden Definition der analytischen Deutung zu tun. Zu deuten heißt, eine Reihe von Ereignissen in ihrem seelischen Zusammenhang einzuordnen. So wie der Historiker über eine Methode verfügt, die politische und soziale Ereignisse in ihrem historischen Kontext einzureihen vermag, ist der Analytiker für die Suche nach dem psychischen Kontext zuständig.

Ich glaube nicht, dass es einen Grundbegriff gibt, der stärker mit der analytischen Heilung und der analytischen Position verbunden wird als »Deutung«. Die Deutung ist integraler Bestandteil der Technik des Therapeuten, und die Ideengeschichte der Deutung in der Psychoanalyse deckt sich weitgehend mit der Geschichte der psychoanalytischen Technik und selbstverständlich auch mit der Geschichte der Metapsychologie. Bei jedem neuen Modell oder jeder neuen Begrifflichkeit im Zusammenhang mit der analytischen Behandlungsmethode lohnt es sich zu untersuchen, wie sie sich auf den Status des Begriffs »Deutung« auswirken, der notgedrungen von den Entwicklungen der Technik oder der Metapsychologie betroffen ist.

Am Anfang steht die Traumdeutung oder, genauer, die Selbstanalyse Freuds, die sich in erheblichem Maße auf die Deutung seiner eigenen Träume stützt. Dort erhält Deutung zum ersten Mal die spezielle Bedeutung, die uns bis heute begleitet und seither weitere

Bedeutungen hinzugewonnen hat. Mit analytischer Deutung ist ursprünglich die Intervention des Therapeuten in der Rede des Patienten gemeint, um diesem dabei zu helfen, Erinnerungslücken zu schließen. Freud stellt fest, dass, wenn er den Aussagen des Patienten Bedeutung verleiht, dem Patienten damit nicht nur geholfen wird, etwaige Redeblockaden zu überwinden und weiterzureden, sondern auch seine Erinnerung angeregt wird. Im frühen psychoanalytischen Heilungsmodell hat die Erinnerung an sich ihre Wichtigkeit. Mit Erinnerung hat Freud freilich nicht nur konkrete verdrängte Ereignisse in der Vergangenheit, sondern jede mentale Produktion wie Affekte oder Symptome, die vom Ich ferngehalten werden, gemeint.

Das Unbewusste des Therapeuten kommuniziert mit dem Unbewussten des Patienten durch Deutungen

In einer Zeit, in der es Freud sehr wichtig war, verdrängte Erinnerungen freizulegen und den Patienten dazu zu bringen, sie in seine Aussagen zu integrieren, erwies sich die Deutung gleichsam als Akt des Zaubers. Der Therapeut redet – stellt Verbindungen her zwischen dem, was er gehört oder geraten hat, und dem, was der Patient sagt oder nicht sagt – und plötzlich kommt eine ganze Welt von Erinnerungen zum Vorschein und verbal zum Ausdruck. Im Mittelpunkt des psychoanalytischen Denkens findet man die Feststellung, dass psychische Erscheinungen und Ereignisse, im Traum und im Wachzustand, eine Bedeutung haben. Sehr rasch deckt sich das Schicksal der »Deutung« mit dem Schicksal der Traumtheorie – seine erste Deutungstheorie – aber in einer weiteren Hinsicht: Freud betrachtet die Kunst der Traumdeutung nicht mehr als Kunst für sich, sondern als eines von vielen Instrumenten auf dem Weg der Entdeckung der psychischen Wahrheit. Entsprechend änderte sich auch die Verwendung der Deutung. Das geschah um 1909/1910, als die psychoanalytische Deutung aufhörte, eine Detektivarbeit zu sein, und begann, als Kommunikationsakt verstanden zu werden, als Kommunikationstrend zwischen der Psyche des Therapeuten und der Psyche des Patienten. Das Unbewusste des Therapeuten kommuniziert mit dem Unbewussten des Patienten durch Deutungen. Auch das Schweigen des Analytikers hat eine Bedeutung. Wir lernen am richtigen Ort zu schweigen und »Hmmm« zu sagen, um die Patienten zu psychischer Arbeit anzuregen. Aber die Rede des Analytikers und besonders seine Deutungen sind von ganz zentraler Bedeutung bei der therapeutischen Begegnung und heben diese Art von Begegnung von jeder anderen psychotherapeutischen Interaktion ab.

Die psychoanalytische Deutung schöpft aus mehreren intellektuellen Traditionen und korrespondiert weiter mit ihnen. Zuallererst aus der aristotelischen Tradition, aus der Tradition also, die in der Deutung einen Akt sieht, der gegebene, aber verborgene Strukturen und Bedeutungen freilegt. Eine weitere Deutungstradition ist die phänomenologische Tradition. Sie entwickelte sich in geografischer Nachbarschaft zu Freud und ihre Vertreter erkennen die Deutungshandlung als einen Akt, der die Realität von ihrem Kontext und den sozialen und normativen Schichten löst und die Sache an sich in ihrem Wesen und in der reinsten Form aufdeckt. Eine weitere Deutungstradition, deren Relevanz für die Psychoanalyse zuweilen betont wird, ist die dialogische und existenzialistische Tradition, die in der Deutung eine zwischenmenschliche Interaktion erkennt. Es gibt sie auch in der jüdischen Tradition (Martin Buber), in der christlich-mystischen Tradition (Meister Eckhart) sowie im Buddhismus und bei manchen Denkern anderer Denkrichtungen. Sie kommt zudem in der hermeneutischen Tradition vor, die später mit dem intersubjektiven Ansatz in der Psychoanalyse gleichgesetzt wird. Die Intersubjektivität entlehnte sich die Psychoanalyse von Philosophen wie Husserl, Heidegger und Gadamer, die in der Deutungshandlung einen Akt sahen. Gadamer sprach von der »Verschmelzung der Horizonte« zwischen dem Deuter und dem gedeuteten Objekt, einem Akt, der nicht nur Bedeutungen aus dem psychologischen – oder historischen – Text herausliest, sondern auch eine Transformation des gedeuteten Inhalts, des gedeuteten Objekts, umfasst. Alle diese vier Deutungstraditionen finden wir im psychoanalytischen Denken über die Deutung. Alle haben sie Einfluss auf unsere Haltung und unsere Technik.

Die analytische Deutung ist eine ganze Welt von inhaltlichen, rhythmischen, tonalen, temporalen und repetitiven Aspekten

1945 erschien Otto Fenichels Werk *Psychoanalytische Neurosenlehre*. Fenichel definiert dort die Deutungshandlung als Akt, der dem Patienten hilft, sich einer unbewussten Sache bewusst zu werden durch deren Benennung, sobald sie ins Bewusstsein rückt. Diese Definition weist bereits auf eine Erweiterung des Deutungsbegriffs hin. Man benennt also etwas, das ins Bewusstsein rückt. Fenichel verbindet die Definition der Deutung auch mit der Dimension des zeitlichen Ablaufs. Auch Freud erkannte den Zeitpunkt der Deutung als kritisch für dessen Wirkung. Er war der Meinung, dass der beste Zeitpunkt für eine Deutung unmittelbar vor dem Zeitpunkt liegen soll, an dem der Analysand scheinbar selbst darauf kommen würde. Das ist natürlich eine Illusion, denn auch um an etwas denken zu können, das er schon vorher gewusst hatte, und es zu erleben, braucht der Patient die Gegenwart des Therapeuten und dessen Worte.

Doch analytische Deutung beschränkt sich nie nur auf Inhalte. Die Deutung ist eine ganze Welt von Bezügen zwischen Inhalt und Form, bestehend aus rhythmischen, tonalen, temporalen und repetitiven Aspekten. Ein Merkmal der psychoanalytischen Deutung ist der Umstand, dass sie im Verlaufe der Behandlung mehrmals wiederholt wird, jeweils mit Anpassungen und Ergänzungen aus seinen Vergangenheits -und Übertragungskontexten. Sie verändert sich im Umgang mit dem Patienten. Etwas verallgemeinernd lässt sich sagen, dass wir in jeder Behandlung eine recht beschränkte Anzahl Deutungen anbieten und sie in verschiedenen Variationen, zu verschiedenen Zeitpunkten und mit unterschiedlichen Akzenten unzählige Male wiederholen. Das ist die Deutungsarbeit. Sie gestaltet sich repetitiv und prägt als Eigenschaft nicht nur das Verdrängte, sondern auch die Behandlungsbegegnung.

Die Kunst der Deutung ist die Fähigkeit, mit allen möglichen Wortkombinationen und Musik psychische Bewegung, Bewegung des Fortschritts, der Einsicht, der Selbsterkenntnis und sogar Verlangen nach Selbstwahrnehmung zu erzeugen. Das ist die Kunst. Diese Intervention vorzunehmen, bei der die Deutung – selbst wenn sie nicht vollkommen ausfällt, auch wenn sie nicht endgültig formuliert ist und selbst wenn sie der Patient (oder der Therapeut) nicht ganz versteht – einen »Kalorienwert« für die Psyche des Patienten hat. Wir werden noch darauf zu sprechen kommen, wie wir über die Deutung »brüten« und sie »aufkochen«, wie sie entsteht und in uns reift, bis wir sie dem Patienten mit unserer Stimme anbieten; doch ist sie einmal freigesetzt, bahnt sie sich auf unvorhersehbare Weise ihren Weg in die innere Welt des Patienten.

An diesem Punkt beginnt eine psychische Arbeit neuer Art. Um Erinnerungen hervorzuholen und zu reden, muss der Patient zuerst eine Arbeit verrichten, um innere Widerstände zu überwinden. Danach steht ihm eine weitere Arbeit bevor: Etwas zu benutzen, was wir gesagt haben. Wir achten genau darauf, wie der Patient die Deutung aufnimmt. Wir können nichts über die Deutung sagen, ohne das Feedback des Patienten zu erhalten. Manchmal stellen wir fest, dass unsere Intervention, die kurz vor dem Ende der Behandlungsstunde erfolgt war, im Kopf der Patientin noch jahrelang nachhallt und sie erst gegen Ende der Behandlung uns gegenüber verbal darauf zurückkommt. Die Deutung erhält bei ihr einen konstituierenden Status, ohne dass sie uns die Gelegenheit gibt, nachzuforschen oder überhaupt festzustellen, welche Wirkung die Deutung auf sie hatte.

Ich habe hierzu eine Art Faustregel: Wenn ich eine Behandlungsstunde, eine Supervision oder ein klinisches Seminar kurz anschauen möchte, suche ich die Deutungen des Therapeuten und die verbalen Reaktionen des Patienten auf die soeben an ihn herangetragene Deutung. Das tue ich, wenn ich eine Behandlungsstunde allgemein beurteilen muss. Machen Sie folgenden Versuch: Schauen Sie die Notizen Ihrer Behandlungsstunden an und versuchen Sie zu beurteilen, inwiefern diese wenigen Aufzeichnungen das repräsentieren, was sich während der gesamten Behandlungsstunde abgespielt hat.

Die psychoanalytische Literatur über die Deutung ist fast unerschöpflich. Heute einen Eintrag über die Deutung für eine Enzyklopädie zu schreiben, wäre eine besonders schwere Aufgabe, da die Unterteilung, die in den 1970er und frühen 1980er Jahren vielleicht noch zutraf, d. h. Ich-Psychologen zu charakterisieren und sie den kleinianischen Deutern gegenüberzustellen oder beide mit freudianischen oder lacanianischen Deutern zu vergleichen, ist heute meiner Meinung nach überholt, da wir in jeder Behandlungsstunde in der Regel auf eine Mischung mehrerer Denkansätze über die Deutung stoßen.

Der obsessive Patient verlangt, dass Sie ihn beim Reden stören

Ab etwa 1923 dominiert der Ansatz, der die Deutung als anhaltenden Prozess und nicht als punktuelles Ereignis betrachtet, in der analytischen Praxis. Es wird immer Therapeuten geben, denen es gelingt, genauer auf die Inhalte zu achten und die dominierende unbewusste Fantasie in den Assoziationen des Patienten und in der Übertragung festzumachen, während andere die Betonung eher auf die Tonalität, die Farbe und die Temperatur der verbalen Deutung legen als auf die Struktur der Deutung und ihren Inhalt. Sie merken, dass ich beide Seiten und alle diese Aspekte für wichtig halte. Aber es gibt Analysen und Behandlungsstunden, in denen wir deutlich sehen können, wie wir dazu neigen, einen bestimmten Aspekt des Deutungsakts zu vernachlässigen. Beim Patienten X neigen wir also dazu, den Inhalt der Deutung hervorzuheben und uns weniger um die Empfindlichkeiten des Patienten zu kümmern, und auch weniger versuchen, diese in Erfahrung zu bringen. Wir achten bei ihm auch weniger darauf, wann wir ihm die Deutung mitteilen. Manchmal brauchen wir zu lange, bis wir realisieren, dass wir zwar eine gute Deutung vorgeschlagen haben, dass es aber zu lange gedauert hat, bis wir sie dem Patienten mitgeteilt haben, also dass wir zu lange darauf »gebrütet« haben.

Es gibt Patienten, die darauf angewiesen sind, dass wir ihnen unsere Gedanken früh in der Behandlungsstunde mitteilen. Denn seit sie sich bei der letzten Behandlungsstunde von uns verabschiedet haben und bis zu dem Moment, als sie wieder das Behandlungszimmer betraten und uns erblicken, blieb von uns in ihnen nicht viel übrig. Unsere Deutung kann nicht erst nach 20 Minuten erfolgen, in denen wir passiv zugehört haben. Das eignet sich nicht für sie. Sie müssen zuerst die Psyche des Analytikers hören, den sprechenden Analytiker. Vielleicht braucht er nicht gleich Deutungen zu produzieren, vielleicht reicht ein Räuspern, um anzuzeigen, dass er lebt, dass er nicht verärgert ist, sondern zuhört und den Patienten zu verstehen versucht oder dass er erfreut oder nicht erfreut ist. Jedenfalls ist das eine Information, die uns bei jeder Analyse beschäftigt: Wann soll man verbal intervenieren, welche Interventionslänge passt zum Patienten und welche Länge hält er aus? Wann ertränken wir ihn fast in Worten, wann ist es ihm zu viel? Wann braucht er Deutungen, das heißt rasche, punktuelle oder enigmatische Deutungen?

Manchmal braucht der Patient eher eine Unterbrechung beim Reden als eine Deutung – eher eine Interferenz als eine Intervention oder Interpretation. Der obsessive Patient fordert, dass Sie ihn beim Reden stören, auch wenn Sie ihm gerade nichts besonders Intelligentes zu sagen haben, da er sich sonst selber keine mentale Handlung ermöglicht, außer eine zwangshafte Wiederholung, die jede ihm einfallende signifikante Verbindung zunichtemacht. Bei einem solchen Patienten kann ein Räuspern oder Kichern oder Seufzen genauso bedeutend sein wie eine Deutung, was die Wirkung auf die mentale Leistung des Patienten in der Behandlungsstunde anbetrifft. Neulich hörte ich einem Patienten zu und fragte ihn: »Sagen Sie jetzt wirklich etwas oder reden Sie nur auf mich ein?« Er war ein bisschen beleidigt, aber es hat sich gelohnt. Seine Assoziationen klangen von da an lebendiger und kommunikativer.

Wir sind, wie erwähnt, schon weit entfernt von der Zeit, als Deutung ausschließlich als Akt methodischer Objektivierung betrachtet wurde, mit dem wir einen Gedanken und eine Wahrheit von unserer Psyche zur Psyche des Patienten übertrugen. Aber viele Therapeuten haben immer noch Angst vor dem Wort »Deutung«. Es kommt ihnen hart, kalt, allwissend, ja sogar arrogant vor. Ich möchte die Verwendung des Terminus Deutung oder Interpretation dennoch beibehalten. Gewiss lassen sich Synonyme finden, die angenehmer sind für das postmoderne Ohr. Man kann von »Intervention«, von »Reden« oder von »Vorschlag« reden oder, Sie wissen schon, die Sache etwas geschmeidiger machen und Begriffe erfinden, die sich für uns und für unsere Patienten angenehmer anhören. Doch ich bin der Meinung, dass es ein Verlust wäre, wenn wir auf den Begriff »Deutung« verzichten würden. Wenn etwas geändert werden soll – es besteht immer ein Bedarf, etwas an unserer Deutungstechnik zu ändern und sie weiterzuentwickeln –, dann nicht durch die Abänderung des Wortes, des Substantives. Es handelt sich längst um ein substantiviertes Verb, wie wir wissen. Die Deutung ist etwas, was sich bewegt, sie ist dynamisch.

Man kann die Debatte über den Begriff »Deutung« nicht von der Metapsychologie, von einer umfassenderen Sicht des psychischen Systems und der menschlichen psychischen Struktur trennen. Die Deutungen sind unsere Visitenkarte als Therapeuten und Menschen. Sobald wir den Mund öffnen, geben wir etwas von uns preis. Wir öffnen uns gegenüber dem Patienten und uns selbst. Deshalb haben Supervisanden und Psychoanalyse-Praktikanten, wie Sie vielleicht auch schon festgestellt haben, manchmal Mühe, bei Supervisionen zu wiederholen, was sie dem Patienten in der Behandlungsstunde gesagt haben. Nicht weil sie sich nicht erinnern können, nein. Es stimmt zwar, dass es nicht ganz leicht ist, sich an Behandlungsstunden mit psychotisch redenden Patienten zu erinnern und sie zu rekonstruieren, doch die Hauptschwierigkeit, einen detaillierten Text über eine Behandlungsstunde zu erstellen, liegt meiner Meinung nach darin, dass es uns Angst macht, einer anderen, dritten Person gegenüber zu rekonstruieren, was wir einem Patienten in einer Behandlungsstunde gesagt haben, da es eine Art Selbstöffnung ist, ähnlich wie die Selbstöffnung, die vom Patienten in der Behandlungsstunde gefordert wird. Das trifft auf soziologischer Ebene zu, wenn wir die Fachgemeinde (im Seminar oder in einem Fachartikel) in Vorgänge einweihen, aber auch wenn Sie sich mit dem Patienten allein im Behandlungszimmer befinden. Wenn wir den Mund öffnen, beginnen wir eigenhändig damit, die Übertragung zu zerlegen. Wir geben ihr vielleicht auch neuen Treibstoff, doch ein schweigsamer Therapeut bleibt geschützt. Sein Schweigen hat natürlich auch eine Funktion, es hat eine große Bedeutung bei der Behandlungsbegegnung, aber es kann auch als Versteck dienen.

Manchmal fällt es den Supervisanden oder den Kolleginnen und Kollegen schwer, uns gegenüber offenzulegen, was sie dort im Behandlungszimmer mit den Patienten anstellen. Bei der Supervision sagt der Therapeut dann, der Patient habe dieses und jenes gesagt, und Sie sitzen stundenlang da und hören sich ausführlichste Protokolle von Patientenäußerungen an, aber sobald es um die Intervention des Therapeuten geht, werden die Texte fragmentarisch und erstaunlich mysteriös. Der Therapeut weiß dann nicht mehr genau, wann er eine bestimmte Sache gesagt hat. War er zu diesem Zeitpunkt in der Behandlungsstunde oder an einem ganz anderen Ort? Ich sage es, wie gewohnt, überspitzt mal so: Die Patienten hören sich für das Ohr des erfahrenen Therapeuten alle ziemlich gleich an, die Äußerungen der Therapeuten unterscheiden sich dagegen stark. Wenn ich sage, dass sie unterschiedlich klingen, meine ich damit nicht, dass die Patienten immer gleich sind und die Therapeuten alle Einzelerscheinungen. Ich meine nur, dass die Äußerungen der Therapeuten mehr Rückschlüsse auf die Vorgänge im Behandlungszimmer zulassen. Wir erfahren, ob wir der unbewussten Fantasie zuhören und ob es berechtigt war, ihr zuzuhören. An der Deutung lässt sich erkennen, an welchen Stellen der Therapeut zugehört hat, was er gehört hat und worauf er hinauswill. Eine ganze Welt eröffnet sich uns, sobald der Therapeut zu reden beginnt. Ein Patient kann eine Stunde lang reden, ohne dass Sie wirklich realisieren, wo er sich befindet und was er durchmacht; das ist das Privileg des Patienten, sich hinter Worten zu verstecken. Zehn erfahrene Analytiker können in einem klinischen Seminar zwei Tage lang darüber diskutieren, wie zwei Sätze eines Patienten zu verstehen sind. Doch wenn der Therapeut spricht, löst sich das Mysterium weitgehend auf. Wenn er seine Arbeit gut macht und er sich wirklich bemüht, eine Intervention zu erzeugen, dann wird seine Deutung klarstellen, wie *er* das Material gehört hat und wie *er* das Geschehen bei der Übertragung mitbekommen hat. Aber was mir noch wichtiger erscheint, ist der Umstand, dass das Unbewusste des Patienten die Übertragung zur Psyche des Therapeuten beginnt, nachdem er seine Stimme gehört hat und nachdem er gehört hat, wie diese Psyche funktioniert.

Wenn ich also eine Botschaft zum Thema Deutung habe, dann diese: Erstens, lassen Sie sich nicht davon abhalten, das Wort Deutung zu benutzen, weder wenn Sie mit sich selbst noch mit Kollegen oder mit ihren Patienten beschäftigt sind. Haben Sie keine Angst vor diesem Wort und nutzen Sie die Deutung. Zweitens, passen Sie auf, dass die Deutung bei Ihnen nicht die Aura der nur Großmeistern vorbehaltenen höchsten aller Interventionen bekommt. Die analytische Deutung therapeutischer Vorgänge in der Behandlungsstunde ist manchmal Knochenarbeit. Wir neigen zwar nicht dazu, viel zu reden, aber um die Deutung kommen wir trotzdem nicht herum.

Warum muss man deuten? Da nur so das Unbewusste oder die innere Welt des Patienten sich Ihnen zuwendet. Sie erinnern sich vielleicht, als wir über verschiedene Elemente der Technik gesprochen haben, habe ich Ihnen gesagt, dass die fixe Zeit, die fest vereinbarten Uhrzeiten, die Zahlungsbedingungen und der Zeitrahmen und die analytische Haltung beim Patienten die Rede aus seinen Tiefen anregt. Auch über die Bedeutung der Aufmerksamkeit und des Containings sowie über deren Zusammenhang haben wir einiges gesagt. Doch all das genügt nicht, um eine mutative analytische Situation zu erzeugen. Zeit- und Geldangelegenheiten sind eminent wichtig für die Tiefe, die Bedeutung oder die Trivialität der Interaktion, aber die deutende Präsenz ist genauso wichtig. Die deutende Präsenz ist keine allwissende Haltung, sondern eine, die das Wissen fördert, die sich nicht scheut vor dem Wissen und, vor allem, eine Präsenz, die keine Angst vor Unwissen und Irrtum hat.

Dabei meine ich nicht Unwissen als nihilistisch-philosophische, relativistische, im New Age verankerte oder sonst exzentrische Haltung, sondern als Tatsache der klinischen Praxis, die wir weder vor uns selbst, noch vor dem Patienten verbergen können.

Das heißt, solange ich nichts sage, könnte der Patient irrigerweise denken, dass ich alles verstehe, was er sagt. Manchmal muss ich etwas sagen, damit der Patient versteht, dass ich etwas nicht verstehe. Auch wenn er mich unter Verschmelzungsdruck setzt und mich mit Idealisierungen überhäuft, muss ich manchmal die verbale Bewegung machen, die ihn und mich daran erinnert, dass ich etwas nicht verstanden habe, dass ich etwas nicht weiß und dass ich es wissen will. Im analytischen Spiel werfen wir den Ball, wie im Basketball, manchmal auch dann in Richtung Korb, wenn wir uns in einer Position befinden, aus der er nur schwer zu treffen ist. Wir versuchen nicht, den Korb »glatt« zu treffen, also ohne, dass der Ball den Ring berührt. Natürlich ist die analytische Deutung auch eine Takt- und Stilfrage. Wir können nicht immer wieder von neuem aus derselben Position dieselbe Art von Deutung mit derselben Sicherheit und im selben Ton anbieten, wenn sich kein Feedback ergibt, das bestätigt, dass wir eine bestimmte Arbeit vollbringen. Es wäre dumm und sogar gewalttätig – aber jede therapeutische Situation birgt das Potenzial der Suggestion und Indoktrination des Patienten. Doch diese Gefahren sind größer, wenn wir nicht deuten, als wenn wir deuten.

Ist jede Rede auch Deutung?

Die kurze Antwort lautet: Nein. Aber es kann auch Überraschungen geben: Einerseits will ein Teil in mir die klassische Definition der Deutung als Versuch des Therapeuten bewahren, eine Verbindung zwischen etwas Unbewusstem und etwas Bewusstem herzustellen. Bei der klassischen Deutung benutze ich also das Bindewort »denn«. »Sie schweigen, denn Sie haben Angst, dass Sie sich, wenn Sie reden, mir gegenüber aggressiv-äußern könnten.« Das ist eine klassische Deutung, die zwischen Abwehr und einem unbewussten Trieb oder einer unbewussten Begierde oder Fantasie verbindet. Die Herstellung dieser kausalen Verbindung zwischen dem primären und dem sekundären Vorgang – oder die Herstellung einer Verbindung zwischen einem bestimmten mentalen Funktionieren und dem affektiven Zustand – trägt sehr dazu bei, dass der Patient seine innere Realität erkennt. Aber nicht alle unsere Deutungen erfolgen in diesem klassischen Format. Es ist heute nicht mehr so einfach, das Wort »denn« zu verwenden. Das hängt mit dem Status unseres Wissens zusammen und mit dem Wissen überhaupt in unserer Zeit. Andererseits würde ich uns allen empfehlen, vielleicht wiederhole ich mich da ein wenig, die Fragezeichen loszuwerden. Geben Sie sich nicht unwissend. Auch wenn Sie nicht sicher sind – alle wissen, dass wir keine Genies und nicht sicher sind –, machen Sie sich keine Sorgen. Wenn Sie sich für ein Genie halten und von Ihren Aussagen vollkommen überzeugt sind, wird sich daran auch nichts ändern, wenn Sie Ihre Aussagen als Fragen formulieren. Wenn der Patient spürt, dass er eine Person neben sich hat, die glaubt, dass sich jedes Wort, das sie von sich gibt, mit Gold aufwiegen lässt, dann denkt er so über sie. Vielleicht hat er Recht, vielleicht auch nicht, jedenfalls werden Affektiertheit, Reden mit künstlichen Unterbrechungen und Fragezeichen nach jedem zweiten Satz nichts daran ändern. Was vielleicht doch einen Unterschied machen könnte, ist die Deutung, die sie dem Patienten oder sich selbst anbieten. Glauben Sie wirklich, dass Sie Bescheid wissen? Es ist meiner Meinung nach keine Schande, zu glauben, etwas zu wissen und nachher herauszufinden, dass man sich geirrt hat. Man sollte jedenfalls nicht um eine interpretierende Intervention herumreden und sie mit Fragezeichen verkomplizieren.

Bei der dynamischen Behandlung sollte man meiner Meinung nach mit dem Patienten nicht zu viel über Fragen kommunizieren. Denn auf Fragen bekommt man Antworten. Fragen richten sich nicht an die tieferen Schichten der Seele, sondern sprechen das Bewusste und die oberen Teile der kognitiven und mentalen Entwicklung an. Unser Patient beantwortet sein ganzes Leben lang Fragen. Er kommt nicht zu uns, um mit dem Verstand über Dinge nachzudenken. Natürlich denkt er in der Behandlungsstunde nach, aber nicht das bewirkt die psychische Änderung. Die meisten therapeutischen Vorgänge finden größtenteils statt, ohne dass der Patient kognitiv begreift, was sie bei ihm bewirkt haben und wie sie funktionieren. So verhält sich das. Die Patientin versucht zu artikulieren, was ihr einfällt, und jemand versucht zu erraten, was sie gesagt hat, deutet, redet und schlägt eine Intervention vor. Das lässt sie etwas erleben und bewirkt bei ihr eine Veränderung, sofern die Deutung in der Übertragung zum richtigen Zeitpunkt mit einer bestimmten Intensität erfolgt und den richtigen Ton trifft. Das ist es, was allmählich eine Änderung einer psychischen Struktur bewirkt, den inneren Zugang zu Ängsten oder einer unbewussten Fantasie, das ist es, was allmählich die Verleugnung von Aggressivität, Sexualität, Schuld, Verwirrung oder Trauer abbaut, nicht die gescheite Reflektion.

Viele kluge und sensible Menschen – Philosophen, Theologen, Schriftsteller, Maler und Dichter – haben auf dieser Welt vor Freud gelebt und sich selbst und der Welt tiefsinnige Fragen gestellt. Für die »Introspektion« musste die Psychoanalyse nicht erfunden werden. Das sind Fragen, die zu einem anderen Diskurs gehören als zu dem Diskurs, den ich meinen Patienten anbieten möchte. In der Philosophie und in den Naturwissenschaften kommt der Formulierung der Fragen bei der Wahrheitsfindung große Bedeutung zu. In der psychoanalytischen Praxis funktioniert das etwas anders, denn die Wahrheit, die wir suchen, bedient sich einer Sprache und Syntax, die das Bewusstsein nicht verstehen kann. Vielleicht kann man zwischen Psychotherapie und Psychoanalyse unterscheiden, was diesen Aspekt des Fragens angeht. Die Psychoanalyse ist gleichsam eine Reise ins Unbekannte, und wenn man den Patienten dauernd Fragen stellt, neigen diese dazu, diese Reise zu trivialisieren und sie zu einem geführten Ausflug im »Siedlungsgebiet« des Bewusstseins des Patienten zu verwandeln.

Natürlich gibt es zwischen dem Therapeuten und dem Patienten mehrere Gesprächsebenen. Das gemeinsame Leben des Therapeuten mit den Patienten umfasst manche Beziehungsebenen und Kommunikationsarten. Der Therapeut stellt Fragen zur Lebensgeschichte der Patienten, zu ihren Symptomen, fragt nach, ob es ihnen gesundheitlich gut geht, ob sie geimpft sind und ob sie im Stau gestanden haben. Aber wenn wir deuten, denke ich, sollten wir das Fragezeichen weglassen. Sogar bei einer einfachen Intervention wie: »Haben Sie sich geschämt?«, wäre es meiner Meinung sinnvoller, wenn wir uns trauen würden, einfach zu sagen: »Sie haben sich geschämt.«

Haben Sie keine Angst, sich zu irren. Es scheint mir manchmal, dass Therapeuten dazu neigen, zu lange im Kopf an Deutungen zu arbeiten und dann darauf zu »brüten«. Sie haben Angst, dass die Deutung den Patienten verheerend treffen könnte, und formulieren sie dann auch als Frage. Sie befürchten, die Deutung könnte etwas am Therapieerlebnis des Patienten zerstören und die unendliche Auswahl von Möglichkeiten des Zugangs zum Patienten auf einmal drastisch schmälern. Vor allem befürchten sie aber, dass die Deutung sie selbst schwer treffen könnte. Diese Befürchtung ist ein Stück weit auch berechtigt, denn wenn wir deuten, stellen wir uns der Es-Energie des Patienten entgegen. Das ist beängstigend, es kann gar nicht anders sein. Wenn Ihnen der Gedanke kommt, dass der Patient Sie in seiner Fantasie dazu einlädt, anal in ihn einzudringen, dann ist es ziemlich natürlich, dass Sie einen gewissen Widerstand dagegen empfinden, diesen Gedanken in Worte zu fassen und ihn laut auszusprechen. Aber Sie können es nicht ändern. Das ist es, was Sie schon ein paar Stunden aus den Aussagen des Patienten heraushören, die Begierde, sich mit dem Therapeuten anal zu verschmelzen. Vielleicht schieben Sie diese Deutung ein/zwei Tage hinaus, vielleicht ein/zwei Wochen, aber sobald Sie Gedanken formulieren, in denen die anale Penetration vorkommt, empfehle ich Ihnen, sprechen Sie es aus, sagen Sie es dem Patienten. Möglicherweise irren Sie sich und der Patient wird Sie fragen, ob Sie den Verstand verloren hätten. Aber nur durch diesen Deutungsschnitt der Rede des Patienten bewegen Sie sich auf etwas Brauchbares und Wirkliches zu, das sowohl Kontinuität als auch die Möglichkeit eröffnet, dass etwas Neues entsteht.

Die Deutung als Ausdruck der Liebe

Wenn Sie Ihre wilden Gedanken unterdrücken und Ihre Arbeit im Wesentlichen aus dem Sortieren und Aussieben von Deutungen besteht, werden Sie keinen Spaß an der Arbeit haben und sie auch nicht erfolgreich durchführen können. Gewiss, zu unserer Arbeit gehört außerordentlich viel Beherrschung, wir halten die Bezeugungen in unseren Handlungen zurück. Nicht die Deutungen wollen wir zurückhalten, sondern unsere Aggressivität, unsere sexuellen Triebe, Begierden und unseren Eroberungsdrang, die sollten wir alle beherrschen. Dafür denken wir freier und intensiver als außerhalb des Behandlungszimmers. Unsere Selbstbeherrschung und Enthaltsamkeit dienen schließlich einem bestimmten Zweck. Ich wiederhole: Der Analytiker verzichtet auf normale Bezeugungen von Liebe und erlaubt sich dafür außerordentliche Bezeugungen derselben. Die Deutung ist eine ausdrückliche Manifestation von Zuneigung seitens des Therapeuten. Je mehr wir realisieren, dass es das

Privileg dieser Begegnung ist, dass der Patient alles sagen darf, was ihm einfällt – was sehr schwer ist, wie Sie wissen, fast unmöglich –, wir dagegen nicht alles sagen sollten, was uns einfällt, hingegen durchaus aus dem, was der Patient gesagt hat, etwas machen sollten. Wir haben keine andere Möglichkeit, uns beim Patienten für seine Bereitschaft, uns in seine intimsten Gefühle und Gedanken einzuweihen, zu revanchieren als durch die Deutung. Empathie, Zuspruch, Wohlwollen, Containing oder Annahme entsprechen, so wichtig sie auch sein mögen für eine bedeutsame therapeutische Begegnung, als Gegenleistung nicht dem, was der Patient von uns benötigt und erwartet.

Es gibt alle möglichen Arten von Deutungen. Gewiss haben wir manchmal das Gefühl, dass wir dem Patienten oder der Patientin eine wunderbare Deutung offeriert haben, der er keine Aufmerksamkeit geschenkt hat, eine Deutung, die von ihm nicht »gebührend honoriert« wurde. Er habe sie nicht zur Kenntnis genommen, nicht verstanden und nichts damit gemacht. Hier beginnt die Arbeit. Doch wenn Sie nicht versuchen, die Psyche des Patienten mit den Produkten Ihrer Psyche zu konfrontieren, wird keine Arbeit stattfinden. Selbstverständlich hängt die Position, aus welcher der Therapeut eine Deutung anbieten kann, nicht nur von seinem Verständnis, sondern von seinem mentalen Zustand ab. Der Therapeut muss auch lernen zu erkennen, wann er selbst sich in einem mentalen Zustand befindet, der es ihm ermöglicht, eine Deutung anzubieten. Es kann vorkommen, dass die Deutung zutrifft und der Patient auch bereit ist, sie zu verwerten, der Therapeut sich aber nicht in der optimalen emotionalen Position befindet, um sie auch anzubieten. Auch wenn Sie glauben, dass Sie verstehen, was bei der Übertragung oder in der Fantasie Ihres Patienten vorgeht, wird es sehr schwierig sein, eine gute Deutung anzubieten, die der Patient von Ihnen annehmen wird, wenn Sie selbst voll von wahnhaften oder sadistischen Anteilen sind, die der Patient bei Ihnen hinterlegt hat. Manchmal vergehen ein paar Minuten oder ein paar Tage, bis Sie und der Patient durch »göttliche Vorsehung« wieder in der Lage sind, voneinander etwas zu empfangen.

Ich wiederhole: Wenn wir unseren Job gut machen, entlocken wir dem Patienten die Strömungen und Teile seiner inneren Welt, die er keiner anderen Person eröffnen kann. Es geht um die Teile, die seine Fähigkeit beschränken, sich an die Realität anzupassen und sein Potenzial in der Arbeitswelt und in der Liebe auszuschöpfen, doch es scheint mir nicht richtig, sie »kranke Teile« oder »verrückte Teile« zu nennen, denn sie implizieren die Annahme, dass das Glück des Menschen vom Verzicht auf seine Verrücktheit oder von der Idealisierung der Verrücktheit abhängt. Unsere Praxen werden von »normotischen« Leuten, wie Bollas (1987) sie nannte, aufgesucht, bei denen es sehr hilfreich wäre, wenn sie einen freieren Zugang zu den verrückten Teilen in ihrer inneren Welt hätten. Aber wir treffen auch nicht wenige Patienten, die aus einer ziemlich kindischen Abwehrhaltung heraus ihr Recht zelebrieren, ihre psychotischen und perversen Triebe auszukosten. Ich ziehe es deshalb vor, in der Analyse über die Teile und Denkformen zu reden, mit denen der Patient nicht in Berührung ist oder die er verleugnet. Solche Teile sind nicht nur omnipotenter oder aggressiver Art, sie können auch sanft oder vernünftig sein oder ein Bedürfnis der Nähe, Anlehnung und Hingabe vermitteln.

Wir urteilen nicht über den Patienten, wir machen kein erschrockenes Gesicht, wenn er uns seine Perversionen schildert, wir verspotten ihn nicht. Das macht unsere Interventionen – selbst wenn sie den Außenstehenden und den Lesern simpel vorkommen – zu einem Ausdruck von Liebe. Wir verlangen fast nichts vom Patienten. Behalten Sie das im Kopf. Das findet er sonst nirgends in seiner Realität. Wir erwarten nicht, dass er wächst, heiratet, sich scheiden lässt, seine Dissertation abschließt oder dass er vernünftig redet. Wir erwarten von ihm nichts von all den Dingen, die das Es und das Über-Ich und seine Umgebung von ihm erwarten. Nun sagen Sie vielleicht, wir verlangen von ihm, dass er uns bezahlt. Ja, wir möchten, dass er unsere Rechnungen begleicht, und zwar pünktlich, aber das dient (auch) dazu, die analytische Situation zu bewahren, damit wir uns treffen können.

Warum reagiert Ihrer Meinung nach Otto Kernberg in einem seiner Fallschilderungen auf die Drohung einer Borderline-Patientin, Suizid zu begehen, mit den Worten: »Wenn Sie sich das Leben nehmen, können wir uns morgen nicht treffen«? Er tut dies, nach meinem Verständnis, nicht nur um die Patientin von impulsiven Verhaltensmodi nach dem »Lustprinzip« zu sekundären Denkmodi zu überführen, die dem »Realitätsprinzip« Rechnung trägt. Er reagiert gelassen und betont den analytischen Rahmen als ermöglichende Plattform für die Begegnung zwischen der Patientin und ihm, denn er weiß, dass die »Heilwut« des Therapeuten, ob durch Empathie, Containing oder Gutmütigkeit zum Ausdruck gebracht, die Chance, impulsive Borderline-Patienten aus den Klauen ihres Todestriebes zu befreien, nicht erhöht. Die Vermischung zwischen den Lebens- und Todestrieben ist bei solchen Patienten so stark, dass ihnen gerade dann die größte Gefahr droht, wenn sie eine Abhängigkeit vom guten Objekt und die Liebe des Therapeuten spüren, und gerade dann, wenn die Lebensschmerz ihnen Kummer bereiten. Das ist auch der Hauptgrund, weshalb Patienten manchmal einen Suizidversuch unternehmen, sobald sie sich etwas von einer depressiven Krise zu erholen beginnen und nicht auf dem Höhepunkt der depressiven Episode. Die psychiatrische Erklärung für dieses bekannte Phänomen besagt, dass es »Kraft braucht, um einen Suizidwillen umzusetzen«. Das ist eine Erklärung, die unbefriedigend sein muss für jemanden, der sich in analytischen Begriffen mit der Dynamik der depressiven Objektbeziehungen und mit der Wechselwirkung der Lebens- und Todestriebe auskennt.

Bei der Supervision stelle ich manchmal fest, dass Therapeuten zu früh nicht nur eine Gegenseitigkeit in ihrem Verhältnis zu Patienten erwarten, sondern auch dass die Patienten den »Menschen in uns sehen«. Den Therapeuten als Menschen zu erkennen, ist eine Situation, die zum Ende der Behandlung gehört, nicht zum Anfang. Wenn wir Glück haben, wird uns die Patientin oder der Patient irgendwann als Menschen erkennen. Es kann auch sein, dass der Patient Sie selbst nach einer ziemlich bedeutsamen Behandlung nicht als Mensch sieht. Selbst wenn der Patient eine recht bedeutende Entwicklung in seiner Selbstfindung und bei seinen Objektbeziehungen durchgemacht hat, kann es sein, dass die Therapeutin beim Abschied immer noch einen etwas eigenartigen Platz in seiner inneren Welt einnimmt. Sie wird er nicht immer als Mensch wahrnehmen, auch wenn er in der Beziehung zu seiner Frau und zu seinen Kindern und auch mit Freunden diesbezüglich Fortschritte gemacht hat und er Mitmenschen als »ganze Objekte« oder »objektive Objekte« sieht, an die man sich anlehnen und sie benutzen kann.

Es geht mir nicht darum, die Unfähigkeit des narzisstischen oder hysterischen Patienten zu beheben, mich als ganzes Objekt zu sehen oder als Subjekt. Die analytische Situation verstärkt die Neigung jeder Patientin und jedes Patienten, die Therapeutin oder den Therapeuten als subjektives Objekt oder als Selbstobjekt zu sehen. Die Übertragungsneurose, die sich bei einer bedeutsamen Behandlung entwickelt, rekonstruiert primäre Objektbeziehungen und narzisstische und omnipotente mentale Funktionsweisen. Es ist nur natürlich, dass sie auch primäre Verschmelzungssehnsüchte rekonstruiert. An einem bestimmten Punkt prüfe und deute ich das ausnützende Verhalten des Patienten mir gegenüber, aber nicht weil er mich ausnützt – es liegt in meiner Verantwortung dafür zu sorgen, dass ich mich nicht ausgenützt fühle, und dazu reicht es schon, auf die Einhaltung des Rahmens zu achten –, sondern weil ich etwas über seine unbewussten »Liebesbedingungen«, über seine Rücksichtslosigkeit oder sein ausnützendes Verhalten als Abwehr der Nähe, der Abhängigkeit vom Guten, der Anerkennung des Getrenntseins als Versuch, Neid zu umgehen, zu sagen habe.

Gibt es gefährliche Interpretationen?

Sollte uns die Anamnese, die wir am Anfang der Behandlung durchgeführt haben, warnen, dass unsere Patientin oder unser Patient empfindlich für bestimmte Deutungen sind und wir ein Kindheitstrauma wiederholen könnten? Führt ein frühes sexuelles Trauma notgedrungen zur Bildung einer Allergie gegen bestimmte Deutungen? Und was, wenn der Patient oder die Patientin sich gar nicht erinnert, dass sie oder er Opfer eines massiven Traumas war? Sollen wir also auf Deutungen verzichten, bis wir zweifelsfrei sicher sind, dass kein Trauma im Spiel ist? Wir werden auch nicht immer mit Sicherheit die emotionale Temperatur unseres Patienten kennen, wieviel er zu hören in der Lage ist, wieviel er verstehen wird, an welchem Punkt verfrühte Widerstände einrasten und wann diejenigen Widerstände einrasten, von denen wir wünschen, dass sie es täten, damit wir auf deren Aufweichung hinwirken und analytische Arbeit betreiben können. Manchmal sagen wir etwas ironisch, worauf sich der Patient sehr beleidigt fühlt, obwohl er am Vortag diese Ironie benutzt hat, um sich etwas Wichtigem anzunähern und sie beide gelacht haben. Heute befindet er sich nicht in einer depressiven Position, Ihr Humor spricht ihn daher nicht mehr an. Sein Argwohn erhöht seine Empfindlichkeit gegenüber Ironie–und Zweideutigkeit. Es gibt keine Möglichkeit, das Ungewisse vorauszusehen, das heißt, wir können unsere Arbeit nur durch das Gespräch mit dem Patienten machen. Mit ihm zu sprechen heißt, Deutungen vorzuschlagen für das, was er sagt und für die Gedanken und Gefühle, die in uns aufsteigen.

Tatsächlich birgt jede Interpretation ein gewisses Gewaltpotenzial, sie verengt und erweitert gleichzeitig die Erlebnisbandbreite des gedeuteten Objekts. Die Frage, ob wir es in diesem oder jenen Ton sagen – in sanftem, fürsorglichem Ton oder in normalem Ton oder in einem besonderen Ton –, hängt von der Erfahrung und vom individuellen Stil und natürlich auch vom einzelnen Patienten ab. Das heißt, es ist schon im Vornherein in den Projektionen des Patienten und in unseren Projektionen enthalten, wie wir mit dem Patienten reden. Sie reden mit dem Patienten, der um 9 Uhr zu Ihnen kommt, anders als mit dem Patienten um 10 Uhr, auch wenn Therapeuten dann Artikel schreiben, worauf Leute, die diese Artikel lesen, sagen können: »Aha, so machen es also die Kleinianer.« Auch Hanna Segal und Bion gaben schließlich nicht allen ihren Patienten genau dieselbe Deutung, genau im selben Ton und genau gleich formuliert, obwohl sich ihre Theorie von Patient zu Patient nicht wesentlich unterschied. Damit sich eine, nennen wir sie, »Gesprächskultur« zwischen uns und dem Patienten entwickelt, die in jeder Hinsicht authentisch ist, müssen wir offen mit ihm reden und so, dass es ihn berührt. Wir müssen einen emotionalen Kontakt anstreben. Ein solcher Kontakt entsteht nicht dadurch, dass Sie verständnisvoll nicken und den Patienten mit verklärtem Blick anschauen. Noch überspitzter würde ich sagen: Auch eine Deutung, die ihr Ziel verfehlt, kann empathisch sein. Gute Mütter haben eine verbale Präsenz. Sie reden unablässig mit ihren Kindern. Ist dir warm, ist dir kalt, hast du Hunger, schau mal, ein Hund, heute Nachmittag ziehen wir uns warm an und fahren zu Oma, hoffentlich macht das Auto nicht wieder Probleme wie letzte Woche etc. Der Analytiker bleibt, auch wenn er viel redet, doch eher schweigsam wegen der asymmetrischen Rollenverteilung. Er lässt den Patienten mehr reden, als er selbst redet.

Ich denke, in den ersten 50 Jahren der Psychoanalyse musste man den Psychoanalytikern ein wenig das Schweigen beibringen und in den letzten 50 Jahren musste man sie wieder reden lehren – so sehe ich den historischen Verlauf. Nicht alle. Es gibt auch sehr redselige Therapeuten. Sie werden es in den Fallgeschichten sehen, es gibt Analytiker, die, wenn sie eine Deutung beginnen, zu einer ziemlich langen Rede ansetzen. Das hört sich oft etwas länger an, als es im Behandlungszimmer war, weil es für die schriftliche Aufzeichnung bestimmt war. In solchen Fällen werden manchmal mehrere Interventionen zu scheinbar einer Intervention zusammengefasst, obwohl die dadurch lang erscheinende Intervention in Wirklichkeit auf eine ganze Behandlungsstunde oder eine Woche verteilt war. Aber das ist eine sehr gute Frage nach der Gefährlichkeit einer Deutung, da sie, denke ich, die Angst vieler Therapeuten reflektiert: dass es noch zu früh ist, dass es »coming on too strong«, dass es noch nicht passt, und Sie haben uns zusätzlich auch darauf aufmerksam gemacht, dass auch die Befürchtung besteht, dass unsere Rede dem Patienten schaden könnte, das heißt, dass hier eine Gefahr besteht.

Die Behandlung mag dem Patienten schaden, aber was Schaden anrichten kann, ist nicht die eine verfehlte Deutung, Ihr bisschen Gerede. Wenn Ihre Präsenz im Raum suggestiv und zu dominant ist, kann das einem schwachen, verletzten und beeinflussbaren Patienten schaden. Aber es muss nicht Ihre Deutung sein, die das anrichtet. Es dürfte noch manch andere Merkmale unterdrückenden Verhaltens bei der Behandlung geben. Ein einnehmender, schmeichelnder Therapeut, der dem Patienten nur dessen narzisstische Bedürfnisse spiegelt, verhält sich nicht weniger unterdrückend aus der Sicht des unbewussten Systems als ein Therapeut, der die Position des autoritären, allwissenden »großen Anderen« einnimmt. Ich denke, es ist ziemlich bedrückend, einen Therapeuten neben sich zu haben, der Sie mit Samthandschuhen anfasst und alles tut, damit die Sitzung mit ihm angenehm ist. Wenn wir deuten, sind wir selbst auch exponierter. Die Patienten sehen genau, was wir verstehen, sie lernen unsere Art von Zuhören kennen. Ich würde sogar sagen, der Patient, der unsere Schwachstellen sucht, sieht, »was wir wert sind« durch unsere Deutung. Wenn er uns geringschätzen möchte, seine Abhängigkeit von uns aufheben möchte, wird er uns zuerst reden hören wollen. Dann hören wir den spöttisch lachenden Teil sagen: »Ha, ha, ha, ist das alles, was er zu sagen hat? Er hat so lange zugehört, und das ist alles, was er zu sagen hat?« Sie sollten hören, wenn er das so hört, und ihm zeigen, dass Sie gehört haben, dass etwas in ihm drin die Deutung, die sie ihm gerade vorgeschlagen haben, verspottet und verwirft. Das könnte ein authentischer, vernünftiger Teil sein, der nicht bereit ist, dem Therapeuten uneingeschränkt Kredit zu geben und jede Deutung zu akzeptieren, die er ihm anbietet, aber es kann sich auch als misstrauischer, manipulativer Teil erweisen, der dem Patienten die Möglichkeit versperrt, etwas von außen anzunehmen.

Laut Winnicott verfolgt die Deutung unter anderem auch das Ziel, dem Patienten die Grenzen unseres Verständnisses zu zeigen. Auch Anna Freud war dieser Meinung, nur dass sie heute niemand mehr zitiert. Wenn wir die therapeutische Begegnung als Ausdruck der Wahrheitsliebe erkennen, warum sollten wir diese Wahrheit dann zurückhalten? Menschen wissen nicht automatisch, was sie denken und fühlen, weder in ihrem Inneren noch im Hinblick auf ihre Umgebung. Bei der therapeutischen Begegnung bietet sich dabei die fantastische Gelegenheit, die Grenzen des Verständnisses zu erkennen und zu schauen, wie das Verständnis über das Selbst und die Umgebung vertieft werden könnte. Um es zu wiederholen: Analytische Beziehungen, so verrückt sie dem Außenstehenden auch erscheinen mögen, beruhen auf Aufrichtigkeit. Der Therapeut sagt dem Patienten nicht alles, was er über ihn denkt und fühlt, aber wenn er redet, sollte er offen reden. Um die Offenheit als Ideal in der therapeutischen Beziehung festzulegen, brauche ich persönlich keine besondere analytische Theorie, die mir Gesten der »vollständigen Offenlegung« nahelegt. Diese Haltung ist nach meinem Verständnis in der ursprünglichen freudianischen Schule der Psychoanalyse bereits integriert. Die Präsenz des Therapeuten ist eine Präsenz, die ihn offenlegt, auch wenn er sich neutral verhält und dem Patienten kein warmes Getränk während der Sitzung anbietet. Wie legt sie ihn offen? Vor allem durch seine Deutungen. Welchen Teil von ihm legt sie gegenüber dem Patienten offen? Den Teil, der dem Patienten wichtig ist, seine Psyche. Wir legen unseren Patienten gegenüber weder unsere sexuellen Begierden noch unsere körperlichen Beschwerden offen. Auch unsere musikalischen Vorlieben behalten wir in der Regel für uns. Was wir dem Patienten gegenüber hingegen freilegen, und das nicht zu knapp, ist jener Teil in uns, der seine psychische Energie aufgenommen hat, die unbewusste, semiotische und symbolische Kommunikation. Die alte Diskussion, ob »Neutralität«, »Anonymität« und »Enthaltsamkeit« wirklich notwendige Voraussetzungen sind, verfehlt meiner Meinung nach meistens ihr Ziel, da ihr jener Aspekt der analytischen Beziehung abgeht, der die Mittel mit den Zwecken verbindet. Das analytische Setting nach klassischer Schule beinhaltet viel Großzügigkeit.

Manchmal ist es schwer zu intervenieren, weil wir wirklich nicht wissen, was wir sagen sollen. Es fällt uns nicht leicht, aber auch das kann man sagen und schauen, wie es sich anhört. Man kann eine ganze Stunde dasitzen, sich krampfhaft überlegen, was man sagen könnte und die Stunde mit der »einschneidenden« Bemerkung schließen: »Schauen Sie, ich höre Ihnen seit dem Anfang der Sitzung zu und zerbreche mir den Kopf über das, was Sie sagen und was ich Ihnen dazu sagen könnte. Leider gelingt es mir heute nicht, Ihnen etwas zu sagen, vielleicht haben Sie einen Gedanken dazu.« Für einen Patienten, dessen Grunderfahrung darin besteht, dass ihn niemand verstehen will, kommt allein diese Aussage, dass ich versucht habe, ihn zu verstehen, dass es mir aber nicht gelungen ist, einer Deutung gleich, da sie etwas offenlegt vom Enactment, das in dieser Stunde stattgefunden hat, sofern es in der Behandlungsstunde tatsächlich stattgefunden hat. Unter bestimmten Bedingungen kann diese banale Aussage sogar jene »ausgewählte Tatsache« offenlegen, die während der ganzen Stunde »geblinkt« hat, ohne dass wir in der Lage gewesen wären, deren Existenz zu erkennen. Diese Intervention könnte neues, unbewusstes Material in die Rede des Patienten »einschießen« oder Material, das er verleugnet, obwohl es ihm bewusst ist, und damit das Kriterium der Deutung erfüllen. Das wird erst dann zur Deutung, wie ich Ihnen schon wiederholt gesagt habe, nachdem wir die Wirkung geprüft haben. Nicht alle Deutungen sind in unserem Kopf bereits als solche entstanden.

* * *

Sie kennen den Hintergrund der schönen und besonderen Abhandlung *Die Frage der Laienanalyse* von 1926. Sie trägt auch folgenden Untertitel: »Unterredungen mit einem Unparteiischen«. Ich möchte hier nicht auf den gesamten historischen Hintergrund eingehen, aber Freud führte ein solches Gespräch offenbar mit einem hohen österreichischen Staatsbeamten, der herausfinden wollte, was sich in einem Behandlungszimmer eines nicht als Arzt zugelassenen Analytikers abspielt – der damals noch keinen rechtlich anerkannten Status genoss –, dies aufgrund der Klage eines Patienten von Theodor Reik. Freud nutzte das Gespräch mit dem »Unparteiischen« nicht nur, um den Unterschied zwischen einer ärztlichen und einer analytischen Handlung hervorzuheben und damit seinen Standpunkt zur psychoanalytischen Ausbildung zu unterstreichen, sondern auch um diverse Fragen der psychoanalytischen Technik zu diskutieren. An einem bestimmten Punkt des Gesprächs mit dem »Unparteiischen« scheint dieser die Geduld zu verlieren und meint: »Deuten! Das ist ein garstiges Wort. Das höre ich nicht gerne, damit bringen Sie mich um alle Sicherheit. Wenn alles von meiner Deutung abhängt, wer steht mir dafür ein. dass ich richtig deute? Dann ist doch alles meiner Willkür überlassen.« (Freud, 1926e, S. 249) Freud ist sich bewusst, dass das Wort »Deutung« einen Versuch impliziert, dass es sich um eine *Trial-and-*

Error-Versuchsanordnung handelt. Die tiefgreifendste analytische Handlung, auch jene, die sich am Grundsatz orientiert, Unbewusstes ins Bewusstsein zu befördern, bedeutet, dass ein Prozess stattfindet, der dem Patienten letztlich hilft, etwas mit einer Sache anzufangen, die er schon vorher gekannt hat. Genau das geschieht in einer Behandlung. Wir verwandeln nicht nur Unbewusstes in Bewusstes, sondern beseitigen auch das Hindernis – Angst, Omnipotenz, Schuldgefühle, Verzicht auf psychische Erregung –, das den Patienten daran hindert, seine Psyche zu benutzen, also etwas, das er über sich und über die Welt weiß. Auf eine gute Deutung reagiert der Patient oft so: »Ich habe das gewusst, aber nicht daran gedacht.« Christopher Bollas entlehnte dieses Zitat von Freud (1915e) und verwendete es als Untertitel für sein erstes Werk *Der Schatten des Objekts* (1987), etwa zur gleichen Zeit, als Bion bei Freud die Idee der Zäsur fand und mit ihr etwas Neues kreierte.

Ich denke, eine Deutung, die beim Patienten nicht ein Gefühl des Alt-Neuen, des Bekannten-Unbekannten, des »Ich-habe-es-gewusst-aber-nicht-daran-gedacht« auslöst, ist eine Deutung, die zu früh ausgesprochen wurde oder bei der etwas an der Formulierung es dem Patienten verunmöglicht, sie mit etwas anderem zu verbinden als das, was er von sich kennt. Manchmal machen ein/zwei Worte oder eine Pause oder eine andere Intonation den Unterschied, den Unterschied zwischen einer Deutung, die die Zäsur am richtigen Ort macht und der es gelingt, den Patienten zu berühren und ihn mit seiner inneren Wahrheit zu verbinden, und einer Deutung, die inhaltlich glasklar sein mag, aber den Patienten kalt lässt und bei ihm kein Erlebnis der Einsicht und Erweiterung auslöst.

Aber warum muss man es aussprechen? Ob ich schweige oder nicht, die Bedeutung ist doch dieselbe

Wenn ich schweige, ist die Bedeutung nicht dieselbe. Die Patientin oder der Patient ist auf die Worte des Therapeuten angewiesen, um noch etwas darüber zu erfahren, wovon er selbst gesprochen hat. Auch wenn der Therapeut in seiner Deutung nichts zu dem hinzufügt, was der Patient gesagt hat, muss der Patient hören, was er gesagt hat, um es zu erleben. »Ich habe es gehört« und »ich habe es erlebt« sind zwei grundverschiedene Dinge, auch wenn sie denselben Inhalt haben. Das ist ein Zitat aus *Das Unbewußte*. Winnicott erzählt, in einer der ersten Stunden seiner Analyse bei Strachey, habe er Strachey gesagt: »Ich habe die ganze Zeit geredet und Sie haben nichts gesagt.« Dieser habe ihm entgegnet: »Auch Sie nicht.« Das ist meiner Meinung nach eine Intervention, die einer Deutung gleichkommt. Dass einer schweige und der andere rede, heiße noch nicht, dass einer viel sage und der andere weniger, sagte er ihm. Strachey stritt nicht ab, dass er in jener Stunde nichts gesagt hat, aber er gab Winnicott die Gelegenheit, etwas von seiner Aufmerksamkeit ihm gegenüber zu erleben. Er war der Meinung, Winnicott habe nicht viel gesagt, obwohl er viel geredet hat.

Meine Aufgabe ist es nicht, performativ zu schweigen, um zu zeigen, dass ich nichts zu sagen habe oder um dem Patienten die Botschaft zu überbringen, dass er »Mist redet«.

Das Schweigen des Therapeuten kann vom Patienten auf sehr viele Arten interpretiert werden. Ich könnte zum Beispiel beabsichtigen, ihn im Ungewissen zu belassen. Ich könnte zu der Einsicht gelangen, dass es einen bestimmten Zweck erfüllt, die Stunde mit ihm zu beenden, ohne dass er auch nur ein Wort vom Therapeuten gehört hat (sollte es wirklich einen guten Grund dafür geben). Wenn Sie reden, realisieren Sie vielleicht, dass alles, was der Patient oder die Patientin in den letzten Minuten gesagt hat, von der Fantasie geleitet war, dass Sie in der heutigen Sitzung schweigen werden, weil Sie sich über etwas ärgern, was er oder sie Ihnen in der letzten Sitzung gesagt hat und Sie ihn oder sie bestrafen wollen.

Wir sollten uns selbst Rechenschaft darüber ablegen, ob wir die Behandlungsstunde gut durchgeführt haben. Wie ein musikalisches Werk, kann man auch eine Analysestunde ganz verschieden auf- bzw. ausführen – und man kann sie auch komplett verpfuschen und schlecht ausführen. Auch das ist eine Möglichkeit, die wir bei unserer Selbstkritik in Betracht ziehen sollten. Wir müssen wissen, wenn wir im Behandlungszimmer gesessen sind und nicht gut gearbeitet haben. Das ist kein Weltuntergang, es gibt sehr viele solche Stunden. Wir sollten prüfen, warum das so war, wann und mit welchem Patienten etc.; aber ich habe ein Problem mit der Kultur, die das Schweigen des Psychotherapeuten als Kommunikationsweg mit dem Patienten idealisiert. Gerade Psychotherapeuten, die noch nie eine Analysestunde durchgeführt haben, neigen dazu, das Schweigen zu bewundern und anhaltendes Schweigen als Anzeichen dafür zu werten, dass sie sich mit dem Patienten im »O« (Bion) befinden. Ich möchte hier nicht auf die Diskussion über die heilende Kraft des Sich-im-O-Befindens eingehen, aber ich denke, es ist meine Aufgabe, eines in Erinnerung zu rufen: Bei der »Redekur« ist die Rede des Therapeuten nicht weniger wichtig auf dem Weg zum O als die Rede des Patienten. Manchmal legen die Worte des Patienten und unsere Worte Dinge frei, manchmal decken sie Dinge zu. Durch gehäuftes Schweigen der einen oder anderen Seite entsteht jedenfalls keine vielversprechende psychodynamische Behandlung. Wenn ich auf dem Sessel sitze und vor mich hin döse, es mir mit Gegenübertragungen gemütlich mache und sinniere, was meine wunderbare Analytikerin an dieser Stelle gesagt hätte, was der kluge Supervisor von diesem Traum gehalten hätte und was Bion oder Meltzer in dieser Behandlungsstunde getan hätten und in meiner Fantasie den unerschöpflichen Reichtum von Möglichkeiten durchgehe, wie ich die Vorgänge in der Behandlungsstunde verstehen oder nicht verstehen soll, dann habe ich sehr wahrscheinlich ein Problem und meine Leistung erweist sich als ungenügend.

Vielleicht fällt es mir schwer, vielleicht kämpfe ich mit dem Schlaf, vielleicht bin ich gelangweilt, jedenfalls setze ich alles daran, etwas davon in Worte zu fassen und an den Patienten heranzutragen. Ein Patient sagt: »Ich habe den Eindruck, dass ich Sie heute furchtbar gelangweilt habe.« Natürlich werden Sie ihm nicht entgegnen: »Sie haben mich wirklich sehr gelangweilt.« Dennoch sollte etwas von dieser Beobachtung des Patienten – ob es sich nun um eine massive Projektion oder um eine akkurate Beobachtung dessen handelt, was Sie während der Behandlungsstunde erlebt haben – in eine Deutung einfließen, die Sie dem Patienten anbieten, bevor Sie sich von ihm verabschieden. So deuten wir auf unser

Vorhandensein hin, auch wenn wir im Dunkeln stolpern. Winnicott erzählt von einem zehnjährigen Mädchen, das ihm mal gesagt haben soll: »Es ist egal, ob ein Teil von dem, was Sie sagen, nicht stimmt, denn ich weiß ja, was stimmt und was nicht.« (Winnicott, 1965, S. 324) Denken Sie an dieses Mädchen, wenn Sie unschlüssig sind, ob Sie dem Patienten eine »Wilde« Interpretation anbieten wollen. Sie werden es Ihnen verzeihen auch wenn es nicht ins Schwarze trifft.

Zwei Karikaturen von Analytikern

Eine solche Karikatur ist die des schweigenden Analytikers: Sie zeigt eine Art meditierenden Zen-Mönch, dessen Meditation wie durch Zauber eine Transformation beim Patienten bewirkt. Die zweite Karikatur ist die eines Scharfschützen, der mit Blättern getarnt Tage, ja Monate auf der Lauer liegt, bis ihm die Deutung einfällt und dann »auf den Abzug drückt« und dem Unbewussten genau ins Herz trifft. Wir tragen diese beiden Karikaturen mit uns herum. Bestimmte Analytiker identifizieren sich entweder mehr mit der einen Karikatur oder mit der anderen. Sie stellen sich vor, wie sie sich in einem Akt der buddhistischen Selbstreinigung jeder Erinnerung und Begierde und jedes Verständnisses entledigen und sich mit dem Patienten im O befinden. Bion war übrigens gar nicht so ein Schweiger. Er bot manchmal Deutungen an, die mich an die Anfänge der Psychoanalyse erinnern. Ödipale Deutungen wie aus dem Lehrbuch. Diese beiden Karikaturen oder Stereotype können sich in bestimmten Behandlungsstunden lähmend auf die Therapeuten auswirken. Manchmal muss ich einfach einen bestimmten inneren Widerstand überwinden und mich dazu zwingen, laut zu reden, um mich zu vergewissern, was ich in einer bestimmten Stunde denke und fühle. Ja, ich zwinge mich manchmal dazu, etwas zu sagen, denn ich habe gelernt, dass ich den Patienten als Konsumenten meiner Gedanken und meiner Worte brauche, um nicht in der Gegenübertragung zu versinken oder in meinem Kopf verloren zu gehen. Er braucht mich, um sich zu vergewissern, dass ich ihm zugehört habe, und ich brauche ihn, um dem Todestrieb zu entgehen, der sich oft als Nichtwissen verstellt.

Aber gerade ist mir ein Beispiel für das Gegenteil dessen, was ich hier beschreibe, eingefallen, nämlich das Beispiel einer Situation, in der mich der Patient immer wieder dazu gebracht hat, meine Interventionen zu seiner Rede zu bereuen.

Ich hatte einmal einen Neueinwanderer in Behandlung, einen intelligenten Menschen mit scharfem Verstand, der mehrere Sprachen sprach und wollte, dass die Analyse auf Hebräisch stattfindet, was ich völlig in Ordnung fand. Es hatte etwas Erfrischendes, diesem Mann, dessen hebräischer Wortschatz beschränkt war, zuzuhören. Das Unbewusste mag es, wenn man es nicht mit sprachlichen Gewändern verhüllt, und jemandem wie mir tut es ohnehin gut, ein wenig einfache Formulierungen zu üben. Es verging aber einige Zeit, bis ich realisierte, dass ich mich nicht speziell bemühen sollte, einfache Wörter und Formulierungen zu suchen, damit mich der Patient besser versteht. Er ist Neueinwanderer, kein Kind.

Ich habe dann realisiert, dass an den Stellen, an denen er mich bittet, ein ihm unbekanntes hebräisches Wort zu erklären, sich die Deutungen in Luft auflösen. Was ich daraus folgere: Wenn er verstanden hat, was ich gesagt habe, umso besser, wenn nicht, machen wir einfach weiter, denn seine Widerstände haben sich an die sprachlichen Aspekte geklammert und jede Deutung, die ich ihm anbot, in eine kleine Hebräischstunde verwandelt. Das führte manchmal dazu, dass ich mir zweimal überlegte, ob ich etwas sagen soll oder nicht.

Eine Analyse in einer Fremdsprache durchzuführen, kann aber durchaus auch Vorteile haben. Auch für den Analytiker kann es von Vorteil sein, sich einfach auszudrücken. Ich habe mir mal überlegt, das Ideal des schweigenden Analytikers könnte sich unter anderem durch die Emigration der Psychoanalyse aus Mitteleuropa nach der Machtübernahme der Nationalsozialisten entwickelt haben. Bedenken Sie, dass die wichtigsten Psychoanalytiker aus Berlin und Wien zwischen 1933 und 1939 in die Vereinigten Staaten und in das Vereinigte Königreich und in alle möglichen anderen Staaten ausgewandert sind. Nur ein kleiner Teil, die Nichtjuden unter ihnen, blieben in deutschsprachigen Ländern. Einige dieser Emigranten oder Flüchtlinge sprachen Englisch auf recht bescheidenem Niveau, weil sie in einer Welt aufwuchsen, in der Deutsch, nicht Englisch, als dominante Sprache der Wissenschaften galt. Nun mussten sie Analysen in New York und Manchester und Kopenhagen und Jerusalem durchführen. Die theoretischen Debatten und die geschäftlichen Sitzungen in den psychoanalytischen Instituten hielten sie auch in New York und in Jerusalem weiter auf Deutsch, aber ihr Redevolumen mit den Patienten war geringer als noch in Berlin oder Wien. Sie verstanden bestimmt nicht alles, was ihnen die Patienten auf Englisch sagten, schämten sich vielleicht auch, Englisch zu sprechen, weil sie befürchteten, ihr Status und ihre Autorität könnten darunter leiden. Vielleicht entstand so das Ethos des klassischen Psychoanalytikers als Schweiger?

9

Noch mehr vom Zuhören zur Deutung

Was kann man von Zerstörern von Götzenbildern lernen? • Was bedeutet die heutige Geringschätzung der Ich-Psychologie? • Über das fast zwanghafte Verlangen, Trauma mit dem Beginn des psychischen Lebens gleichzusetzen • Ist die Dissoziation eine »Gegenindikation« für die Verwendung von Deutungen? • Der Fall einer Patientin, die als Reaktion auf das Niesen des Therapeuten auf die »symbolische Gleichung« zurückfällt • Über die Schwierigkeit, am Ende der Sitzung von der Couch aufzustehen

Ich trage mich mit dem Gedanken, Sie zu ermutigen, Ihren Patienten zu deuten, was sich nach Ihrem Verständnis in der Behandlungssituation abspielt. Der Therapeut sollte Lust verspüren, zumindest eine oder zwei Deutungen in einer Behandlungsstunde zu geben, und er sollte alles tun, um dem Patienten diese Art von Intervention, die sich Deutung nennt, sympathisch zu machen. Deutung ist ein weit gefasster Begriff, was für die psychoanalytische Sprache und die wissenschaftlichen Begriffe generell typisch ist: Wir möchten einerseits, dass unsere Begriffe flexibel sind, gleichzeitig sollen sie ihre Bedeutung aber auch nicht ganz verlieren. Sie sollen unserer fachlichen Kommunikation dienen. Wenn wir alles, was der Patient oder die Patientin in der Behandlungsstunde sagt, als Abwehr oder Widerstand bezeichnen, verlieren diese Begriffe ihre Bedeutung. Wenn alles, was sich während der Behandlungsstunde abspielt, als Enactment gilt, und alles, was der Patient oder die Patientin außerhalb der Behandlungsstunde tut, als Acting-out bezeichnet oder abgetan wird, dann verliert das Konzept des Ausdrucks durch Handlung im Kontrast zum Ausdruck durch Rede oder Erinnerung seine Bedeutung in unserem Sprachgebrauch.

Der Psychotherapeut kann über ein Repertoire von ihm erinnerbaren, ausgewählten Deutungen verfügen. Möglicherweise setzt er sie manchmal etwas zu häufig ein. Vielleicht gefallen sie ihm einfach. Es ist wie bei den Jazzmusikern, die Standards spielen, oder Chefköche, die die Zubereitung bestimmter klassischer Gerichte beherrschen. Sie wissen genau, wie man Bœuf bourguignon und einen Pfannkuchen zubereitet, das gehört zu ihrem fachlichen Repertoire. Es gibt ein paar Techniken, die er beherrscht. Es gibt Deutungen, die wir mit den Jahren kennen sollten, und wir sollten auch wissen, wann sie anzuwenden sind, wann wir sie in der Behandlungsstunde hören möchten und wann wir sie vorschlagen. Es gibt so eine Art klassische psychoanalytische Deutung, so etwas wie das Bœuf bourguignon des Psychoanalytikers. Sie können sie bei Freud nachlesen und bei manchen anderen Psychoanalytikern, die Sie bei der Lektüre der klinischen Literatur kennengelernt haben. Die werden Sie bei Bion finden, bei Masud Khan, Haydée Faimberg und bei Michael Parsons,

Irma Brenman-Pick, Christopher Bollas oder Thomas Ogden und bei den größten Erneuerern des psychoanalytischen Denkens finden. Wir neigen oft dazu, von »Zerstörern der Götzenbilder« zu lernen, und vergessen dabei, dass sie auch einmal Schüler von jemandem waren. Der klassischste Freudianer, der einige Jahrzehnte in Chicago wirkte, war Heinz Kohut.

Heute möchte ich also, dass wir uns mit der Vorstellung einer klassischen analytischen Deutung befassen und auch mit der Vorstellung verschiedener Deutungsvariationen, auch nicht klassischer Art, die es dennoch verdienen, in die Kategorie der interpretativen Intervention aufgenommen zu werden.

Ein Patient sagt seiner Therapeutin in der ersten Sitzung: »Wie kann ich mich denn auf Sie verlassen, wenn Sie mich mitten in der Covid-Pandemie aufnehmen und die Gefahr besteht, dass wir einander anstecken?« Worauf die Therapeutin erwidert: »Und wenn es keine Covid-Pandemie gegeben hätte, wie hätten Sie mich dann Schuld empfinden lassen?« Ich denke, das ist eine Deutung, auch wenn sie etwas sarkastisch klingt. Die Therapeutin versucht, dem Patienten aufzuzeigen, was er bei ihr bewirken möchte, und ihm zu sagen, dass es ihm eigentlich darum gehe, etwas von seiner Angst und seinen Aggressionen bei ihr zu deponieren. Das ist eine Deutung, denn was die Therapeutin dem Patienten gesagt hat, könnte ihm, vielleicht nicht sofort, aber doch irgendwann später, helfen, etwas über sich selbst zu erfahren, was er verleugnet und was sich in seiner Fantasie abspielt. Etwas zwischen Schuldgefühl und Aggression. Man könnte diese Deutung eine »Probedeutung« nennen.

Früher wurden solche Probedeutungen benutzt, um die »Eignung« des Patienten für die Analyse zu prüfen. Beim Erstgespräch schlug der Therapeut dem Patienten jeweils eine Deutung vor und prüfte seine Reaktion. Erleidet er einen Zusammenbruch? Ärgert er sich? Hält er inne, um darüber nachzudenken? Realisiert er überhaupt, dass hier jemand versucht, ihm etwas zu geben, was er sich nicht selbst geben kann? Wie findet er sich mit dieser Sprache in der ersten Sitzung zurecht? Therapeuten glaubten, so die Eignung für die Analyse voraussagen zu können. Das war eine große theoretische Saga, wie man Patienten für die Analyse auswählt. Meiner Meinung nach gibt es keine Möglichkeit vorauszusagen, ob sich ein Patient für die Analyse oder die Psychotherapie eignet, außer durch eine Probeanalyse, nicht durch eine Probedeutung.

Um bei dem kleinen Austausch von vorhin zu bleiben, hätte eine klassische Probedeutung den unmittelbaren Übertragungskontext, in dem unser Patient sich darüber beklagt, dass die Therapeutin bereit war, ihn während der Covid-Pandemie aufzunehmen, vielleicht eingehender ausgeführt. Die Therapeutin hätte ihm vielleicht eine Deutung anbieten können, die sich auf sein Schuldgefühl bezieht, auf seine Schuldzuweisung ihr gegenüber, als Abwehr der Angst vor der Behandlung. Sie hätte ihm beispielsweise sagen können: »Sie sagen mir, dass es für Sie nicht einfach ist, in die Behandlung zu kommen, denn in Ihnen steckt auch etwas Gefährliches, das mich verletzen könnte.« Letztlich akzeptierte der Patient das Angebot der Therapeutin, sich einer Analyse zu unterziehen. Es bestand offenbar eine Verbindung zwischen dem, was sie getan hatte, und seiner Bereitschaft, auch am nächsten, am übernächsten und selbst am Tag danach erneut zu erscheinen. Etwas scheint funktioniert zu haben. Sie verleitete ihn mit ihrer Deutung dazu, sich einer Analyse zu unterziehen.

Stille Deutung

1969 schlug der New Yorker Analytiker Hyman Spotnitz (1969) den Begriff »stille Deutung« (silent interpretation) vor. Er meinte damit eine Deutung, die der Therapeut während der Behandlungsstunde in seinen Gedanken formuliert, ohne sie dem Patienten mitzuteilen. Es mag Ihnen etwas pedantisch vorkommen, aber es fällt mir schwer, Begriffe vorzustellen, ohne gleichzeitig auf die jeweilige Genealogie und den historischen Kontext zu verweisen, in dem bestimmte Begriffe oder Ideen des psychoanalytischen Denkens in den theoretischen und klinischen Diskurs eingingen. Spotnitz schlug also den Begriff »stille Deutung« in einer Zeit vor, als sich die theoretischen und klinischen Arbeiten gestützt auf Analysen schizophrener Patienten häuften. Es handelt sich um Jahre, in denen besonders intensiv in der Washingtoner Klinik Chestnut Lodge geforscht wurde, unter anderen von Harold Searles und Frieda Fromm-Reichmann. Auch an der amerikanischen Westküste suchten Analytiker in jenen Jahren Wege, psychotische Patienten zu erreichen. Deshalb luden sie übrigens auch Bion zu einer Seminarreihe ein. Ich war nie ein Freund der amerikanischen Psychoanalysekultur, aber etwas am überheblichen Verhältnis von Lacan, Klein, Green und ihren Nachfolgern der amerikanischen Psychoanalyse und besonders der Ich-Psychologie gegenüber bleibt für mich dennoch ein Rätsel. Auch hier in Israel gibt es ziemlich viele Vertreter von Lacans »parole« gegen die Psychoanalyse in Amerika, was mir heute noch anachronistischer vorkommt, als es in den 1960er Jahren in Frankreich der Studentenrevolte klang.

Im konservativen Amerika, wo in jenen Jahren die Ich-Psychologie dominierte, wurde in psychiatrischen Anstalten analytische Pionierarbeit geleistet, sogar mit chronisch schizophrenen Patienten. Das war der Kontext, in dem Spotnitz von »stiller Deutung« als Mittel sprach, das dem Therapeuten helfen soll, Rückschritte bei der Behandlung schwieriger Patienten zu regulieren und die massiven Projektionen der Art, wie sie bei Analysen von schizophrenen Patienten auftreten, aufzunehmen und zu transformieren. Die stille Deutung kann Elemente enthalten, die eigentlich der Gegenübertragung des Therapeuten entstammen und die er nicht mit dem Patienten teilen will, und die Idee der stillen oder stummen Deutung wird seither von manchen Autoren aufgenommen. Wir haben uns sogar daran gewöhnt, dass ihn Therapeuten als eine Art Ausrede benützen, wenn sie gefragt werden, weshalb sie dem Patienten nicht gesagt haben, was sie denken. Bei Supervisionen wird die Supervisorin fragen: »Sehr interessant, was sich hier in dieser Stunde abspielt. Glauben Sie, Sie hätten dem Patienten etwas von dem sagen können, was Sie mir hier sagen?«, und die Supervisandin wird ihr entgegnen: »Ja, aber ich dachte, das ist nicht der richtige Zeitpunkt, ich hatte es im Kopf, aber noch nicht ausformuliert, ich dachte, ich warte noch ein wenig zu, ich möchte es überprüfen.«

Ich glaube, auch wenn wir Deutungen für uns behalten, was wir, denke ich, sehr oft tun, lohnt es sich manchmal, innezuhalten und sich zu überlegen, warum wir uns unserem Gegenüber nicht offenbaren, warum wir bestimmte Gedanken nicht mit dem Patienten teilen. Ich erinnere mich an ein Gespräch mit einem erfahrenen Analytiker, der mir gesagt hat: »Unser Beruf ist doch toll. Sie sitzen hinter dem Kopf des Patienten und Sie erinnern sich an einen Kinobesuch mit Ihrer Mutter, als sie sieben Jahre alt waren, und bekommen noch Geld dafür.« Stimmt, wir sitzen tatsächlich auf dem Sessel und denken an den Kinobesuch als Kind mit der Mutter. Aber wir müssen auch etwas anfangen mit dieser Erinnerung. Es ist nicht unser Auftrag, endlos in der Gegenübertragung herumzuplanschen oder unsere Selbstanalyse durch den Patienten weiterzuführen. Wir deuten vieles still, verwenden die Gegenübertragung, sagen dem Patienten aber auch etwas. Wie ich hier mehrfach dargelegt habe, kann sich die effektivste und fruchtbarste Deutung, die Sie in einer bestimmten Woche ausgesprochen haben, als jene Deutung erweisen, die Sie anfänglich nur zögerlich und stockend von sich gegeben haben. Die Tatsache, dass wir unsere Widerstände überwinden und reden, dass wir eine bestimmte Angstschwelle, eine Schwelle der Gleichgültigkeit, der Schläfrigkeit und der Trägheit, eine Schwelle des Narzissmus und der Dummheit überwunden haben, verschafft uns einen neuen Blickwinkel und nähert uns der Wahrheit der Stunde an. Auch bei Malern kommt es vor, dass ein Farbtupfer, der irrtümlich auf der Leinwand landete, oder ein zufälliger Pinselstrich später von ihnen als Wendepunkt ihrer kreativen Entdeckungsreise wahrgenommen wird.

Offenbarung und Verhüllung in der Sprache

Freud hat in der *Traumdeutung* geschrieben: »In den bestgedeuteten Träumen muß man oft eine Stelle im Dunkel lassen, […]. Dies ist dann der Nabel des Traums, die Stelle, an der er dem Unerkannten aufsitzt.« (Freud, 1900a, S. 525) In der Analyse, wie generell im vernunftgeleiteten Leben, gibt es keine Endgültigkeit. Eine gute Deutung hinterlässt immer nicht-gedeutete Reste. Das ist nicht nur eine Frage unserer begrenzten Fähigkeit, unsere Mitmenschen zu verstehen, sondern etwas viel Grundlegenderes: Wie gut können Worte die Realität abdecken, sie umfassen, erst recht, wenn es um die Realität von Trieben und des Unbewussten geht?

Unsere Sprache versucht ein Mysterium, ein Rätsel zu umwickeln. Sie kennen bestimmt den wunderbaren Essay von Chaim Nachman Bialik »Offenbarung und Verhüllung in der Sprache« (1925). Auch wenn wir eine Deutung vorschlagen, die wir uns vorher ziemlich lange überlegt haben, und sie uns gut und gelungen scheint und wir die Worte genau abgewogen haben, kann es passieren, dass die Sache in sich zusammenbricht, wenn wir es mit unserem Deutungsanspruch übertreiben. Es ist wie beim Eiweiß schlagen. Gerade hatte man noch einen festen, glänzenden Eischnee und einen Moment später fällt er auseinander. Der Patient hat an den überflüssigen Worten und unserer Überinterpretation bereits teilgenommen und ist an einen anderen Ort entschwunden. Er wird uns vielleicht Beifall klatschen, aber wirklich berühren wird ihn das nicht. Wir sind hier gefordert, Künste und Fertigkeiten zu entfalten, um die Spannung zwischen einer berührenden und richtigen Deutung und Ökonomie, Verzicht und Warten auf den nächsten Input aufrechtzuerhalten. Freud veranschaulicht das sehr schön, nicht nur in seinen klinischen Schriften. Auch in seinen Studien über Leonardo da Vinci und über Moses, wo er sich überaus mutigen und fantastischen Deutungen hingibt und sich gleichzeitig selbst vor vorschneller Urteilsbildung und Verurteilung warnt, bewegt er sich vor und zurück auf dem Grat zwischen Gewissheit und Zweifel (Rolnik, 2022). Ich bin ein bisschen allergisch gegen das Wort »Präzision«. Es wird heute in zahlreichen Gebieten verwendet, vermutlich unter dem Einfluss einer Welt der Algorithmen und der Optimierung, und dennoch bin ich nicht glücklich darüber, wenn es in der Analyse oder in der Kommunikation zwischen Therapeuten verwendet wird. Ich sitze nicht mit dem Patienten zusammen, um etwas mit ihm zu »präzisieren«, sondern um ihn zu ermutigen, den Kontakt mit Teilen seiner inneren Welt, zu denen er den Kontakt verloren hat oder die er meidet, zu suchen. Dazu verwende ich die analytische Aufmerksamkeit und Deutungen. Manchmal werden sie ihn innerlich berühren, manchmal nicht. Manchmal sind sie klar, manchmal vernebelt. Wir suchen die seelische Wahrheit in der Behandlungsstunde, und die Erfahrung lehrt, dass wir sie umso wahrscheinlicher erreichen, je mehr der Therapeut oder die Therapeutin in der Lage ist, Verwirrung, Unklarheit und Ungewissheit auszuhalten. Jedes Mal, wenn wir der Verlockung erliegen, uns mit dem Patienten auf eine Diskussion über die Frage der Präzisierung einzulassen, kooperieren wir mit dem Teil, der daran interessiert ist, sich der psychischen Wahrheit zu entziehen.

Für den Seelenarzt, für die Therapeuten, die die Wahrheit des Patienten suchen, verkörpert das Verlangen nach »Präzisierung« die Fantasie einer endgültigen Lösung, das Erreichen eines endgültigen Ziels, einer abschließenden Auflösung des Rätsels »Mensch«. Ich denke nicht, dass es das gibt. Vielleicht ist das eine sehr persönliche Abneigung, die meine Grenzen als Therapeut aufzeigt, der nicht »präzis« arbeitet. Eine gute Deutung ist nicht eine Deutung, die genau ins Schwarze trifft und die innere Struktur des Patienten komplett zum Einsturz bringt. Eine Deutung zerstreut die innere Frisur des Patienten, ermöglicht ihm, mit etwas Neuem in Kontakt zu treten, aber auch, mit der Selbsterkenntnis weiterzufahren. Es wäre schön, wenn wir Manifestationen des Neids als Bestätigung für die gute Deutung registrieren könnten. Neid tritt nicht nur als Reaktion auf gute Deutungen auf, sondern bei jeder Aufnahme und Abhängigkeit, die nicht vollständig unter der Kontrolle des Patienten ist. Neid leitet sich von der kindlichen Omnipotenz und dem Todestrieb ab. Auch die Bestrebung präzis zu sein, dient nicht nur den Lebenstrieben.

In einem Brief an Lou Andreas-Salomé schrieb Freud: »Doch bin ich nicht Maulwurf genug geworden, um mich nicht an der Ahnung des Helleren und des Umfassenderen zu erfreuen, oder gar, um dessen Existenz zu verleugnen« (1916), und in einem anderen Brief an Siegfried Bernfeld von 22. Mai 1932: »Ich bin kein Vertreter einer sogenannten Relativität unserer Erkenntnis, sondern glaube fest an die Möglichkeit absoluter Wahrheiten, also wirklicher Tatsachen, wenn auch unsere Meinungen darüber beständige Korrekturen zur besseren Annährung bedürfen. In diesem Punkt bleibe ich so unmodern wie nur möglich.« (zit. in Rolnik, 2019, S. 258)

Wenn wir eine gute Deutung anbieten, also ganz allgemein eine Deutung, die dem psychischen System hilft, einen Schmerz zu überwinden, der mit der Auseinandersetzung mit einer bestimmten psychischen Realität verbunden ist, wobei der Patient Erleichterung empfindet oder überrascht wird, kann es sein, dass die Deutung die subjektive Empfindung des Patienten nach sich zieht, dass er verstanden wurde. Sich verstanden zu fühlen, ist ein wichtiges Erlebnis bei einer guten Behandlung, aber meiner Meinung nach nicht die Hauptsache. Bei bestimmten Patienten stellt sich daneben auch eine Angst vor der Entblößung ein. Das ist ein Tauschhandel, den einzugehen nicht jeder Patient bereit ist. Manchmal dehnen wir die Deutung etwas zu weit aus, der Patient fühlt sich überwältigt und entblößt.

Ein Beispiel aus einer Analysestunde: Etwa nach einer halben Stunde fiel mir ein, dass der Patient am Anfang der Behandlungsstunde die Rechnung für die letzten Behandlungssitzungen hätten begleichen sollen. Der Patient hatte zum ersten Mal in einer längeren Analyse die Zahlung nicht rechtzeitig geleistet, und ich, nicht daran gewöhnt, bei diesem Patienten auf diesen Punkt zu achten, nahm an dieser Fehlleistung des Patienten teil und bemerkte sie etwa in der Mitte der Stunde. Die Sache verfolgte mich weiter, so dass ich die vergessene Zahlung mit etwas anderem verband, mit dem ich auf eine Aussage des Patienten reagieren wollte. Ich fühlte mich, als hätte ich ihm aufgelauert, ihm eine Falle gestellt, indem ich die Fehlleistung – die vergessene Zahlung bzw. der Angriff auf den Rahmen oder wie wir es nennen wollen – mit einem anderen Material, das er eingebracht hatte und nichts mit der Fehlleistung zu tun hatte, verband. Das war eine übersättigte Deutung. Der Patient schlug umgehend eine eigene Deutung der Fehlleistung der nicht erfolgten Zahlung vor. Dabei begnügte er sich nicht mit einer bestimmten Deutung und einer Entschuldigung, er geriet in einen Wirbel analytischer Selbstgeißelung zu den möglichen Gründen der vergessenen Begleichung der Monatsrechnung. Je mehr er seine Fehlleistung mit dem Verstand deutete, umso mehr bekam ich das Gefühl, dass ihn meine Intervention von der Überraschung entfernte, die ihm die Begegnung mit den Unbewussten bereitet hatte. Die Reaktion von uns beiden auf die vergessene Zahlung hatte etwas Übertriebenes, als hätte uns beide die Fantasie überkommen, dass die ganze Analyse einzig auf den Moment ausgerichtet war, in dem ihm etwas entgleitet und ich ihn dabei auf frischer Tat ertappe. In diesem Fall bereute ich es ein wenig, dass ich es nicht dem Patienten überließ, sich selbst an die vergessene Zahlung zu erinnern.

Einer Deutung, die man dem Patienten gegenüber mehrmals wiederholt, haftet meiner Meinung nach etwas Unanalytisches an, sie mag noch so gut sein. Auch eine nahrhafte Deutung kann sich als etwas erweisen, dass seine Bedeutung verliert.

Gibt es Analysen, bei denen überhaupt nicht gedeutet wird?

Der Behandlungsprozess umfasst nicht nur Deutungen, allein der Begriff »Deutungen« kann breiter oder enger ausgelegt werden. Wenn wir uns selbst als wichtige, lebendige Partner einer Ausnahmeart in der Welt der Patienten positionieren, also bereit sind, als Partner, Teile der inneren Welt des Patienten zu bezeugen und als deren Zielscheibe zu dienen, einer inneren Welt, die sich dem Patienten nur teilweise oder gar nicht erschließt, sobald wir diese Funktion einnehmen, befinden wir uns bereits in einer deutenden Position, auch wenn wir noch gar nicht systematisch damit begonnen haben. Auch ein Therapeut, der glaubt nicht zu deuten und sich selbst mit allen möglichen Argumenten davon überzeugt, deutet mehr, als er sich darüber Rechenschaft gibt. Das ist ein wenig wie in der Kunst, etwa im Film. Wo der Regisseur die Kamera positioniert und die Drehtechnik, die er wählt – auf einem Stativ oder auf der Schulter –, stellen bereits eine Art Deutung der Szene, des Drehbuchs dar. Ein Patient, der Ihre Praxis an fest vereinbarten Tagen und zu festen Stunden betritt, beginnt schon »gedeutet« zu werden, bevor Sie auch nur ein Wort gesagt haben.

Ich möchte gerne etwas zum Vorbehalt von Ira Brenner und anderen zu Deutungen bei der Arbeit mit posttraumatischen Patienten sagen und sie im breiteren Kontext der Traumatheorie in der heutigen Praxis behandeln. Das ist ein heikles Thema, das alle Gespenster der Geschichte der Psychoanalyse – die gebändigten, die halb-gebändigten, die echten und die falschen – auf einmal heraufbeschwört.

Es besteht heute die Neigung, von Trauma und dissoziativer Störung zu sprechen, als ob es sich um zwei Gesichter desselben psychopathologischen oder klinischen Wesens handelt. Dissoziation wird zum Teil als pathogener Ausdruck eines Traumas gewertet. Das klingt fortschrittlich, führt die Seelenheilkunde aber in Wirklichkeit in die Zeit vor der freudianischen Revolution zurück. Nicht nur in den Sozial- und Geisteswissenschaften, auch in der Klinik gibt es Trends. Wissenschaftler aller möglichen Wissensgebiete benutzen den Begriff »Trauma« gerne bei jeder sich bietenden Gelegenheit in psychologischen, literarischen, künstlerischen, politischen oder historischen Diskursen. Der häufige Hinweis auf Traumata in jedem Erklärungsversuch schmälert meines Erachtens die Bandbreite des Verständnisses und des Erlebens von Menschen, Prozessen, Texten oder Werken. Auch die automatische Darstellung von Patienten, die an Essstörungen, Alkohol-, Drogen- oder Pornografiesucht leiden, als Traumaopfer, ist in meinen Augen nicht sehr analytisch. Einige der heutigen Traumatheorien haben nur noch sehr wenig gemein mit der Psychoanalyse freudianischer oder kleinianischer Schule. Sie sind in ihren deterministischen Bestrebungen näher bei den »erklärenden Wissenschaften«, den Neurowissenschaften und der Verhaltensforschung als den »verstehenden Wissenschaften«. Im Mittelpunkt des traumatogenen oder traumatozentrischen Ansatzes, der, wie erwähnt, auch die Psychiatrie des 19. Jahrhunderts charakterisierte, steht die fast obsessive Bestrebung, ein durch die äußere Realität verursachtes Trauma mit der primären Realität zu identifizieren, eine apokalyptische kausale Verbindung herzustellen zwischen dem Anfang des Seelenlebens und dessen Ende.

Im Buch des Propheten Hosea sagt Gott: »Ich nahm deiner wahr in der Wüste, im Lande der glühenden Hitze.« Worte in diesem Sinne, das heißt, eine teleologische, deterministische Auffassung der Seele als Land der Entbehrungen, voller Deprivationen und Folgen elterlicher Fehlleistungen, aus dem der Seelenheiler den Patienten herausholt, ist meiner Meinung nach das Gegenteil des Freud'schen psychoanalytischen Menschenverständnisses.

Unbestritten ist, dass die psychoanalytische Theorie von Freud bis heute großes Gewicht auf das Kleinkindalter und die Kindheit legt. Alle wesentlichen psychoanalytischen Modelle beachten auch den Einfluss der Phylogenese, der Generationenübertragung und der Kultur bei der Entwicklung der inneren Welt. Aber das Besondere an der klassischen Psychoanalyse ist der Umstand, dass sie die Freiheit des Subjekts und die Dynamik der Psyche nicht leugnet. In ihrer maximalistischen Version neigt die Traumatheorie nach meinem Verständnis dazu, viele menschliche und klinische Phänomene zu erklären. Sie verzerrt auch die Auffassung der Funktion des Psychotherapeuten und verortet sie in der Tradition von säkularen Propheten mit wissenschaftlichem Anstrich.

Manchmal scheint mir, dass die Therapeutengemeinde, natürlich verallgemeinernd ausgedrückt, die Fähigkeit zu denken und zu fühlen heute als »Privileg« empfindet, das nur Wenigen mit einer glücklichen Biografie oder Lebensgeschichte vergönnt ist. Jedenfalls ist es das Goldene Zeitalter der als posttraumatisch diagnostizierten Patienten, das Goldene Zeitalter der dissoziativen Patienten und das Goldene Zeitalter der Diagnosen des Autismus-Spektrums. Das heutige Behandlungsgespräch – mit Kindern und mit Erwachsenen – betont die archaischen und tiefsten Pathologien, die frühen mentalen Zustände und die »weißen Psychosen« (Green, 1983; 1998). Eine »Nebenwirkung« dieses Gesprächs ist die Schaffung einer fast vollständigen Übereinstimmung zwischen frühen mentalen Zuständen und frühem psychischen Trauma. Sämtliche Patienten sind in der Vorstellung des heutigen dynamischen Therapeuten die Säuglinge, die in der Wiege oder noch bevor sie zur Welt kamen, im Stich gelassen wurden, von ihrer Umgebung, die ihre besonderen Bedürfnisse nicht richtig erfasst hat. Diese Art von Gespräch erhält ihre Berechtigung durch alle möglichen neuen Behandlungsstrategien.

Ich lese manchmal Abschlussarbeiten von Praktikanten des psychoanalytischen Instituts und frage mich, wo die Borderline-Patienten und die psychotischen Patienten geblieben sind. Wo sind die Patienten geblieben, die mit einem Symptom in die Behandlung kommen, Deutungen erhalten, sich der Übertragung etwas widersetzen, später vielleicht weniger, dann reagieren? Ich denke, wir haben es hier schon mit einer Art Glaubenssatz zu tun, der den Populärdiskurs und die Fachgemeinde zunehmend dominiert und Therapeuten dazu ermutigt, zu viele Patienten als »qualmende Brennholzstummel« (Jesaia 7,4) zu betrachten, als Kinder, die im Schosse einer »toten Mutter« (Green) herangewachsen sind oder als »hochfunktionale Autisten«. Ich bin nicht gegen die Ausweitung des analytischen Blickfeldes und der analytischen Behandlung, aber der Traumazentrismus geht meines Erachtens auf Kosten von Patienten, die durchaus von Deutungen profitieren könnten, diese aber nicht erhalten. Auch Patienten mit schweren Psychopathologien sind keine Embryos. Sie weisen beschädigte

Teile auf und neurotische Teile, nie in Reinform, genauso wie kein Patient nur psychotisch ist. Auch bei Patienten, die als an chronischer Schizophrenie leidend diagnostiziert wurden, gibt es einen Teil am Ich, der außerhalb der psychotischen Ordnung liegt und die psychotischen Vorgänge von außen betrachtet. Die Hälfte des analytischen Wissens stammt von der Behandlung psychotischer Patienten, mit denen analytisch gearbeitet wurde, vom Wolfsmann, der als niedrigfunktionaler Borderliner zu Freud kam, bis zu den schwierigen Patienten, über die Bion, Rivière, Hanna Segal, Searles und Frieda Fromm-Reichmann schrieben. Ich bin deshalb der Auffassung, dass Trauma, Posttrauma, Fallangst oder Dissoziation keine absolute »Kontraindikation« für die Verwendung von Deutungen sind.

Dissoziation ist ein verbreiteter Abwehrmechanismus. Sie wird, ähnlich wie bei der Ansetzung von Verleugnung durch Ich-Spaltung, von gesunden Neurotikern bei der Konfrontation mit einer Realität, die ihnen unerträglichen körperlichen oder psychischen Schmerz bereitet, angewandt. Wir treffen sie bei Rückkehrern aus der Kriegsgefangenschaft an, bei Konzentrationslagerüberlebenden und bei Menschen, die gefoltert wurden, und auch bei Menschen in komplexen Trauersituationen und bei psychosomatischen Störungen. Manchmal sogar bei im emotionalen Schockzustand befindlichen Brautleuten auf dem Weg zum Traualtar. Auch die modernen Technologien, die Welt der Bildschirme und der Videospiele haben einen Einfluss auf die Häufigkeit dissoziativer Erscheinungen bei unseren jungen Patienten, die ständig zunimmt. Das heißt aber nicht, dass man auf Deutungen verzichten sollte, sondern dass man lernen sollte, so zu deuten, dass der Patient die Deutung dazu verwenden kann, sich wieder zu assoziieren und Spaltungen zu heilen, nicht um sich zu entladen.

Auch eine Erfahrung der Nähe und des Verstandenwerdens kann bei Patienten Dinge an die Oberfläche bringen und sie in eine dissoziative Situation führen. Es gibt Patienten, für die in der analytischen Situation alles »zu viel Wirklichkeit« ist, selbst die Körpergeräusche des Analytikers und das Fließgeräusch von Wasser in Röhren bringen sie aus dem Gleichgewicht und fördern den Todestrieb sowie das Auslöschen von physischen Repräsentationen.

Ich erinnere mich an eine Patientin, die mich kurz vor dem Ende der Behandlungsstunde und der Verabschiedung gefragt hat, wo ein bestimmter Bus hält, den sie nehmen muss. Ich gab ihr eine kurze Wegbeschreibung. Das endete fast in einer Katastrophe. Sie irrte Stunden auf der Straße umher wegen meiner konkreten Intervention in der Realität, wegen der nonchalanten Weise, in der ich mich in ihre Lebensrealität einmischte und ihr sagte, sie soll diese und jene Linie nehmen. Ich lernte auf die harte Tour, dass diese Patientin nun mal bestimmte Dinge von mir als gesonderten Menschen nicht empfangen kann. Bei bestimmten Patienten empfinden wir größeren Druck, die Theorie mit zahlreichen Elementen aus der klinischen Erfahrung anzureichern, wobei wir es dann so erleben, als würden wir die Theorie für sie neu erfinden und sogar »sie, die Patienten, neu zeugen«. Es ist völlig in Ordnung, wenn eine Therapeutin solches gegenüber einem schwierigen Patienten empfindet, dessen Behandlung sie sich hingibt. Ich hoffe nur, dass die Therapeutin diese besondere Erfahrung in die übrigen Reaktionen der Gegenübertragung einordnet, die in ihr geweckt wurden, und dass sie diese Erfahrung untersucht.

Doch gerade als Therapeut, der sich gerne mit der Theorie auseinandersetzt, ist es mir wichtig, mir selbst und Ihnen Folgendes in Erinnerung zu rufen: Nicht alles, was bei einem Patienten funktioniert, braucht konkret in die Theorie einzufließen, genauso wenig wie etwas, was mit einem bestimmten Patienten nicht funktioniert, aus der Theorie entfernt werden muss und den Grundstein einer neuen Theorie bildet. Verwenden Sie bei jedem Patienten, was bei ihm zu funktionieren scheint, aber glauben Sie nicht, dass Sie damit schon eine neue psychoanalytische Theorie gewonnen haben oder dass der betreffende Patient eine seltene Erscheinung ist, für die die gesamte Theorie umgeschrieben werden müsste. Es wird fast immer auch Therapeuten geben, die mit anderen Ansätzen arbeiten und den Patienten etwas geben, was Sie ihm nicht geben können, und der Patient wird auch davon profitieren. Möglich ist auch, dass das, was der Patient von dem einem Therapeuten nicht annehmen kann, von einem anderen Therapeuten durchaus annimmt. Es kommt auch vor, dass Therapeuten Acting-out bei der Gegenübertragung so rechtfertigen: »Sogar Freud gab Patienten Ratschläge und Geschenke, nicht nur Deutungen, er fütterte sogar den hungrigen Rattenmann.« Wenn Sie also die Empfehlung, von der Befriedigung der Bedürfnisse der Patienten abzusehen, nicht beherzigen wollen, können Sie Ihren Patienten gerne Kaffee anbieten. Meiner Meinung nach können die Patienten dadurch weniger gut von Ihnen profitieren, aber es liegt mir vor allem daran, Sie darauf aufmerksam zu machen, dass Sie nur mit einem kleinen und eher unwesentlichen Teil der Theorie Freuds oder jedes anderen ernsthaften Analytikers Kontakt pflegen, wenn Sie sich mit der Frage beschäftigen, ob Sie dem Patienten Ratschläge geben und Kaffee anbieten sollen oder nicht.

Vielleicht sollte man an diesem Punkt unserer Diskussion John Steiners Unterscheidung erwähnen zwischen Deutungen, die auf die Empfindung des Patienten von den Vorgängen im Kopf des Therapeuten fokussiert sind, und Deutungen mit Fokus auf den Gedanken des Therapeuten über die Vorgänge im Kopf des Patienten (Steiner, 1994). Ich denke, in völliger Übereinstimmung mit Steiner, dass wir beide Arten von Deutungen miteinander verbinden sollten. Wir verbinden »Deutungen mit Therapeutenfokus« mit »Deutungen mit Patientenfokus«, um eine Bewegung zwischen dem »Verstehen« und dem »Verstandenwerden« zu erzeugen. Diese Technik eignet sich besonders für die Patienten, die uns Steiner zu erkennen lehrte, nämlich jene, die in einem psychischen Rückzugsgebiet (*psychic retreat*) feststecken. Deutungen wie etwa: »Sie erleben mich so und so…« oder »Sie haben Angst davor, dass ich so und so sein könnte…«, sind therapeutenfokussiert und geben dem Patienten das Gefühl, dass er verstanden wird. Steiner korrespondiert hier mit der Abhandlung von Betty Joseph *Über Verstehen und Nicht-Verstehen* (1983). Neben der Deutung, die sich auf den Therapeuten konzentriert, gibt es, wie erwähnt, auch die patientenfokussierte Deutung: »Sie möchten mich dazu bringen, zu fühlen, dass …« oder »Sie haben nun Angst, weil Sie mich angegriffen haben«. Das ist eine auf den Patienten konzentrierte Deutung. Es gibt Patienten, die solche Deutungen nicht aushalten können oder zu keinem Zeitpunkt in der Behandlung etwas damit anfangen können. Das kann auf das Schwanken des Patienten zwischen einer depressiven und paranoid-schizoiden Haltung während der Behandlungsstunde zurückgeführt werden, aber nicht zwingend. Während der Patient von einer pathologischen psychischen Organisation dominiert wird und sich hinter den primitiven Widerständen verschanzt, die ihm diese psychische Organisation bietet, kann er keine Deutungen akzeptieren, die sich für ihn anhören oder anfühlen, als würde der Therapeut ihn beschuldigen, in dieser Organisation gefangen zu sein. Das hat auch mit dem schwierigen Verhältnis zwischen dem Über-Ich und dem Ich bestimmter Patienten zu tun, das es ihnen erschwert, in der depressiven Position zu verbleiben, ohne die die Analyse nicht fortschreiten kann. Denken Sie daran, dass bei einigen psychoanalytischen Schlüsselbegriffen insofern eine große Diskrepanz besteht, als wir ihnen zugeneigt sind, während die Patienten sie verabscheuen, zum Beispiel »Omnipotenz«.

Die heutigen Kleinianer haben ihre Wege, die kleinianischen Deutungen der ersten Hälfte des 20. Jahrhunderts mit etwas Distanz zu betrachten. Sie tun dies, indem sie zwischen Patienten unterscheiden, bei denen die Angriffe auf das Objekt gedeutet werden sollten, und solchen, bei denen man sich mit derartigen Deutungen bei der Arbeit mit ihnen besser zurückhält. Die Pionierarbeit bei der Identifizierung solcher Patienten leistete Herbert Rosenfeld mit seiner bahnbrechenden Abhandlung über den Narzissmus, die er 1977 auf dem IPV-Kongress in Jerusalem vorstellte. Rosenfeld schilderte Patienten, die sich auf Omnipotenz, auf Angriffe und auf den Todestrieb beziehende Deutungen nicht ertragen können, da diese bei ihnen den Todestrieb und die Omnipotenz nur verstärken würden (Rosenfeld, 1978).

»Ich glaube, dass...«

Es gibt Patienten, bei denen man besser auf die Wendung »Ich glaube, dass...« verzichtet. Bei ihnen muss die Deutung sozusagen von innen kommen. Solange sich noch nicht zwei getrennte Personen im Raum befinden, sollte der Therapeut über sich selbst nicht in der 1. Person Einzahl sprechen. Fehlt dem Patienten der erforderliche Grad der Separation, um die Deutung verwenden zu können, die das mentale Getrenntsein der Therapeuten betont, hat es keinen Sinn, ihm diese Erkenntnis vorzeitig aufzuzwingen. Wir benutzen das Wort »ich«, aber zu sagen »ich glaube, dass...«, hört sich für mich zu hart an, als dass es der psychotische Patient in mentaler Hinsicht verdauen könnte. Bei der Psychotherapie mit Borderline- oder psychotischen Patienten befinden sich über lange Abschnitte nicht zwei Personen im Raum, sondern eine Person, die eine andere Person in sich trägt.

Ich möchte das Beispiel einer Borderline-Patientin nennen. Die Patientin durchläuft eine Regression der schlimmsten nur vorstellbaren Art. Sie schläft auf dem Boden und benutzt weder Dusche noch Toilette, sondern wäscht sich mit einem Eimer und sammelt ihre Ausscheidungen in Plastikbehältern. In der Behandlungsstunde redet sie ohne Unterbruch. Sie entleert sich durch reden. Dann muss ich niesen und sie sagt, »Jetzt haben Sie mich hier weggeblasen«, steht auf und geht. Mein Niesen wird von ihr als traumatische

Unterbrechung ihrer Verschmelzung mit dem Objekt empfunden. Während sie redet, befindet sie sich in mir und evakuiert die Produkte ihrer unerträglichen mentalen Aktivität in mich hinein. Genau wie ein Embryo im Mutterleib. Hanna Segal hätte vielleicht gesagt, die Patientin habe sich als Reaktion auf mein Niesen auf die »symbolische Gleichung« zurückgezogen, denn wenn sie in mir drin ist und ich niese, dann explodiert der Behälter, in den sie sich entleert in ihrer Fantasie und sie fliegt aus dem Zimmer mit allem, was dort drin war. Genau das hat sie getan. Sie stand auf und verließ den Raum.

Bei Patienten in diesem Zustand habe ich gelernt, dass man nicht sagen sollte, »ich glaube, dass…« und auch nicht, »ich habe gehört, Sie sagen mir, dass…«. Es stimmt zwar, dass niemand ständig psychotisch ist, nicht einmal der schwerst psychotische Patient, so dass die Patienten uns in der Regel »verzeihen«, wenn wir sie auf der falschen Ebene ansprechen. Aber wir möchten schließlich mit ihnen auf der Ebene in Kontakt sein, auf der sie uns im gegebenen Moment ansprechen und sie nicht auf eine höhere Ebene katapultieren, selbst wenn die höhere Ebene oder die depressive Position in ihrer Psyche teilweise vorkommt.

Gerade eben habe ich angeregt, nicht davor zurückzuschrecken, auch Patienten mit frühem Trauma Deutungen vorzuschlagen. Ich sagte, dass auch posttraumatische Patienten keine Embryos sind, und jetzt rate ich Ihnen, die Deutung nicht an die höheren Ebenen zu richten, sondern die niedrigste Ebene zu suchen, auf welcher der Patient mit Ihnen kommuniziert. Heißt das nun, dass ich nicht konsequent bei meiner Technik bleibe? Vielleicht. Aber so verstehe ich die Psychoanalyse. Ich denke, es kommt ziemlich selten vor, dass in der Behandlungsstunde der von uns bevorzugte theoretische Denkansatz genau mit der uns anleitenden klinischen Theorie übereinstimmt.

Wenn ich in den Tiefen verbleiben möchte, bemühe ich mich, »psychotisch« zu reden, also so, als ob ich mich im Kopf des Patienten befinden würde. Wenn ich glaube, dass meinem schwer geschädigten Patienten eine »Deutung für Neurotiker« nützen könnte, biete ich ihm eine solche Deutung an, auch wenn die Möglichkeit besteht, dass dann bei ihm die Dissoziation einsetzt. Im Falle der Borderline-Patientin vom vorherigen Beispiel entscheide ich mich mal für die eine und mal für die andere Variante. Am Anfang der Analyse, als die paranoid-schizoide Position bei der Übertragung dominant war, redete ich mit ihr, als ob ich mich in ihrem Kopf befinden würde. Nehmen wir an, die Patientin liegt längere Zeit ruhig auf der Couch und sagt kein Wort, und ich nehme mit meinem geistigen Ohr schon die Vorboten der unmittelbar bevorstehenden Entladung wahr. Dann ist es eine Frage von Minuten, bis das, was ich sage oder nicht sage oder irgendein Geräusch von der Straße sie in die »symbolische Gleichung« stürzt und sie dazu bringt, den Raum im Sturm zu verlassen. Dann sage ich: »Sie waren nicht da am Sonntag und ich habe Sie gehasst. Und jetzt, wo ich daliege, fürchte ich, dass, wenn ich zu reden beginne, die Wut aus mir herausbricht, alles überdeckt und Sie umbringt.« Ich äußere hier ihre Gedanken oder zumindest, was sich nach meiner Vorstellung in ihrer Fantasie abspielt, während sie auf der Couch liegt.

Ein anderer schwer geschädigter Patient, der sich nun näher bei einer depressiven Position befindet, trotz seiner Schwierigkeiten zu mentalisieren, erträgt es hingegen nicht, wenn ich so mit ihm rede. Das erscheint ihm aufdringlich und anmaßend. Mit ihm versuche ich, in der dritten Person zu reden, wenn er sich nach einer Woche Behandlungspause hinter längerem Schweigen verschanzt: »Offenbar ist der gute Analytiker, mit dem man reden kann, heute nicht da, nur der entsetzliche Analytiker, der nicht für Sie da war, als Sie ihn benötigten.«

Mit normalen Neurotikern sehen wir uns weniger vor diese Wahl gestellt. Die Bewegungen zwischen den neurotischen und psychotischen Bereichen sind feiner und wir reden mit ihnen so wie ich jetzt mit Ihnen rede, obwohl ich weiß, dass Sie, während Sie den Bildschirm betrachten und mir zuhören, auch ein wenig träumen, und der Grad der Separierung zwischen jedem von Ihnen und mir ist nicht einheitlich und befindet sich ständig in Bewegung.

Therapeuten lernen, das Vokabular, die Sprache des Patienten zu benutzen. Er spricht über seinen Freund David, und Sie nennen diese Person in Ihrer Intervention auch »David«. Ich bin nicht überzeugt, dass das immer richtig ist. Manchmal sage ich dem Patienten, »Ihre Frau« oder »Ihre Tochter«, obwohl ich weiß, wie seine Frau heißt und obwohl er sie beim Namen nennt. Eine solche Präferenz kann auf allen möglichen Gründen beruhen: Ich könnte etwa denken, dass ich mich besser in einer anderen Entfernung vom Objekt der Rede des Patienten positioniere als er selbst. Es könnte aber auch sein, dass ich das Gefühl erhalte, dass meine Intervention mehr Gewicht hat, wenn sie mit etwas mehr Abstraktion und Verallgemeinerung erfolgt: »Ihre Frau«, »die Kinder«. Das ist eine Frage der Präsentation, dieselbe Deutung einfach anders präsentiert.

Der Grundsatz, der besagt, dass wir uns dem sprachlichen Spektrum des Patienten anpassen und seine Worte wiederholen, ist gut und recht, aber manchmal verzichtet man besser darauf. Der perverse Patient wird Sie dazu bringen, auf ausgesprochen bildhafte Weise über seine sexuellen Praktiken zu reden, da er auch auf das Enactment der Perversion im Behandlungszimmer angewiesen ist. Er hat ein starkes Verlangen, die Therapeutin »in den Arsch ficken« sagen zu hören. Es erregt ihn, wenn die Therapeutin die bildhaften Schilderungen der von ihm geschilderten sexuellen Handlungen wiederholt. Man sollte ihm das deuten. Es ist schon ein schöner Erfolg in der Analyse von perversen Patienten, wenn sie beginnen, uns die kleinsten Details ihres Sexlebens zu ersparen. Das zeigt an, dass der Patient bereits fähig ist, das Rätsel der Sexualität und der Intimität, die er mit seiner Partnerin erlebt, aufzunehmen und zu transformieren, oder dass er nicht mehr auf die Fantasie angewiesen ist, dass Sie wie er von den Schilderungen der Vorgänge in den Sadomaso-Clubs oder Massagesalons, die er frequentiert, erregt werden. Wir müssen manchmal bestimmte Dinge in unserer Sprache und bei ihrer Verwendung ausklammern, wenn wir eine Deutung formulieren und sie der psychischen Struktur des Patienten anpassen und der Position, in der er sich befindet.

Die Couch

Wundersam sind die Wege der Couch im analytischen Behandlungszimmer. Wir begegnen manchmal Leuten, die sich, ihrer Intelligenz, ihrer Neugier und ihrer psychischen Kräfte nach zu schließen, ausgezeichnet für die analytische Behandlung eignen. Sobald sie sich jedoch auf die Couch legen, beginnen wir es zu bereuen, dass wir ihnen vorgeschlagen haben, diese zu benutzen. Man kann die analytische Couch und ihre Rolle in der Klinik auch aus historischer Perspektive erklären: Wie manche Entdeckungen in der Wissenschafts- und Ideengeschichte handelte es sich um eine zufällige Entdeckung, die Freud den Weg zu manchen Erkenntnissen ebnete. Den Ödipuskomplex entdeckte Freud bei einer Analyse seiner Träume. Die Psychoanalyse hätte er dagegen nicht entdeckt, wenn er nicht zahlreiche Menschen behandelt hätte, die bei ihm in der Praxis auf der Couch lagen. Bereits 1898 behandelte er zehn Menschen am Tag, alle auf der Couch. Ich neige zu der Annahme, dass es unmöglich gewesen wäre – und noch immer schwer wäre –, die Psychoanalyse im Sitzen zu entdecken und zu erfahren. Es gibt Dinge, die nur dann an die Oberfläche kommen, wenn man liegt, und die man nur liegend erfahren kann. Etwas am Liegen – die motorische Ruhigstellung, die sie erzwingt, am fehlenden Blick, an der Befreiung vom visuellen Bild – weckt die Bewohner der unteren Schichten, jene »halbgezähmten Dämonen«, wie sie Freud nannte.

Therapeuten beklagen manchmal das Verschwinden der Sexualität aus ihrer Praxis. Dazu ist zu sagen: Wo es eine Couch gibt, wird auch bald die Sexualität angesprochen. Manchmal reicht das Vorhandensein der analytischen Couch im Zimmer, um einen Behandlungsraum mit Vertiefungspotenzial auch für die Patienten zu schaffen, die sie nicht verwenden und auf einem Sessel sitzen. Vielleicht mehr als es an sich eine »erste Grundregel« darstellt, befördert das Liegen auf der Couch Assoziationen aus dem Bereich der kindlichen Sexualität. Wenn Sie sehen möchten, wie der Patient Ängste aufnimmt und transformiert, was er mit der Übertragung anfängt, wie und in welchem Ausmaß er die Übertragung von sich fernhält, wie stark er zu Acting-out neigt und wie er sich mit dem Rahmen arrangiert, schlagen Sie ihm vor, drei Monate die Couch zu benutzen, und schauen Sie, ob es passt. Es gibt Patienten, die sich schwertun mit Liegen oder einen Fuß auf dem Boden lassen, wenn sie auf der analytischen Couch liegen. Für diese Schwierigkeit kann es verschiedene Gründe geben. Einige Patienten lassen vielleicht am Anfang einen Fuß gewissermaßen als symbolische »Erdung« am Boden, um damit die Angst abzuleiten, die sich beim Hinlegen einstellt.

Und was ist mit der Verwendung der Couch durch Therapeuten, die nicht als Psychoanalytiker ausgebildet sind? Das mag Ihnen formalistisch erscheinen, aber ich empfehle Psychotherapeuten, die keine psychoanalytische Ausbildung durchlaufen haben, ihre Patienten nicht auf der Couch zu behandeln. Die Psychoanalyse ist nicht nur ein Wissenskorpus. Die analytische Praxis findet gebunden an bestimmte Strukturen und historische und gesellschaftliche Merkmale statt, zu denen die »psychoanalytische Ausbildung«, das

»psychoanalytische Institut« und sogar die »Internationale Psychoanalytische Vereinigung« gehören. Man kann die psychoanalytische Ausbildung und das psychoanalytische Institut als Quelle des analytischen Rahmens betrachten. Sie erfüllen eine bedeutende Funktion als »Dritter« im Unbewussten des Analytikers, ob er sich am einen oder anderen Punkt in seiner Karriere nun mit ihnen identifiziert oder ob er das Gefühl hat, hauptsächlich Schlechtes über sie sagen zu können.

Auch die Technik der Nutzung der Couch ein- oder zweimal pro Woche ist aus meiner Erfahrung problematisch, besonders bei Patienten, die noch keine Analyse mit mehreren Sitzungen pro Woche durchlaufen haben, da das Liegen einerseits die Entwicklung einer Regression und eine starke Übertragung befördert und andererseits der Rahmen nicht mit den Bedürfnissen des Containing und des Haltens korrespondiert, wenn diese stark geweckt werden. Jedenfalls scheint mir, dass wir heute das umgekehrte Problem haben: Selbst diplomierte Analytiker ziehen es vor, Behandlungen auf dem Sessel durchzuführen. Auch Analytiker fürchten sich, eine Analyse durchzuführen.

10

Der Wahrheitskarpfen

Assoziationen wie Träumen zuhören • Durcharbeiten der Gegenübertragung als Kulterscheinung • Über die Deutung als Akt und enigmatische Deutungen • Zum Patienten, der seinen Therapeuten für ein Genie hält • Warum uns Patienten bitten zu wiederholen, was wir soeben gesagt haben

Ich möchte mit einem Ausschnitt aus einem Artikel von Susan Isaacs aus dem Jahren 1939 beginnen. Er ist schön und klar und hat mich daran erinnert, wie einfach und bewegend Therapeuten einst schrieben, selbst in den Jahren als sich die Welt um sie herum in einer schicksalshaften Krise befand.

> »Während wir den Assoziationen zuhören und das Verhalten und Anzeichen des Affekts unserer Patienten beobachten, werden bestimmte mentale Prozesse, teils bewusst, teils unbewusst, in uns selbst hervorgerufen. Wir können uns zum Beispiel bewusst das Ende der letzten Stunde in Erinnerung rufen, während wir sein Material zu Beginn der jetzigen Stunde notieren, oder uns aktiv bemühen, das, was er heute über eine bestimmte Person sagt, mit dem zu vergleichen, was er vor einer Woche oder vor einem Monat gesagt hat. Andererseits erinnern wir uns auch spontan an das, was er früher gesagt hat, und an die Fakten, die wir bereits gesammelt haben. Wir stellen fest, dass wir durch unbewusste Prozesse direkt seine Stimmung, seinen Affekt und seine Einstellung uns gegenüber bewerten. Wenn unsere eigenen Gedanken in einer Art frei arbeiten, dass wir aufmerksam und sensibel für die Übertragungssituation sind, also nicht in unserem Gedächtnis und unserer Beurteilung des gegenwärtigen Materials oder des Patienten als Ganzes gehemmt sind, wenn wir uns mit dem Patienten, mit dem ganzen Patienten, identifizieren können, aber nicht zu eng oder automatisch mit einer bestimmten Facette, die er gerade präsentiert, wird uns die Bedeutung seiner Worte und seines Verhaltens klar. Dabei wird eine bestimmte Fantasie oder Erinnerung oder Geisteshaltung aufgedeckt, ein einziger Kommentar zu einer realen Situation, der jedem Detail des Vorangegangenen einen Sinn gibt, wonach sich das restliche Material dann zu einem verständlichen Ganzen zusammenfügt. Manchmal ist dieses Entstehen von Bedeutung ein allmählicher und kumulativer Prozess.« (Isaacs, 1939, S. 149–150)

Isaacs bleibt hier der Freud'schen Tradition treu. Sie betont die Verbindung zwischen der Deutungsarbeit, den Worten des Patienten, seinem Umgang, seinem Verhalten und der Traumdeutung. Wie erwähnt, ist das grundlegende Interventionsmodell in der Behandlungsstunde das Traumdeutungsmodell. Als solches wurde es unmittelbar vor dem Ausbruch des Zweiten Weltkriegs aufgefasst, und es ist heute noch recht nützlich. Die freien

Assoziationen fördern die Übertragung, die ebenso einen Beitrag zum Bestehen des träumerischen Bewusstseinszustands leisten, in dem sich der Patient befindet. In einer guten Behandlungsstunde nähert sich der Patient (und manchmal auch der Analytiker) mental einem Zustand an, in dem er sich beim Träumen befindet. Deshalb dürfen wir die analytische Behandlungsstunde mit einem Traum vergleichen, als etwas, das mehr oder weniger fließend erzählt wird, als etwas, an das sich der Patient stufenweise erinnert, etwas, das sich stufenweise ausbreitet, indem sich der Patient in der Zeit vorwärts und rückwärts bewegt, genau wie im Traum. Was den Traum vielleicht von der analytischen Stunde unterscheidet, ist der Widerstand. Während er sich beim Traum an dessen Bildung beteiligt, ohne dass dessen Wirkung bewusst ist, ist er in der analytischen Stunde im Erlebnis des Patienten sehr präsent und veranlasst ihn zu bestimmen, was er sagt und was er nicht sagt. Wenn sich der Therapeut im Zustand der »gleichschwebenden Aufmerksamkeit« befindet, ist er einer guten Deutungsposition nahe. Eine gute Deutungsposition »spielt ständig mit der Blende«. Einige Therapeuten setzen auf Expositionen – »Ich sag Ihnen das so, weil ich aus dem, was Sie soeben gesagt haben, herausgehört habe, dass…«, »Möglicherweise sagen Sie mir jetzt, dass…« – und sind dabei bestrebt, den Patienten oder die Patientin an der Vorbereitung der Deutung zu beteiligen, die sie ihm oder ihr vorzuschlagen beabsichtigen. Es ist nicht so, dass Sie im Stillen eine Intervention zusammenbrauen und sie dem Patienten fertig zubereitet servieren, sondern Sie zeigen ihm, wie Sie ihre Gedanken zerkleinern, mischen, aufkochen, würzen und anrichten.

Ob wir uns nun einer pharmazeutischen Technik bedienen oder »schmutzig« arbeiten in einer Art »offener Küche«, die für den Patienten einsehbar ist, besteht meiner Meinung nach eine Ähnlichkeit zwischen der Arbeit an einem Traum und der Deutungsarbeit, bei der die Spannung besteht zwischen der Bestrebung, richtig zu deuten – im Glauben, dass es so etwas wie eine richtige Deutung gibt –, und der Bereitschaft, Irrtümer und – trotz Deutung – Nichtwissen in großem Umfang hinzunehmen und zu verarbeiten. Genau wie beim Traum, den Sie heute vielleicht wirklich gut analysiert haben, was aber nicht bedeutet, dass sich dafür im weiteren Verlauf der Woche nicht noch eine andere Deutung anbietet.

Wie erwähnt, sind die Reaktionen des Patienten und seine sich fortsetzenden Äußerungen das Kriterium, das uns ermöglicht, zwischen einer guten und einer weniger guten Deutung zu unterscheiden. Wenn wir für ein Element des Traums eine tentative Deutung vorgeschlagen haben und der Patient sich darauf unvermittelt an ein weiteres Detail von seinem Traum erinnert, ist das ein Zeichen, dass wir auf dem richtigen Weg sind. Manchmal geschieht auch das Umgekehrte. Wir machen einen guten Vorschlag und gerade wegen des guten Vorschlags stellen wir verstärkten Widerstand des Patienten gegen die Arbeit am Traum fest.

Isaacs geht noch weiter. Sie erklärt, dass die Entstehung der Deutung in der Psyche des Therapeuten ein Prozess ist: »Wir prüfen das Material des Patienten durch unbewusste Vorgänge.« Das heißt, wir geben uns dem Zuhören hin, das so neutral wie möglich sein soll und verlassen uns darauf, dass unsere Psyche an einem bestimmten Punkt durch primäre

Gedankenvorgänge in uns eine Idee erzeugt, die sich dazu eignet, dem Patienten mitgeteilt zu werden. An einem anderen Punkt können wir auch unvermittelt ausbleibende Gedanken, eine Leere oder Langeweile empfinden als Ausdruck unbewusster Vorgänge. Gestaute Aggression kann zum Beispiel als gedankliche Leere empfunden werden, weil sie die inneren Objekte angreift und vernichtet.

Dank der Arbeit von Paula Heimann »Bemerkungen zur Gegenübertragung« (1950) und anderen (z. B. Jacobs, 1999) sind wir in der zweiten Hälfte des 20. Jahrhunderts auf die Gegenübertragung als Quelle der Information über den Patienten aufmerksam geworden; aber es gibt auch eine störende Gegenübertragung, die das Zuhören vereitelt und uns für einen bestimmten Aspekt des Materials oder der Persönlichkeit des Patienten blind macht. Bei Freud und auch bei Klein war der Begriff Gegenübertragung negativ konnotiert. Natürlich gibt es auch die Übertragung des Therapeuten an den Patienten – er muss sie erkennen und etwas damit anfangen. Isaacs erwähnt das Thema in ihrem Artikel und ich sage deshalb, dass man auch die negativen Konnotationen der Gegenübertragung berücksichtigen sollte. Wir sind heute, weitgehend mit Recht, für das »Durcharbeiten in der Gegenübertragung« (Brenman-Pick, 1985), aber manchmal haben die klinischen Debatten durch das Prisma der Gegenübertragung auch eine rechtfertigende, narzisstische, ja sogar kitschige Qualität: »Es gelingt mir nicht, Ihre Patientin zu mögen«, wirft ein Teilnehmer bei einer Präsentation in einem klinischen Seminar ein.

Isaacs vertritt durchaus das Ideal des analytischen Therapeuten als Deuter, der versucht, unvoreingenommen zu sein, das heißt gleich empfänglich für jede Art von Botschaften und Kommunikation seitens des Patienten. Nach den Begriffen von Anna Freud würde das bedeuten, sich »in gleicher Entfernung« vom Ich, vom Über-Ich und vom Es des Patienten zu positionieren, ohne vorschnell eine bestimmte Kommunikation oder einen bestimmten Aspekt der Rede zu bevorzugen. Es genügt nicht, dass wir Geduld haben, wir sollten manche Jahre erfolgreiche individuelle Behandlung hinter uns haben, die uns ermöglichen, ruhig dazusitzen und uns dabei wohlzufühlen. Wir warten nicht einfach nur geduldig, weil wir nichts zu sagen haben oder etwas nicht verstanden haben, wir warten, weil wir gelernt haben, dass die richtige Vermutung sich in uns von selbst einstellt. Vielleicht nicht komplett, vielleicht verzerrt, aber man kann hier keine Zangengeburten durchführen. Je besser wir den Patienten kennen, umso leichter dürfte es uns fallen, bestimmte Übertragungskonfigurationen zu erkennen. Dann können wir die Projektionen sozusagen schon im Flug im Raum abfangen, wodurch sich die Anstrengung erübrigt, herauszufinden, wie der Patient in uns Dinge auslöst. Das Feld ist uns vertraut und wir haben bereits ein paar Deutungen »griffbereit« zur Verfügung und sogar eine private Geheimsprache mit dem langjährigen Patienten, die uns die Benutzung von Codewörtern ermöglicht und langatmige Deutungen erspart. Ich kann in einem solchen Fall eine Patientin fragen: »Was denken Sie, ist Ihnen gestern hier zugestoßen, dass Sie veranlasst waren, die Rollen in Ihrem Traum gestern Nacht wieder mit Nazis in braunen Uniformen zu besetzen?« Damit man als Therapeut so mit einer Patientin über Regression in ihrer geträumten Form reden kann, müssen Jahre der Bekanntschaft und des Vertrauens im analytischen Prozess als Teilnehmer des Traumbildungsprozesses hinter ihnen liegen. Gerade dort verbirgt sich aber oft das neue Material – auf dem mehrmals gepflügten Feld, in den bis zum Überdruss bekannten sadomasochistischen Fantasien, im repetitiven Hin und Her mit dem Patienten, der sich wie gewohnt in langwierigen Geschichten über seinen Vorgesetzten am Arbeitsplatz ergeht, im wiederkehrenden Traum des Professors für Statistik vom Scheitern bei der Abiturprüfung in Mathematik. Gerade dort taucht unerwartet ein Wort, eine Vibration bei der Übertragung auf, die den eigentlichen Puls, das Herz der unbewussten Kommunikation darstellt.

Im Verlaufe der Behandlungsstunde mag der Patient oder die Patientin unzählige Themen ansprechen. Was das unbewusste System anbelangt, wird er in der Regel eine zentrale Sache erwähnen, vielleicht zwei. Wir haben 50 Minuten Zeit, den Ariadnefaden der Behandlungsstunde zu finden. Das ist nicht wenig. Wir brauchen uns dem Patienten gegenüber nicht so zu verhalten, als würde er in seiner Rede ständig goldene Eier legen und wir ihm nachstellen und versuchen, den Schatz zu entdecken, und »gefunden« rufen.

Manchmal – dieses merkwürdige Phänomen hat mich schon immer interessiert – merken wir erst am Ende der letzten Stunde der Woche, wenn wir ihn zur Tür begleiten, was uns der Arme schon eine Woche lang zu sagen versucht. Wie bei Geburten, bei denen sich der Muttermund schon ein wenig geöffnet hat, aber keine Wehen auftreten und erst nachdem der Arzt beschlossen hat, die Frau aus dem Krankenhaus zu entlassen und sie aufsteht, um nach Hause zu gehen, beginnt die Geburt wirklich. Etwas an der motorischen Bewegung, vielleicht auch erst der nahende Abschied, entlockt uns einen Gedanken, der vorher blockiert war und sich nicht in Worte fassen ließ. Wir sind also Meister der »Korridorweisheiten« – unmittelbar vor dem Abschied vom Patienten oder kurz danach realisieren wir plötzlich, was vorgefallen ist.

Manchmal kann und sollte man es dem Patienten auch noch an der Tür sagen, obwohl es problematisch ist, ihn so nach Hause zu entlassen. Ich schließe das nicht aus und ziehe es manchmal vor, etwas zu sagen, als die Stunde mit dem Gefühl zu beenden, kein Lebenszeichen von mir gegeben zu haben. Es gibt ja auch Patienten, die Ihnen das Wesentliche beim Hereinkommen oder beim Herausgehen sagen. Freud nimmt auf sie in der Abhandlung *Zur Einleitung der Behandlung* Bezug:

> »Sie teilen sich so die Behandlung in einen offiziellen Abschnitt, während dessen sie sich meist sehr gehemmt benehmen, und in einen ›gemütlichen‹, in dem sie wirklich frei sprechen und allerlei mitteilen, was sie selbst nicht zur Behandlung rechnen. Der Arzt läßt sich diese Scheidung nicht lange gefallen, er merkt auf das vor oder nach der Sitzung Gesprochene, und indem er es bei nächster Gelegenheit verwertet, reißt er die Scheidewand nieder, die der Patient aufrichten wollte.« (1913c, S. 473)

Vielleicht ist der Umstand, dass sich das Verständnis des Therapeuten erst dann einstellt, wenn sich der Patient zum Ausgang begibt, im Widerstand des Therapeuten gegen das Verständnis oder gegen das Deuten begründet.

Es interessiert mich zu untersuchen, wann Therapeuten sich scheuen, mit ihren Patienten länger und eingehender zu reden. Das Problem bei den Deutungen, von dem mir von jungen Therapeuten berichtet wird, ist nicht, dass sie »ungenau« sind, sondern dass sie zu komplex und zu knapp formuliert sind und dass sie vorschnell erfolgen, als würden sie den Patienten kneifen – dies natürlich auch unter dem Vorbehalt der persönlichen Präferenzen und des persönlichen Stils. Die Deutungen oder Interventionen, die ich vorziehe, erfolgen in einer anhaltenden, träge fließenden, kontinuierlichen, verbalen Bewegung, so wie man einen Kühlschrank oder ein schweres Möbel bewegt. Es erfordert eine längere Kraftanstrengung, nicht ein kurzes Anschieben, wonach die Gedanken von selbst in Bewegung kommen. Bei mir ist die Deutung meistens eine länger anhaltende Bewegung. Ich glaube, das nützt den meisten Patienten mehr als ein kurzer, harter Pingpong-Schlagabtausch. Ich weiß, dass es brillante, enigmatische Therapeuten gibt, die wie das Orakel von Delphi reden. Aber ich habe bei ihren Interventionen den Verdacht, dass sie in schriftlich festgehaltener Form, vor allem auf Französisch, besser klingen als im wirklichen Leben.

Im Anschluss an die Worte von Isaacs sei erwähnt, dass dynamische Psychotherapeuten bei der Analyse der Behandlungsvorgänge zu unterscheiden lernen zwischen Inhalt und Prozess, zwischen dem, was vorgeht, und dem, was gesagt wird. Diese Unterscheidung zwischen Inhalt und Prozess mag wichtig sein, doch sie kann sich aus psychoanalytischer Sicht auch als problematisch erweisen, wie die Unterscheidung zwischen Psyche und Soma, die aus psychoanalytische Sicht nicht viel besagt. Wenn wir den Prozess wirklich aufmerksam verfolgen und herauszufinden versuchen, wie wir unsere Interventionen auf eine bestimmte mentale Funktionsweise oder einen vom Patienten verdrängten oder verleugneten phantasmatischen Vorgang ausrichten sollen, ist die Unterscheidung zwischen Inhalt und Prozess weitaus komplexer. Es sollte deshalb besser von einer ständigen Bewegung beim Zuhören zwischen Inhalt, Klang, Worten und Ton, einerseits, und der Betonung des Prozesses oder der »totalen Situation« andererseits gesprochen werden, wie sie Betty Joseph nannte.

Manchmal hilft gerade ein kleines Detail im Wortfluss, ein kleines Wort oder eine körperliche Geste beim Verständnis des Prozesses. Manchmal versteckt sich der Schlüssel zum Verständnis des Prozesses im Inhalt. Ich denke in diesem Zusammenhang an eine Patientin, die in der Analyse jahrelang ständig heftig einen Fächer schüttelte. Neben den wiederholten Klagen »Mein Gott, ist es heiß hier bei Ihnen«, lernte ich das Fächergeräusch als ziemlich komplexen, oftmals erotisierten, Kontrapunkt zu den Vorgängen bei der Übertragung zu beachten.

Manchmal müssen wir aber auch das Umgekehrte tun: Uns von den kleinen Details und Nebengeräuschen lösen und – auch das ein Ausdruck von Betty Joseph – eine »Stufe heruntersteigen« (to drop a level), um den Puls der analytischen Behandlungsstunde zu fühlen. Ich möchte Ihnen dazu ein Gleichnis aus der Medizin vorschlagen: Bekanntlich prüft man den Puls des Patienten nicht mit dem Daumen, denn wenn wir es mit dem Daumen tun, besteht die Gefahr, dass wir unseren eigenen Puls zählen, nicht den des Patienten. So auch in der Behandlungsstunde. Wie erwähnt, sollte man in der Supervision oder im klinischen Seminar manchmal den Fall unseres »bequemsten« oder »liebsten« Patienten vorbringen, mit dem wir uns besonders identifizieren. Gerade bei solchen Patienten besteht die Gefahr, dass die »Pulsmessungen«, mit deren Hilfe wir die Vorgänge in ihrer Psyche interpretieren, falsch sind, weil wir ein wenig zu stark mit ihnen verschmolzen sind.

Zu deuten ist wichtig, nicht nur weil es den analytischen Prozess fördert. Nicht zu deuten, ist nicht gut und schadet sogar. Wenn Sie die Worte des Patienten im Raum einfach verhallen lassen und es Ihnen schwerfällt, das Risiko einer Deutung einzugehen, besteht die Möglichkeit, dass der Patient Sie als jemand erlebt, der ihn nicht verstehen will. Das könnte ihn dazu bringen, mit einer Handlung außerhalb der Analysestunde etwas zum Ausdruck zu bringen. Wenn der Patient anfängt, sich außerhalb der Behandlung etwas merkwürdig zu verhalten, kann es sein, dass er damit auf einen Deutungsmangel reagiert. Freie Assoziationen, die nicht auf Worte des Therapeuten stoßen, können einen großen Druck in Richtung Agieren erzeugen.

Eine Deutung, ob richtig oder falsch, bindet die Energie, die das Es freisetzt. Sie erzeugt Bewegung in der Psyche, bringt Erinnerungen an die Oberfläche und erweitert das Spektrum des Erlebens. Auch wenn sie schwer verdaulich ist und nicht die Beruhigung bezweckt, ändert die Deutung etwas an der Übertragungskonfiguration. Gute Übertragungsdeutungen ändern die Figur des Analytikers von einem verfolgenden Objekt zu einem guten und einladenden Objekt. Der Patient sendet Signale – in einer intensiven Psychotherapie ohnehin, aber auch in einer normalen dynamischen Psychotherapie; er kommuniziert, auch wenn es Ihnen scheint, dass er nicht ernsthaft arbeitet. Er kommt in die Behandlung, er bringt sein Unbewusstes mit oder das »innere Kind«, nennen Sie es, wie Sie wollen, seine Fantasien und arbeitet an Ihnen seine Es-Energie ab, auch wenn er Ihnen das in der Übertragung nicht deutlich zeigt. Wenn die gesamte Ausrichtung der Innenwelt des Patienten nicht auf einen deutenden Therapeuten stößt, wird dadurch nicht nur die Entwicklung der Fantasie behindert und die Behandlung verlangsamt, es erzeugt auch Ängste und Barrieren. Es gibt Patienten, die für solche Situationen keine Toleranz haben und die Behandlung abbrechen. Sie zerbrechen sich den Kopf darüber, was schiefgelaufen sein könnte, was sich jenseits ihrer Wahrnehmung abgespielt hat. Möglicherweise ist die Erklärung einfacher als jene, die der Patient als Gründe für seinen Entscheid, auf die Behandlung zu verzichten, nennen mag.

Vielleicht hätte ich mich mehr anstrengen müssen und dem Patienten Deutungen vorschlagen sollen, damit er die Behandlung weiterführt, und nicht Deutungen der Widerstände gegen die Behandlung und des Willens, die Behandlung zu verlassen. Man teilt uns mit, dass man uns verlassen möchte, und wir versuchen mit allen Mitteln, ihn am Weggehen zu hindern und fieberhaft die »Angst vor Veränderung« zu deuten. Deuten Sie die Absicht, die Behandlung abzubrechen, nicht, von der Deutung der »Angst vor Veränderung« ganz zu schweigen. Die meisten Leute gehen wegen irgendeines Symptoms in die Behandlung, das seine Funktion eingebüßt hat und sie nicht mehr vor Ängsten oder Seelenschmerz schützt. Der Wille zur Veränderung und die Angst oder das Schuldgefühl, die durch die Veränderungen geweckt werden – also die »negative therapeutische Reaktion« –, stellen sich erst in einer viel späteren Phase der Arbeit ein, wenn der Patient gefordert ist, den alten Status quo durch einen neuen zu ersetzen. Ich denke, es ist besser, die Vorgänge von vor drei Stunden zu rekonstruieren und zu deuten, solange der Patient die Behandlung noch will. Wenn Sie das nicht als »Widerstand gegen die Behandlung« deuten, haben Sie hier vielleicht Gelegenheit für eine Korrektur.

Jedenfalls sollte man immer Folgendes im Auge behalten: Patienten möchten mit ihrem Unbewussten gerne in Behandlung sein und profitieren davon, auch wenn sie sich über den Therapeuten beklagen, auch wenn sie laut den Abbruch der Behandlung erwägen und auch wenn sie sich gegen die Behandlung stellen und hin und wieder unangekündigt Sitzungen auslassen. Es liegt in der Natur der Sache, dass dynamische Therapeuten sich auf das Erkennen von Widerständen spezialisieren und stark auf jeden Ausdruck von Widerstand gegen die Behandlung achten, aber Therapeuten neigen manchmal auch dazu, zuzuhören und konkret oder zu scharf zu reagieren, wenn ein Patient, die Absicht bekanntgibt, die Behandlung abzubrechen oder die Sitzungsdichte auszudünnen. Es geht mir nicht darum, Ihnen zu empfehlen, all das zu ignorieren, was Sie über die Wichtigkeit der Deutung von Widerständen gegen die Behandlung gelernt haben, aber ich empfehle Ihnen durchaus, auf jenen stummen und verschämten Teil des Patienten zu achten, der an der Behandlung interessiert ist, und versuchen Sie, bis zum letzten Moment auch mit ihm zu kommunizieren.

Bei der Behandlung von Kindern können Sie deutlich erkennen, wieviel Kredit sie Ihnen einräumen. Kinder können sich ewig an die Deutung erinnern, die Sie ihnen »schulden«. Sie können einem Kind zum Beispiel sagen: »Bevor du mit Papa und Mama in den Urlaub gefahren bist, hast du mir dies und jenes gesagt und wolltest mir dieses und jenes sagen. Jetzt scheint mir, dass ich verstanden habe, wie es dir damals ging…« Worauf das Kind hellhörig wird, und Sie sehen, wie dankbar es ist, dass Sie sich an etwas erinnern, was ihm vor einer Woche passierte und worauf Sie damals nicht eingingen und dass Sie immer noch daran denken, was es durchgemacht hat, und versuchen, es zu verstehen. Auch bei Erwachsenen kann und sollte man manchmal außerhalb der Übertragung »späte Deutungen« von Dingen vornehmen, die im Behandlungsraum eine oder zwei Wochen zuvor aufgekommen waren.

Erlauben Sie mir nun, mit einem älteren Artikel weiterzufahren, der in eine andere Ära des psychoanalytischen Diskurses gehört, nämlich mit einem Artikel von Betty Joseph von 1983 »Über Verstehen und Nicht-Verstehen«. Für uns ist er in erster Linie eine Gelegenheit, über den Zusammenhang zwischen Deutung und Handlung zu reflektieren.

> »Wir haben, so nehme ich an, alle zuweilen die Erfahrung gemacht, dass wir unseren Patienten zuhören und meinen, wir hätten das Material und seine unbewusste Bedeutung, seinen Symbolgehalt verstanden, während unsere daran anschließenden Deutungen ihr Ziel verfehlten oder wir

> uns inmitten einer Deutung langweilten. Wenn ich mich langweile, höre ich auf, weil ich dann davon ausgehe, dass ich über das Material, aber nicht mit dem Patienten spreche. Dies beleuchtet besonders einen Punkt, der eigentlich mehr als selbstverständlich ist, nämlich dass eine Analyse, die von Nutzen sein soll, erlebt werden muss und nicht etwa im Geben von Deutungen oder Erklärungen besteht.
> Es hilft auch, eine Frage zu erhellen, die oft in Diskussionen zur Technik auftaucht: Deutet man nur innerhalb der Übertragungsbeziehung, oder greift man andere Lebensbereiche des Patienten ebenfalls deutend auf? Ich denke, es gibt hier kein Entweder-Oder, sondern es ist vielmehr die Frage, ob man sein Verständnis und daher seine Deutungen auf das, was gelebt und erlebt wird, fokussieren kann.« (Joseph, 1983, S. 995)

Im weiteren Verlauf des Artikels stellt Joseph zwei klinische Fälle vor und fasst wie folgt zusammen:

> »Ich habe versucht zu zeigen, wie sich der Analytiker, um zu verstehen, auf die Wellenlänge des Patienten einstellen muss, die eher eine Wellenlänge der Handlung als der Worte ist, auch wenn vielleicht Worte benutzt werden. All diese Patienten bedienen sich in großem Ausmaß der projektiven Identifikation, entweder als Methode der Kommunikation, um auf einer tieferen nonverbalen Ebene verstanden zu werden, oder um ihr Gleichgewicht aufrechtzuerhalten. Im letzteren Fall sind sie am Verstehen, wie wir es begreifen, nicht interessiert oder widersetzen sich ihm sogar. Wenn wir uns solchen Patienten mit der Vorstellung nähern, dass sie von uns wirkliche Einsicht wollen, verlieren wir den eigentlichen Kontakt zu ihnen, und in jedem Fall wird vieles, was diese Patienten uns vermitteln und projizieren, außerhalb unseres Verstehens liegen.« (a. a. O., S. 1005)

Diese Zeilen bergen ein wertvolles theoretisches und klinisches »Oxymoron«, weil sie einerseits zum Deuten aufrufen, uns aber gleichzeitig auch warnen, dass die Aufforderung zum Deuten manchmal schon das Scheitern der Deutung beinhaltet, da der Patient zwar viel reden mag, aber seine Worte eher Handlungen sind. Es handelt sich um einen Patienten, der keine depressive Haltung einnimmt, er ist deshalb nicht nur unfähig zu verstehen, was wir ihm sagen, seine gesamte Kommunikation verfolgt den Zweck, durch projektive Identifikation Handlungen zu provozieren. Wir produzieren also eigentlich Erkenntnisse, aber beziehen uns dabei auf Worte, nicht wirklich auf deren psychischen Unterbau. Wir haben geredet, aber nicht wirklich zu den psychischen Bereichen, deren Existenz er verleugnet oder mit denen er sich schwertut, d. h. nicht dort, wo das Problem der mentalen Entwicklung liegt.

Diese Aussage ist zweifellos umstritten und wird es auch bleiben. Wir werden noch oft darüber diskutieren, ob der Patient so oder anders ist. Ob es sich um einen Patienten handelt, dessen Worte nicht gedeutet werden können und stattdessen das Enactment in den Worten gedeutet werden sollte. Wie auch immer, das ist eine andere Stufe der Beurteilung der Deutungshandlung, eine mit Sensibilität nicht nur für die Struktur, sondern für die ständige Bewegung während der Behandlungsstunde zwischen verschiedenen Stufen mentalen Funktionsvermögens. Die Deutung kann formal zutreffend sein, spricht aber nicht die »richtige« Ebene an, auf der der Patient gerade mit uns kommuniziert.

Ich erinnere mich an eine Analyse, bei der ich zu lange brauchte, bis ich einen seltsamen Vorgang erkannte. Am Anfang der Stunde kommt ein schöner klarer Traum. Der Patient deutet ihn ebenso gut wie ich. Wir arbeiten an diesem Traum wie zwei eingeübte Jongleure eine gemeinsame Nummer aufführen. Dann läuft sich die Stunde tot. Statt dass die gute Arbeit am Traum den Auftakt zu einer guten Analysestunde bildet, erleben wir immer wieder dasselbe Muster der ersten zehn Minuten, die sehr gut und analytisch sehr ergiebig erscheinen und auf die 40 Minuten Langeweile und kompletter Stillstand folgen. Er redet weiter, aber ich empfinde es als ermüdend, dass die Traumanalyse eine Art »Götzendienerei« war. Ein Teil von ihm kommuniziert durch das Träumen etwas Symbolhaftes, das ausformuliert, begrifflich gefasst und gedeutet werden kann, aber auf der unteren Ebene bleibt das unentwickelte Kind, das sich unserem Gespräch entzieht.

Der Lügenköder

Freud geht in seiner Abhandlung *Konstruktionen in der Analyse* (1937d) auf die Präsentation einer falschen Konstruktion ein. Beruhend auf der Frage, wie man die Richtigkeit einer Deutung bestimmt, fragt er sich, ob das »Ja« oder das »Nein« des Patienten als Gradmesser für die Qualität der Deutung und ihre Richtigkeit zu werten seien. Seiner Meinung nach ist es nicht so schlimm, wenn wir uns bei der Deutung oder der Konstruktion geirrt haben. Die falsche Konstruktion falle in einer solchen Art heraus, als ob sie nie gemacht worden wäre, ja in manchen Fällen gewinne man sogar den Eindruck, als hätte man »den Wahrheitskarpfen grade mit Hilfe des Lügenköders gefangen« (Freud, 1937d, S. 48). Manchmal hat die falsche Konstruktion einen Wert, sie nähert uns der Wahrheit an. In der Literatur finden sich zahlreiche Bezugnahmen zu falschen Deutungen oder ungenauen Interventionen. Dabei sollten wir unterscheiden zwischen unvollkommenen Deutungen – dieser Kategorie gehören glücklicherweise die meisten unserer Deutungen an – und schlicht falschen Deutungen. Ich denke, die falsche Deutung erreicht ihr Ziel insbesondere dadurch, dass sie den Patienten an die Grenzen des Verständnisses des Therapeuten erinnert. Der Patient entzieht der Fantasie vom allwissenden Therapeuten die Grundlage und ich würde hinzufügen, der Fantasie vom Therapeuten, dem man nichts zu sagen braucht und der trotzdem alles versteht – eine dyadische Paarungsfantasie, dass, wenn ich mich auf die Couch lege, der Therapeut mich schon verstehen wird.

Manchmal geht die Fantasie noch mehr ins Detail: Der Patient stellt sich vor, wie der Therapeut in ihn eindringt – von vorne oder von hinten oder direkt in seinen Kopf – und Zugang zu allen dort gespeicherten Dateien erlangt. Das ist wie bei dem Trick von Polizeiermittlern. Sie tragen dem Verdächtigen eine völlig abwegige Geschichte vor und konfrontieren ihn mit einer Beweisspur vom Tatort, die mit ihm gar nichts zu tun hat. Der Verdächtige beruhigt sich und liefert den Ermittlern eine Information, die er besser verschwiegen hätte, und bringt die Ermittler auf eine neue Fährte, an die sie zuvor überhaupt nicht gedacht hatten.

Sie sollten sich nicht unwissend geben und auch nicht dumm stellen, aber es ist besser, wenn die Patienten Sie für etwas weniger redegewandt und schlau halten, als Sie wirklich sind. Keine Sorge, meistens ist das der Fall. Der Patient, der seinen Therapeuten für ein Genie hält, befindet sich meines Erachtens in einer schlechteren Position als der Patient, der meint, sein Therapeut sei okay oder sogar ein wenig schwerfällig. Es gibt Patienten, die vom ersten Moment an durch projektive Identifikation die Idealisierung des fantastischen Therapeuten, der Sie zu sein träumen, betreiben, was Ihrem Narzissmus Nahrung gibt, aber Ihnen auch die Möglichkeit versperrt, den Patienten kennenzulernen.

Wer von den frühen Analytikern lernen möchte, wird feststellen, dass sie mit ihren Patienten in einer ziemlich einfachen Sprache kommunizierten und einfache Sätze bildeten. Sie sahen sich nicht veranlasst zu zeigen, dass sie ohne Worte alles verstehen, worum es geht, dass sie Gedanken lesen können oder dass sie einen fantastischen Sinn für Humor haben und sie zitierten auch keine Gedichte, empfahlen dem Patienten keine Vorstellungen und keine Bücher. Brillante Therapeuten entlocken den Patienten die »fähigen« Teile, was auf Kosten der weniger gut artikulierten und weniger gut entwickelten Teile geht. Ein schlagfertiger und spitzfindiger Therapeut reaktiviert beim Patienten die Grunderfahrung des kleinen, aufgeregten Jungen, der keine Ahnung von der Erwachsenenwelt hat. Insofern ist ein Therapeut, der sich irrt und mit den Grenzen seines Verständnisses in Frieden lebt, auch ein Therapeut, der Ängste und Widerstände abbaut. Auch das Unbewusste fühlt sich in seiner Anwesenheit entspannter. Man darf dem Patienten sagen, »vielleicht habe ich Sie nicht richtig verstanden, aber ich glaube gehört zu haben, dass sie das und das sagen«, das fördert die Zusammenarbeit.

Wenn der Patient die verfehlte Deutung dazu verwendet, seine Neurose von einem psychisch schmerzenden Bereich in einen ihm angenehmeren Bereich zu verlagern, nutzt er unseren Irrtum im Grunde genommen auf subversive Weise. Er sagt, »ja, ja«, »richtig, richtig«, geht mit dieser Suggestion im Unbewussten aber ziemlich weit. Er ist stärker von der Suggestion beeinflusst, ähnlich wie der Hypnosepatient. Die Patienten können für die unzutreffenden Deutungen, die wir ihnen vorgeschlagen haben, verschiedene Verwendungen finden. Das hängt mit dem Verhältnis des Patienten zur Wahrheit zusammen, das Verhältnis zur psychischen Wahrheit ist nie nur »zweckgerichtet«. Manchmal weckt die Aufnahme einer zutreffenden Deutung Widerstand, auch wenn die mit der Deutung verbundene Wahrheit beim Patienten vordergründig keinen Neid auslöst oder psychischen Schmerz, der für ihn fast unerträglich ist. Eine Deutung, die dazu geeignet wäre, die Last eines Schuldgefühls zu lindern, das der Patient seit vielen Jahren mit sich herumträgt, könnte verworfen werden, weil sie einen masochistischen Status quo stört, um den herum sich die Persönlichkeit gruppiert hat. Der Masochismus des Patienten kann auch zu seiner außerordentlichen

Bereitschaft beitragen, eine verfehlte Deutung zu akzeptieren. Es gibt Leute, die alles essen, was man ihnen auf dem Teller serviert, und erst danach bemerken, es habe nicht besonders gut geschmeckt. Eine ganze Welt von unbewussten Fantasien, frühen Ängsten und Wünschen verbirgt sich hinter der Bereitschaft von Menschen, schlechte Deutungen oder überhaupt schlechtes Verhalten ihnen gegenüber zu akzeptieren.

Jede Deutung, jede deutende Position muss mit einem bestimmten Engagement oder gar einer bestimmten Hartnäckigkeit vertreten werden. Unsere Arbeit ist eine schwere Arbeit. Niemand wartet darauf, dass Sie eine gute Deutung liefern, und wird Ihnen dafür Beifall klatschen. Deuten ist wie Teig verarbeiten: kneten, drücken, auseinanderziehen, kneten, immer wieder von neuem. Gerade die begabten Deuter tendieren dazu, nicht locker zu lassen. Sie verfolgen die Assoziationen des Patienten und überhäufen ihn mit schönen Deutungen bis zur letzten Minute – und verlieren am Ende mehr als sie gewinnen, denn etwas an der Deutung, ist sie einmal ausgesprochen, sollte wie ein flacher Stein ein wenig auf der Wasseroberfläche hüpfen und dann absinken, ja dem Patienten in die Hosentasche gesteckt werden ohne viel Aufhebens.

Wenn wir zu viel um die Deutung herumreden, nehmen wir die Reaktion nicht wirklich wahr. Es braucht ein wenig Ruhe nach der Intervention, damit wir sehen können, was wir geändert haben an der Struktur, am Reden, an der Architektur, am Ton. Wenn wir in unseren Worten gefangen sind, steigern wir uns manchmal mit unserem Reden in eine Euphorie hinein; die Deutung hat auch in uns etwas geweckt, wir sehen das Licht, möchten noch etwas Kleines hinzufügen, noch einen Gedanken, da und dort noch etwas Farbe und finden uns unversehens in einem Wortschwall wieder. Als Folge davon haben wir die Deutung erstickt, die Intervention ist derart übersättigt, dass die Aufnahmefähigkeit sinkt.

Eine Deutung soll den Patienten zunächst etwas aus dem Gleichgewicht bringen, sie ist aber nicht wirklich das letzte fehlende Teil im Puzzle. Sie soll den Status quo erschüttern, die innere Struktur anstoßen, ohne sie zum Einsturz zu bringen. Wenn wir nicht zuhören, die »Rebounds« nicht auffangen, verpassen wir eine gute Deutung. Wir verpassen die Bewegung, die sie hätte erzeugen können. Es gibt Patienten, die es schaffen, eine solche Zwanghaftigkeit aus uns herauszuholen: »Können Sie das nochmal sagen, ich habe es nicht verstanden«, »Können Sie das bitte wiederholen?«, »Moment, was haben Sie vorhin gesagt?«, »Nein, nein, ich meine, was Sie vorhin sagten. Das war interessant.«, »Nein, das Wort, das Sie gesagt haben, habe ich nicht verstanden, das Wort vorher.« Da haben wir es bereits mit einem Widerstand zu tun, der für sich schon eine separate Deutung verdient. Unser Patient greift die Verbindung an, die ihm die Deutung anzubieten versucht. Vielleicht sinniert er gerade über die Frage, woher die Milch kommt, und anstatt die Produkte (Angebote, Erkenntnisse) unserer Psyche zu empfangen und sie zum Nachdenken und Fühlen, Erleben und sogar für etwas Dankbarkeit zu nutzen, fällt es ihm schwer, von Ihnen etwas zu empfangen, was er sich nicht selbst geben kann.

11

Das psychoanalytische Objekt

Die therapeutische Praxis verkörpert nicht nur die Theorie und die Technik des Therapeuten. Sie bringt auch verinnerlichte Objektbeziehungen und unbewusste Fantasien der Therapeuten über die Psychoanalyse zum Ausdruck • Woraus unsere analytische Identität besteht • Was im klinischen Seminar oft zum Vorschein kommt • Wenn der Patient uns vorwirft, die Psychoanalyse mehr zu lieben als ihn • Worin sich analytische Skepsis von philosophischer Skepsis unterscheidet • Warum ist die Psychoanalyse keine Wissenschaft, die ihre Vergangenheit »vergisst«, und wie hängt das mit dem neurotischen Verhältnis zusammen, das der Therapeut möglicherweise zu Freud hat? • Durch den Begriff »inneres psychoanalytisches Objekt« wirkt auch die ewige Frage »Was ist Psychoanalyse« etwas weniger scholastisch

Freud bedient sich Metaphern und Sinnbildern zur Charakterisierung seiner Entdeckungen und der Aufgabe des analytischen Therapeuten. Schon sehr früh spricht er über den psychischen Apparat als übersetzenden Mechanismus und vom analytischen Deuter als eine Art Übersetzer. Später taucht das Sinnbild des Analytikers als Archäologe auf. Danach, in den technischen Abhandlungen, stoßen wir auf die erstaunliche Analogie zwischen dem Analytiker und dem Chirurgen, die Analytikern einiges Unbehagen bereitet. Ich glaube, man kann aus der Analogie mit der Chirurgie, die die technischen Schriften Freuds wie einen roten Faden durchzieht, recht viel Inspiration gewinnen. An anderer Stelle bezeichnet Freud den Analytiker offenbar als »Lehrer«. In *Die Frage der Laienanalyse* (1926e) bezeichnet er den Analytiker als »weltlichen Seelsorger«.

Jede solche Analogie ist – ausdrücklich oder implizit – von Empfehlungen zur Technik und von metapsychologischen Einsichten begleitet. Etwa die Analogie zwischen dem Analytiker und dem Archäologen passt zum topografischen Modell der Traumdeutung mit seinen positivistischen Bedeutungen einerseits und den hermeneutischen Bedeutungen andererseits. Der Vergleich des analytischen Therapeuten mit dem Chirurgen dient Freud in doppelter Hinsicht: Er ordnet den analytischen Therapeuten als Person ein, der ein hoher gesellschaftlicher Status zusteht und auch eine bestimmte ethische Position. Der Chirurg übt einen unerlässlichen, hoch angesehenen Beruf aus mit einem anerkanntermaßen hohen Lohn. Freud erwähnt, dass sich der Analytiker, genau wie der Chirurg, nicht zu schämen braucht, ein hohes Entgelt für seine Arbeit zu verlangen, die eine schwere Arbeit ist und den Patienten Linderung verschafft. Die Analogie mit dem Chirurgen soll auch die Selbstbeherrschung oder Gefühlskälte, die Objektivität gegenüber dem Patienten verdeutlichen, die er dem Therapeuten nahelegt. Die psychoanalytische Behandlung gleicht dem chirurgischen Eingriff insofern, als sie einen anderen Behandlungsansatz erfordert als jener von Ärzten, die sich mit kosmetischen Änderungen begnügen, wobei jene Therapeuten gemeint sind, die Hypnose oder Suggestion verwenden, um ein körperliches oder psychisches Symptom zu beseitigen.

> »Die psychoanalytische Tätigkeit ist schwierig und anspruchsvoll, sie läßt sich nicht gut handhaben wie die Brille, die man beim Lesen aufsetzt und fürs Spazierengehen ablegt. In der Regel hat die Psychoanalyse den Arzt entweder ganz oder gar nicht.« (Freud, 1933a, S. 164)

Die »Brille« in diesem Zitat wird nicht direkt mit einem bestimmten psychischen Modell oder einer bestimmten klinischen Haltung in Zusammenhang gebracht. Freud benutzt jedoch das Gleichnis der Psychoanalyse als Lesebrille, indem er sie dem Arzt gleichsam aufsetzt, wieder entfernt und urteilt, dass sie nicht passt zum Verständnis der professionellen Tätigkeit des Analytikers. Durch die Verneinung der Metapher der Lesebrille bringt Freud ein bemerkenswertes Kriterium in die Diskussion über die Beschaffenheit der analytischen Tätigkeit und die analytische Identität ein, nämlich das Kriterium der Hingabe, des Engagements des Analytikers für seinen analytischen Blickwinkel, oder einfach ausgedrückt: das Kriterium der Liebe des Therapeuten zur Psychoanalyse. Der Gedanke, dass das psychoanalytische Denken die Person des Therapeuten ganz einnehmen soll, ist nicht selbstverständlich, er ist meiner Meinung nach ein Höhepunkt in Freuds Denken. Die Analyse muss einen Internalisierungsprozess durchlaufen, bei dem sie von einer Praxis zu einer Subjektposition wird, von der Technik zur Ethik, von einem Beruf zur Berufung, von einer Teilfunktion des Ichs zu einem mentalen und persönlichen Aggregatszustand, der die gesamte Persönlichkeit vereinnahmt. Ich möchte gleich darlegen, dass das Verhältnis des Analytikers zu seiner Disziplin nicht nur seine bewussten theoretischen und klinischen Präferenzen beeinflusst, seine Auffassung seiner Aufgabe, sondern auch den Platz, den die Behandlung in der inneren Welt des Therapeuten einnimmt. Der Blickwinkel, der die Psychoanalyse nicht nur als Wissenskörper und Ansammlung von Praktiken sieht, sondern auch als internalisiertes Objekt, ergänzt den Ansatz, der die Psychoanalyse nicht nur als auf Wissen beruhende Theorie oder Behandlungsmethode betrachtet, sondern auch als Weltanschauung.

Die Perspektive, die die Psychoanalyse als inneres Objekt wahrnimmt, rechtfertigt das Interesse an dem Prozess, der uns zu Therapeuten macht und auch die periodische Überprüfung des psychoanalytischen Objekts im Verlaufe unserer fachlichen Laufbahn und während der verschiedenen Analysen und Behandlungen, die wir vornehmen.

Wenn ich das psychoanalytische Objekt suche, muss ich dessen Bestandteile benennen und dessen Entstehung in mir etwas ergründen. Es gibt Therapeuten, die offen zugeben, dass es Jahre gedauert habe, bis sie sich als Psychoanalytiker gefühlt hätten. Ich lege Ihnen nahe, darüber nachzudenken, woraus das »analytische Ding« besteht, das ich in jeder Hinsicht als Objekt betrachte und nicht als Diplom, das an der Wand hängt, oder irgendein minimaler Berufskodex.

Die introspektive Haltung ist zweifellos integraler Bestandteil des inneren psychoanalytischen Objekts. Sie ist gleichzeitig introspektiv und skeptisch, ja sogar ironisch in ihrem Bezug zum Begriff der Introspektion. Es gibt einen wesentlichen Unterschied zwischen auf Verstand basierenden psychologischen oder philosophischen Reflektionen und psychoanalytischer Forschung. Die introspektive Haltung steht in ihrer analytischen Ausformung der Introspektion, der Motivation für die Introspektion und der Beschaffenheit unseres Verhältnisses zum Wissen generell skeptisch gegenüber.

Auch Decartes war der Meinung, wir sollten jede menschliche Erkenntnis hinterfragen, und vor ihm setzten sich die Sokratiker und Plato durch das Höhlengleichnis und auch Emanuel Kant und Henri Bergson und viele andere mehr mit den Fragen der Erkenntnis, des Traums und der Selbsterkenntnis auseinander. Aber stimmt das überhaupt? Der Analytiker interessiert sich für das innere Objekt. In einem Brief von 1930 an Romain Rolland schreibt Freud: »Ich bin kein Skeptiker.« Der Analytiker hinterfragt in bestimmten Fällen auch die Zweifel seiner Patienten. Der obsessive Patient möchte alles anzweifeln. Seine zwanghafte Anzweiflung jedes Gedankens erweist sich als Widerstand gegen das Wissen und das Unwissen zugleich. Seine Ambivalenz und Wissbegierde erweisen sich oft als Ausdruck eines unbewussten Konflikts zwischen Liebe und Hass. Intellektuelle Leistungen und selbst ehrgeizige wissenschaftliche Tätigkeit eines Zwangsneurotikers können daher im Dienst einer Neurose stehen und müssen nicht auf dem Bestreben beruhen, die Welt und sich selbst besser kennenzulernen. Die intellektuelle Rede von Patienten steht fast immer im Dienst einer Abwehr, nicht der Annäherung. Nicht dass ihre geistige Auseinandersetzung wertlos wäre, sie hat einen Wert, möglicherweise entwickeln sie anspruchsvolle philosophische oder kulturkritische Gedanken auf höchstem Niveau, und es ist ein Vergnügen ihnen zuzuhören, doch wir sollten bei allgemeingültigen Feststellungen oder intellektueller Auseinandersetzung während der Behandlungsstunde misstrauisch sein oder sie zumindest hinterfragen, obwohl die Wissenschaft und auch die Philosophen gerne allgemeingültige Aussagen anstreben.

So bringt etwa ein hochkultivierter Intellektueller seine Träume schön säuberlich portioniert, abgepackt und in Plastik eingeschweißt wie bei einem japanischen Lieferdienst mit in die Behandlung. Wir müssen gar nicht mehr »an seinem Traum arbeiten«, nur die Verpackungen mit den Assoziationen öffnen, die ihm kamen, als er vom Traum erwachte, mischen, und schon ist die Deutung perfekt. Er versteht, dass das nicht der Zweck unserer Sitzung ist, möchte mich aber offensichtlich nicht in seine Träume einweihen, weil ihm scheint, dass ich ihm nichts zu sagen hätte, was er nicht schon vorher wusste. Eines Tages brachte er einen schön angerichteten und säuberlich verpackten Traum mit, spulte die Assoziationen seiner Bestandteile ab und fügte noch eine »frische« Assoziation hinzu, die sich auf den Pfeifenständer mit alten Pfeifen auf meinem Schreibtisch bezog, den er am Vortag bemerkt hatte. »Sehen Sie«, sagte er, »es wäre ja schade, die Zeit für einen Traum zu verschwenden, in dem Pfeifen vorkommen. Das ist ja so offensichtlich.«

Ich kam mir auf einmal pathetisch vor. Es war mir klar, dass er sich über mich lustig macht, und ich sagte ihm das auch. Ich sagte ihm, dass er mir die Assoziationen zu seinen

Träumen zuwerfe wie Brotstücke den Vögeln, und dass er hier eine Überheblichkeit der Arbeit gegenüber zeige, die ich und er zusammen zu leisten versuchten: »Hier hast du deine Assoziationen, hier nimm sie, du freudianischer Pedant.« Ich denke, die Assoziation mit der alten Pfeife half mir, zu dieser Deutung zu kommen, die ihn ansprach. Er mag die Wahrheit (und mich) zu sehr, als dass er diese unangenehme Deutung nicht auch ertragen würde.

Die psychoanalytische Wissenschaft erforscht das Verhältnis zwischen objektivem Wissen und subjektivem Erleben. Die Erforschung des subjektiven, phantasmatischen oder triebhaften Bestandteils der Erkenntnis ermöglicht dem Analytiker beispielsweise, der Unterscheidung zwischen der Begierde, das Objekt und die Welt in ihrer ganzen Diversität und Verschiedenheit kennenzulernen und der Neugier oder dem Voyeurismus, die in der narzisstisch autoerotischen Sexualität begründet sind, Bedeutung beizumessen. Deshalb konnte die psychoanalytische Forschung einen Beitrag zu Phänomenen wie »Vorurteile«, »Lernschwierigkeiten« oder »blinde Flecken« in der Wissenschaft leisten.

Das komplexe Verhältnis zur Beschaffenheit des Wissens ist also Teil des analytischen Objekts. Dazu gehört auch der Glaube an die Existenz eines Kommunikationsprozesses zwischen dem Analytiker und seinem Patienten. Analytiker glauben, dass Menschen vom Moment ihrer Geburt an und vielleicht schon vorher über ihr Unbewusstes mit der Welt kommunizieren. Das ist ein Instrument, das dem Säugling für die Kommunikation mit der Mutter und dem Analytiker für das Verständnis des Unbewussten des Patienten dient. Es ist auch ein ausgeklügeltes Instrument, das der Analysand manchmal dazu benutzt, seine eigene Psyche zu verwirren, um psychischem Schmerz zu entgehen und auch um den Therapeuten in die Irre zu führen.

Das innere psychoanalytische Objekt umfasst auch die Beziehung zum analytischen Rahmen, der als gute Grundlage für die Gewinnung von Information zum Unbewussten und zur Bewirkung innerer Änderung betrachtet wird. Ohne Rahmen ist ein transformatives analytisches Erlebnis unmöglich. Auch die Wahrheitsliebe spielt eine zentrale Rolle im analytischen Objekt, nicht im ideologischen oder fundamentalistisch-religiösen Sinne der »Wahrheitssuche«, sondern als Bestandteil der ständigen Suche nach der psychischen Wahrheit, die wir als unerlässlichen Grundstoff für das persönliche Wachstum und die persönliche Entwicklung betrachten. Die psychoanalytische Wissenschaft kennt auch die Kluft, den »Mangel« nach Lacan, zwischen dem, was wir wissen möchten, und dem, was wir in Erfahrung bringen können. Es ist meiner Meinung nach unmöglich, als analytischer Therapeut zu wirken, wenn Ihr einziges Ziel darin besteht, dem Patienten zu helfen, sein Leiden loszuwerden. Ein gewisses Maß an psychischem Schmerz und Schuldgefühl ist nicht nur unvermeidlich, sondern auch Voraussetzung für mentales Funktionieren, das Wachstum und Kreativität ermöglicht.

All diese Elemente, die das innere psychoanalytische Objekt darstellen, verbindet die psychoanalytische Theorie Freud'scher Schule mit dem Ödipuskomplex und der kindlichen Sexualität als Grundfundament der inneren Welt und der Welt der unbewussten Fantasie.

Die analytische Identität besteht aus der psychischen Repräsentation der Psychoanalyse in uns und aus der Art, wie wir sie verinnerlicht haben, wie wir darüber denken und sie empfinden, bewusst und unbewusst. Eine lange Reihe von Introjekten und Identifikationen bildet bei jedem Therapeuten allmählich eine psychische Struktur, die mehr ist als nur eine Ansammlung von »Ich«- und »Über-Ich«-Funktionen. Es kommt nicht von ungefähr, dass Therapeuten Prozesse und Regeln auswendig lernen. In einem langwierigen Prozess verinnerlichen sie Introjekte und Identifikationen. Der Begriff »analytisches Objekt« betont die Tatsache, dass die betreffenden Verinnerlichungen ein breites Spektrum von Identifikationen umfassen (Wille, 2008). Die Qualität des inneren analytischen Objekts wird weitgehend von der Art der Identifikationen bestimmt, die an seiner Entstehung beteiligt waren. Ähnlich wie bei anderen Objektbeziehungen ist die Beschaffenheit der Beziehung zum inneren Objekt, das heißt die Art der Identifikation mit dem Objekt, manchmal wichtiger als die wirkliche Qualität des Objekts. Dabei ist die Frage bedeutsam, ob es sich um eine narzisstische, hysterische, mimetische, gar adhäsive oder um eine komplexe konfliktgeladene Identifikation handelt. Sie bestimmt auch, wie der Therapeut emotionale fachliche Konflikte erlebt, die im Verlaufe der Behandlung auftreten. Verstehe ich, dass ich mich in einem Konflikt befinde bezüglich Habgier, Aggression, Sexualität? Kann ich mich als habgierig empfinden, ohne habgierig zu sein? Oder ohne mir selbst vorzuwerfen, dass in mir Neidgefühle und Habgier gegenüber dem Patienten geweckt werden? Genügt es, wenn meine Ich-Kräfte stark genug sind, um dem Über-Ich zu gehorchen und sexuelles Verlangen zu unterdrücken, das während der analytischen Stunde auftritt? Wenn ich mir sage: »Was bist du nur für ein schrecklicher Analytiker, wie kannst du nur sexuelle Gedanken über deine Patienten haben?« Das taugt im Hinblick auf das innere psychoanalytische Objekt nicht viel. Es wäre bedeutsamer, wenn ich das auch fühlen könnte, ohne es auszuagieren, und vor allem, wenn ich die Begierden, die sich bei der analytischen Begegnung ergeben, beachte und in der Lage bin, sie zu ergründen. Nur dann hat die Identifikation mit der Regel – die Einhaltung sexueller Grenzen im Verhältnis zwischen dem Therapeuten oder der Therapeutin und dem Patienten oder der Patientin – einen Wert. In einem solchen Fall würde das Auftreten sexueller Anziehung den Therapeuten (und seine Patienten) nicht bedrohen, sondern zuerst vom Therapeuten und später auch vom Patienten als Signal für Wissen und Bedeutung und als Gelegenheit für die Erforschung der Vorgänge in der inneren Welt erkannt.

Wenn wir den Analytikern zuhören, einen wissenschaftlichen Artikel oder eine Fallbeschreibung lesen, nehmen wir auch ihre Beziehungen zu ihrem internalisierten psychoanalytischen Objekt wahr. Bei der Ausbildung und der Ausübung des Berufs wird die Psychoanalyse zum ständigen inneren Begleiter des Therapeuten. Sein Verhältnis zu ihr wird reichhaltig und komplex. Ein Psychoanalytiker kann das analytische Objekt lieben, hassen, verachten, sich vor ihm fürchten oder es idealisieren. Meistens handelt es sich um sich verändernde emotionale Mixturen. Ein Analytiker kann zu einem bestimmten Zeitpunkt in seiner Karriere die Abneigung mögen, die ihm seine Zuneigung zur Psychoanalyse gegenüber den internen und externen »Feinden« der Psychoanalyse erlaubt. Zu einem anderen Zeitpunkt der Ausübung seiner beruflichen Tätigkeit kann der Therapeut einen bestimmten Aspekt des analytischen Objekts hassen, das er irgendwann im Verlaufe seiner innigen Beziehung mit der Psychoanalyse verinnerlicht hat. Der Analytiker kann in einen Loyalitätskonflikt zwischen den verschiedenen psychoanalytischen Schulen geraten, denen er begegnet ist. Er kann Reue oder Schuld empfinden darüber, dass er bestimmte Haltungen eingenommen hat und der Psychoanalyse ganz den Rücken kehren in einem Akt der Rache oder der Enttäuschung darüber, dass sie ihn verraten hat. Gute klinische Seminare sollen uns nicht nur verschiedene und auch gegensätzliche theoretische Ansätze und Richtungen näherbringen, sie wecken bei den Teilnehmern auch jene verdrängten, unbewussten oder gespaltenen Teile im Verhältnis zum verinnerlichten psychoanalytischen Objekt.

Wir nehmen an einer Gruppensupervision teil und denken uns: »So hätte ich eine kleinianische Deutung nie erwartet. Ich war stets der Ansicht, dass die Kleinianer unbewusste Fantasien auf grobe Weise deuten, doch hier höre ich eine Therapeutin, die mit größter Sensibilität an die Sache herangeht, und ich höre auch, dass der Patient sich verstanden fühlt.« In dieser Supervision tut sich vor uns im psychoanalytischen Objekt eine ganze Welt auf. Natürlich wird es immer solche geben, die ihr Verhältnis zum psychoanalytischen Objekt nicht herausfordern möchten und es vorziehen, immer dieselbe Lehre zu predigen und immer derselben Schule anzugehören.

Patienten beschäftigt die Frage, was der Therapeut über sie denkt und ihnen gegenüber empfindet, doch in jeder Analyse gibt es auch den Moment, in dem der Patient sich für das Verhältnis des Therapeuten zur Psychoanalyse interessiert. Manchmal hört sich das in den Äußerungen des Patienten als Moment der Neugier an: »Wann wussten Sie, dass sie Analytiker werden wollen?« Oder eine Art Variante derselben Frage: »Wie hast du Mama kennengelernt?« Manchmal klingt das auch unerwartet leidvoll und dramatisch, indem das ödipale Drama des Patienten mitschwingt. Er sagt dann zum Beispiel: »Nicht mich mögen Sie, Sie mögen die Psychoanalyse und sind wegen ihr hier, nicht wegen mir.« Das kann ein heilsamer Moment sein, obwohl es sich um eine Schuldzuweisung handelt, die uns ein wenig auf dem Stuhl zusammensinken lässt. Ich denke, dass ein solcher Moment, in dem der Patienten uns in seine Gedanken über unser Verhältnis zur Psychoanalyse einweiht, auch ein Zeichen dafür ist, dass bei ihm eine Arbeit stattfindet, die ihm ermöglicht, die separate Existenz des Objekts anzuerkennen und dass die Analyse in seiner Welt auch dann noch stattfinden kann, wenn er sich vom Therapeuten getrennt hat. Er wird uns vielleicht fragen, was die Analyse für uns bedeutet, beschäftigt sich dabei aber schon mit einer anderen Frage: Was bedeutet die Analyse für ihn, wie wird er ohne uns mit der Analyse verbleiben?

In diesem Zusammenhang möchte ich aus einem Artikel von Robert Caper zitieren:

> »Das innere Objekt, das dem Analytiker hilft, die innere Trennung zwischen ihm und den Projektionen des Patienten aufrechtzuerhalten, ist die Psychoanalyse per se als eine Art empirische Forschung. Sie kann so aber nur wirken, wenn sie für den Analytiker ein inneres Objekt darstellt. Sie wird es für ihn nur dann, wenn er sie liebt.« (Caper, 1997, S. 270f.)

Der Patient, der sagt, »Sie mögen sie, die Psychoanalyse«, sagt nicht nur die Wahrheit, er hat auch etwas verstanden. Er hat verstanden, dass sein Therapeut ein inneres Objekt hat, wovon eines die Psychoanalyse ist, und es ist gut, dass der Therapeut geliebte Objekte hat, sonst könnte er nicht behandeln.

Die Betrachtung der Analyse als inneres Objekt hilft nicht nur, die Projektionen des Patienten zu ertragen. Sie macht es auch möglich, die Unterschiede zwischen den Therapeuten zu erkennen, die zumindest teilweise auf deren Verhältnis zur Psychoanalyse und zu den damit verbundenen, in ihrer inneren Welt gleichzeitig entstandenen unbewussten Fantasien zurückzuführen sind. Therapeuten entwickeln in der Ausbildung eine hohe Sensibilität für unbewusste Haltungen ihres Therapeuten und ihres Supervisors im Verhältnis zur Analyse. Ein solcher Analysand oder Supervisand wird bei der Übertragung den Finger sehr bald auf die Stelle legen, wo der Therapeut oder die Therapeutin ein ambivalentes Verhältnis zu einem bestimmten Aspekt seiner oder ihrer analytischen Theorie oder Technik unterhält. Es kommt nicht von ungefähr, dass solche Behandlungen bzw. Lehranalysen sich als schwer erweisen können. Patienten sind sich manchmal eines Leids bewusst, dass ihr Leben begleitet – vielleicht hat sie das von Anfang an bewogen, Sie zu wählen – und sie werden beginnen, Sie dort anzupeilen, wo sie sich vorstellen, dass Sie verwundbar sind oder wo sie Ihnen Freude bereiten oder Sie emotional berühren können. So auch bei der Behandlung von Fachleuten, die auf verschiedenen Wegen das Verhältnis des Therapeuten zu seinem inneren analytischen Objekt zu ergründen versuchen.

Der Patient empfindet große Befriedigung und Stolz darüber, dass die Therapeutin seinem Wunsch entsprach und ihn dreimal pro Woche um sieben Uhr morgens empfängt. Er wird auch keine Gelegenheit verpassen, der Therapeutin mitzuteilen, dass ihre Hingabe ihn an seinen narzisstischen und karrierebeflissenen Vater erinnert, der jeweils arbeitsbedingt längere Zeit von zu Hause ferngeblieben war und er weitgehend ohne ihn heranwuchs. In der Fantasie des Patienten entzieht er die Therapeutin ihrer Familie und zwingt sie in einen Konflikt zwischen der Liebe zu ihm und jemand anderem.

Wenn das Verhältnis zum analytischen Objekt authentisch und gelassen ist, trotz seiner Komplexität, und wenn uns die Psychoanalyse nahe ist und wir uns auch bewusst sind, dass sie nicht omnipotent ist, wenn wir mit der Theorie und dem Beruf – die für uns »verwendbare Objekte« und nicht »subjektive Objekte« darstellen – wirklich im Reinen sind, spürt das der Patient. Er spürt, dass wir uns nicht abwehrend verhalten, dass wir von dem überzeugt sind, was wir tun, auch wenn es nicht perfekt ist. Patienten spüren, wenn wir der Analyse aus einer omnipotenten, gleichgültigen oder herablassenden Haltung beiwohnen.

Je stabiler das innere analytische Objekt des Analytikers, desto besser funktioniert es auch als Sicherheitsnetz oder zumindest als Stoßdämpfer, wenn die Gegenübertragung des Therapeuten nicht ganz optimal verläuft oder wenn er sich sogar dazu verleiten lässt, seine Rolle bei der Gegenübertragung aufzugeben und sich in Richtung Acting-out zu bewegen. Es gibt Analysen, bei denen dies unvermeidlich ist.

Psychoanalytiker, die sich als Anhänger derselben theoretischen Schule sehen, neigen dazu, die Unterschiede zu unterschätzen, die zwischen ihnen im Hinblick auf die wahre Beschaffenheit ihres analytischen Objekts auftreten können. Oftmals kämpfen Therapeuten »Schulter an Schulter« im Namen einer bestimmten theoretischen Haltung, aber in Wirklichkeit haben sie nicht viel gemein, wie es in Gruppen, Organisationen und Unternehmen vorkommt, in denen das Gemeinschaftliche und die Solidarität vordergründig hervorgehoben werden, sich aber, sobald eine Krise auftritt, herausstellt, dass die grundlegenden Haltungen der einzelnen Mitglieder – zum Leben, zu Fragen der Ethik und des Gewissens und zu Idealen – sehr verschieden sind. Deshalb bin ich der Meinung, dass richtig geführte klinische Seminare nicht nur eine Gelegenheit sind, das analytische Objekt des Vortragenden oder die von ihm benutzte »private Theorie« – ein von Joseph Sandler (1983) geprägter Begriff – zu entdecken, sondern auch, um mit den anderen Teilnehmern Gemeinsamkeit und Lernen zu erleben, trotz der Unterschiede bei den klinischen Haltungen. Gute klinische Seminare decken etwas Grundlegendes im inneren psychoanalytischen Objekt jedes Teilnehmers und jeder Teilnehmerin auf. Wenn wir entdecken, was wir verpasst haben, weil wir manchmal jahrelang in einer bestimmten theoretischen Haltung verharrt sind und auf lehrreiche Begegnungen mit guten Analytikern und anderen Theorien verzichtet haben, entwickeln sich Hass und Schuldgefühle. Spaltungen in den psychoanalytischen Gesellschaften können sehr dramatisch und schmerzlich sein.

Ein integraler Bestandteil des Verhältnisses der Therapeuten zu ihrem inneren analytischen Objekt ist meines Erachtens mit dem »Markenzeichen« Freud verbunden. Jeder Therapeut hat in seinem unbewussten Archiv eine »Akte Freud«, und es ist zu hoffen, dass er dazu auch Zugang hat. Die Weitergabe des Freud'schen Denkens von einer Generation von Analytikern zur nächsten hat einen bleibenden Einfluss auf die analytische Identität und auf das innere analytische Objekt des Analytikers und, nicht weniger wichtig, auf die Entwicklung der Disziplin.

Max Weber legt in seinem Vortrag »Wissenschaft als Beruf« (1919) dar, dass das Überholte der Zweck der wissenschaftlichen Arbeit sei. Der Wissenschaftler sei sich bewusst, dass er an einer Sache arbeite, von der er hoffe, dass andere noch weiterkämen als er. Auch der amerikanische Philosoph Robert Whitehead behauptet, dass die Wissenschaft ihre Vergangenheit vergesse (1929). Zweifellos entwickelt sich auch die psychoanalytische Wissenschaft, aber ich glaube nicht, dass die Entwicklung der Psychoanalyse als Wissenschaft einen teleologischen Verlauf nimmt wie die exakten Wissenschaften oder die Natur- und Biowissenschaften. Einen dynamischen Therapeuten oder Analytiker, der seinen Patienten zuhört, ohne die Entwicklung des Freud'schen Denkens oder die Entwicklung des psychoanalytischen Denkens in den vergangenen 130 Jahren zu kennen, kann ich mir nur schwer vorstellen. Eine Behandlungssituation besteht aus vielen Schichten und es gibt einen Zusammenhang zwischen der Fähigkeit, sie zu konstituieren und sie zum Wohle des Patienten zu nutzen. Die Kenntnis der Geschichte der Disziplin und der Genealogie ihrer Grundbegriffe ist unerlässlich für das Verständnis des dialektischen Verhältnisses zwischen den Zwecken der dynamischen Psychotherapie und Psychoanalyse und ihrer Mittel. Ich meine nicht die Geschichte im strengen oder rein chronologischen Sinn, also in welchem Jahr Freud Aale sezierte und wann er Wilhelm Fließ jenen Brief über den Ödipuskomplex schrieb. Es geht mir um die funktionale und vor allem erfahrbare historische Perspektive von Grundfragen der klinischen Praxis und der Theorie der Psychoanalyse. Diese Perspektive ermöglicht dem Therapeuten, seine Aufmerksamkeit und seine Gedanken in der analytischen Behandlungsstunde zu beobachten. Wenn Sie die Fallschilderung des »Wolfsmannes« nicht gelesen und bei der Lektüre Freuds klinische und theoretische Erwägungen bei der Begegnung mit Sergei Pankejeff nicht miterlebt haben, werden Sie die tiefere Bedeutung des Begriffs »Urszene« oder »Nachträglichkeit« kaum verstehen und ihr auch keinen Platz in Ihrem klinischen Denken einräumen. Wenn Sie die *Traumdeutung* nicht gelesen haben, werden Sie Mühe haben, den besonderen Status des Traumes in der analytischen Klinik zu verinnerlichen (Rolnik, 2015; 2015a).

Der Anspruch, früheres Denken als wertvolle Grundlage für das Denken der Gegenwart zu berücksichtigen, betrifft nicht speziell die dynamischen Psychotherapeuten. Die größten Erneuerer in der Geschichte der Philosophie waren auch jene, die die Genealogie der jeweiligen Thematik, zu der sie einen entscheidenden Beitrag leisteten, kannten. Es gibt zwar auch Wissensgebiete, in denen es manchmal zu Durchbrüchen durch Zufallsgenies kommt, die über keine formale Bildung verfügen und unbelastet von dominanten Paradigmen komplett neue Ansätze für alte Probleme finden, doch die Chancen eines solchen Szenarios sind im Behandlungsraum sehr gering. Es braucht nicht nur eine längere Ausbildung, um die Behandlungssituation herbeizuführen, es vergehen auch etliche Jahre, bis wir in der Lage sind, die Vorgänge während der Behandlungsstunde zu deuten und ihnen Bedeutung zu geben, sowohl aus objektiv-wissenschaftlicher als auch aus subjektiv-erlebensbasierter Perspektive. Ich bin deshalb der Meinung, dass der Begriff »inneres psychoanalytisches Objekt« nicht nur eine Verbindung herstellt zwischen dem früheren Denken der Disziplin und ihrer Gegenwart im Sinne der »theoretischen Entwicklung«, sondern auch zwischen der Erfahrung der Entdeckung der Psychoanalyse früher und heute. Das lebendige, authentische psychoanalytische Objekt kann den einzelnen Therapeuten im Raum mit dem Chor der Stimmen aus der näheren und ferneren, persönlichen und kollektiven Vergangenheit verbinden, die in seiner Praxis widerhallt.

Ich sitze mit einem Patienten in der Praxis und realisiere auf einmal das Dilemma zwischen Trauma und unbewusster Fantasie. Das geschieht jetzt, in dieser Behandlungsstunde, spezifisch mit diesem Patienten. Ich lasse mich nicht dazu verleiten, vorschnell in traumazentrischen Begriffen zu denken, wenn ich einen analytischen Leitplan im Kopf habe, der die emotionale Reise des Patienten mit mir zusammen begleitet. Ich werde den Patienten ermutigen, sich komplexere Gedanken über seine psychische und mentale Entstehungsgeschichte zu machen, und ich werde ihm keine »falsche Empathie« zeigen oder ihm vorgefertigte Lösungsformeln verkaufen.

Ein Kind steht am Zaun eines Kindergartens und schreit, weil seine Mutter, die sich verspätet, in seiner Fantasie von einem Wolf gefressen wird. Seine Zwillingsschwester spielt derweil fröhlich weiter, obwohl die verspätete Mutter ja auch ihre Mutter ist. Ihr inneres Objekt ist stabil und großzügig. Möglicherweise ist ihre Urszene nicht derart von Verfolgungsängsten geprägt. Jahre später, wenn dieses Kind als Erwachsener zu uns in der Psychotherapie kommt, können wir dem komplexen Gedanken nachgehen, dass unser analytisches Objekt es ermöglicht, den Patienten auf freie Weise zu denken, und er uns nicht dazu drängt, vorgefertigte schematische Erklärungen und Formeln darüber von uns zu geben, dass der Patient keine »hinreichend gute Mutter« erlebt hat oder dass er in der frühen Kindheit an »Empathiemangel« litt. Die Deutungen, die wir anbieten, sind anderer Art, das ganze Übertragungsspektrum im Raum wird sich anders gestalten dank des polyphonen analytischen Objekts.

Die kanonischen Texte der Psychoanalyse besitzen über die theoretischen Inhalte und den daraus hervorgehenden technischen Haltungen hinaus einen Mehrwert. Es wäre deshalb meiner Meinung nach ein Fehler, sie mit veralteten wissenschaftlichen Artikeln in Neurologie oder Biochemie zu vergleichen, die nicht mehr zitiert oder gelehrt werden. Klassische analytische Texte befruchten unser inneres analytisches Objekt. Sie ermöglichen der Therapeutin oder dem Therapeuten nicht nur, die »Urszene« kennenzulernen, in der sich die dynamische Psychotherapie entwickelt hat – die historischen, philosophischen, kulturellen und autobiografischen Kontexte, in denen die großen Theoretiker wirkten, sondern beleben auch ihre oder seine analytische Aufmerksamkeit. Gute analytische Aufmerksamkeit umfasst stets auch ein Schwanken oder Schweben zwischen dem, was sich aus dem historischen und biografischen Umfeld des Patienten schließen lässt, und dem, was nur aus seinem Inneren begreifbar wird, im kurzen Moment der Rede des Patienten und der Innigkeit der Übertragung.

In den Jahren, in denen ich Freud ins Hebräische übersetzte, entwickelte ich eine Sensibilität für seine Verwendung der deutschen Sprache. In einer Übersetzeranmerkung, die ich der Veröffentlichung *Ha-tipul ha-psyḥoanaliti* [Die psychoanalytische Behandlung] anfügte, ging ich unter anderem auf Freuds Fähigkeit ein, eine vielstimmige, rhizomatische Theorie zu erschaffen, die reich an menschlicher Aktivität und menschlichem Erleben ist und ganz ohne Adjektive wie paradoxal, dialektisch oder enigmatisch auskommt, die im heutigen psychoanalytischen Jargon so stark verbreitet sind. Freud erreicht das sowohl durch literarische und rhetorische Mittel, die den unbewussten primären Denkprozess der Leserinnen und Leser anregen, als auch durch die freie, manchmal geradezu wilde Verwendung von Begriffen, die sich als netzförmige Struktur an mehreren Stellen in seinen Schriften ausbreiten und dabei ihre Bedeutung nach dem jeweiligen theoretischen und klinischen Kontext ändern.

Freuds Denken entwickelt sich nicht in einer hierarchischen, wissenschaftlich logischen Denkstruktur. Er ist sich dessen selbst bewusst und erwähnt diese Thematik in seinen Briefen. Sein Denken wächst in die Breite wie ein Rasen, der an einigen Punkten gepflanzt wird und langsam zu einer Fläche zusammenwächst, wie ein Mangrovenwald, der allmählich größere Flächen an der Nahtstelle zwischen Meer und Land erobert. Dudi Alon hat am Begriff »Identifizierung« schön veranschaulicht, dass die begriffliche Inkonsistenz, die Freuds Denken manchmal nachgesagt wird, nicht wirklich besteht, wenn man den Entwicklungsprozess bestimmter Begriffe als rhizomatischen Prozess versteht (Alon, 2013). Der Entstehungsprozess des »psychoanalytischen Biotops« als geistige und wissenschaftliche Errungenschaft ist somit einer Collage ähnlich: Grundbegriffe nehmen bestimmte Bedeutungen an und legen sie wieder ab, jeweils nach dem theoretischen und klinischen Kontext, in dem sie behandelt werden. Das gilt meiner Meinung nach auch für den Prozess, bei dem die psychoanalytische Sprache und die Grundlagen der psychoanalytischen Psychotherapie während der Therapeutenausbildung gelernt und verinnerlicht werden, sowie für den Prozess, bei dem sich analytische Erkenntnisse und Deutungen während der Behandlungsstunde in den Gedanken der Therapeutin oder des Therapeuten einstellen.

Wenn ich dem Patienten zuhöre, achte ich auf die Bewegung zwischen depressiver und paranoid-schizoider Position im Verlaufe der Behandlungsstunde. Die Bewegung findet nicht nur beim Patienten statt, sondern auch in uns, in unserem Verhältnis zum inneren psychoanalytischen Objekt: Manchmal wähnen wir uns im Konflikt mit dem inneren Objekt, wir fühlen uns von ihm enttäuscht, es verärgert uns, es lässt uns im Stich. Wir haben das Gefühl, dass wir nicht der richtige Therapeut für diese Person sind, dass wir sie nicht verstehen. Das kann verschiedene Formen annehmen, depressive wie projektive. Oft verwenden wir die Theorie auf imitierende oder schablonenhafte Weise, verfälschen Begriffe und die Kreativität wird nihilistisch oder völlig gedankenlos. Wir erfinden quasi eine eigene Psychoanalyse, eine neue Theorie. Es gibt klinische Seminare, in denen die Teilnehmerinnen und Teilnehmer darauf fokussiert sind, in den Worten des Therapeuten seine implizite klinische Theorie zu erkennen. Ich gehe davon aus, dass auch in unserem Seminar einige Teilnehmer das Gefühl hatten, dass ich bestimmte theoretische Denkrichtungen nicht originalgetreu wiedergebe. Vielleicht verstehen sie Klein, Bion oder Winnicott anders als ich. Auch »meinen Freud« kann und sollte man hinterfragen. Jede große Theorie in der Psychoanalyse hat einen relativ großen Interpretationsspielraum. Dem sind noch die Soziologie der Disziplin und die sich daraus ergebende Hierarchie der verschiedenen Deutungstraditionen hinzuzufügen. Bei den Lacanianern ist das fest im Diskurs integriert. Jeder zweite Satz im klinischen Seminar beginnt dort mit, »Lacan sagt, dass…«, als würde es genügen, Lacan zu zitieren, um die Möglichkeit einer missverständlichen Interpretation eines theoretischen Textes oder klinischen Materials von vornherein komplett auszuschließen. Auch der kleinianische Diskurs ist empfindlich für begriffliche und klinische »Reinheit« oder Verfälschung. Damit reflektiert er die starke Betonung, die das kleinianische Denken auf die Spaltungsprozesse, die Internalisierung und Externalisierung von Teilen des Selbst und des Objekts aus der Psyche legt.

Es gibt Stunden, in denen die »andere Theorie«, das heißt die Theorie, die nicht zum erklärten Programm der Analyse gehört, es satt hat, wie ein blinder Passagier im Kopf des Therapeuten mitzufahren und plötzlich beginnt, lautstark auf sich aufmerksam zu machen. Das geschieht, wenn der Patient die Beherrschung verliert und wir das Gefühl haben, dass uns die Verbindung zu ihm entgleitet. In solchen Momenten fangen wir unversehens an, Dinge zu sagen, die uns sonst eher abstoßen, Dinge, die Therapeuten oder Theoretiker sagen, die wir nicht besonders schätzen oder deren klinisches Denken wir als minderwertig empfinden. Und siehe da, wenn man uns an die Wand drängt, versuchen wir auch solche Ansätze. Manchmal funktioniert es. Manchmal hat es den Anschein, als seien wir nur deshalb einer Katastrophe entgangen, weil wir dem Patienten eine fremd klingende Deutung angeboten haben, die dem, woran wir glauben und er von uns zu hören gewohnt ist, ziemlich entgegengesetzt ist. Aber welch ein Wunder, der Patient hat sich beruhigt. Es kann mehrere Gründe dafür geben, wenn der Patient nur gut auf Interventionen von einem Therapeuten anspricht, wenn er ratlos klingt. Ich denke, die Patienten reagieren in solchen Fällen auch auf das, was sie als Bereitschaft des Analytikers erfahren, sich ihnen anzupassen, oder sie reagieren auf den besonderen affektiven Ton, in dem die Dinge gesagt werden, auf den durch unsere narzisstische Krise ermöglichten Einblick in die Teile, die ihnen sonst meistens verborgen bleiben.

Wie erwähnt, werden sich andere Patienten manchmal genau dort einrichten, wo wir in Bezug auf einen bestimmten Aspekt der Theorie oder des analytischen Settings ambivalent sind. Aber auch unsere theoretischen Identifikationen sind im Wesentlichen Kompromissprodukte; die Frage, die mich deshalb leiten sollte, ist nicht, ob meine Identifikation nun konfliktgeprägt ist, sondern warum ausgerechnet der betreffende Konflikt in mir ausbrach.

Wir sollten darauf achten, wann ein uns weniger bekannter Teil des inneren psychoanalytischen Objekts zum Leben erwacht und unsere Aufmerksamkeit zu lenken beginnt. Wir haben über den Unterschied zwischen ausgewählter Tatsache und überwertiger Idee gesprochen. Ein Patient kann die Stunde mit einem Traum beginnen oder mit Aussagen, die für uns so klingen, als wären sie in »Freud'scher Tonart« geschrieben. Er wiederholt mehrmals dasselbe Wort, das uns auffallen wird. Wir können diese Art von Aufmerksamkeit gegenüber dem Patienten noch ein wenig weiterziehen, aber wenn ich mich in meinem Innern auf etwas neurotische Weise verpflichtet fühle, kein Freudianer, sondern relational zu sein, kann es sein, dass ich im Unbewussten sowohl die Freud'sche Tonart oder das Freud'sche Material in den Aussagen des Patienten erkenne und mich ihnen auch widersetze. Ich versuche dann hartnäckig, nicht nur meine Aufmerksamkeit auf etwas anderes zu lenken, sondern auch den Patienten in eine andere Tonart zu transferieren, die mir vielleicht richtiger erscheint oder die ich besser beherrsche.

Zentral in diesen Konflikten finden dann die Aufladungen zu stereotypen Versionen der theoretischen Positionen statt. Solche Aufladungen dienen der Stabilisierung des inneren analytischen Objekts des Analytikers, das in einer bestimmten Behandlungsstunde als bedroht empfunden werden kann. Wie erwähnt, stellen die einen Patienten unser Festhalten an bestimmten, von uns bevorzugten theoretischen Denkansätzen stärker auf die Probe als andere. Sie fordern von uns, unsere Überzeugungen zu ändern, oder wecken in uns die Fantasie, dass es besser wäre, wenn sie von jemand anderem behandelt würden, der einen anderen Ansatz verfolgt als wir. Ich denke, die Verarbeitung dieser Projektionen – des Patienten und von uns auf das innere psychoanalytische Objekt – erfordert nicht nur Containment-

Fähigkeit, sondern auch dass der Therapeut sein inneres analytisches Objekt gut kennt. Eine solche Kenntnis kann ihm helfen, zu der, wenn auch weitreichenden Erkenntnis zu gelangen, dass ihm fehlt, was der bestimmte Patient benötigt.

Es gibt Patienten, die wir mit unserem inneren analytischen Objekt behandeln können, und andere, bei denen das unmöglich ist. Man sollte das anerkennen. Natürlich neigen wir als Psychoanalytiker dazu, auch eine disharmonische Erfahrung zwischen uns und der Patientin oder dem Patienten als Botschaft des Unbewussten, als Enactment in irgendeiner Form oder als Wiederholung der Geschichte des Patienten und seiner inneren Welt in der Übertragung zu interpretieren. Aber der Therapeut muss auch seine Grenzen als Mensch und Analytiker kennen und sein effektives Tätigkeitsfeld mit den Patienten abstecken können. Auch die Patienten haben ein inneres Objekt. Vielleicht kann man es noch nicht psychoanalytisches Objekt nennen, aber sie haben ein psychisches Modell, das auch eine Theorie der Selbstheilung enthält. Ich glaube, die Patienten haben die eine oder andere Fantasie darüber, was sie behandeln und ihnen helfen kann und was sie benötigen. Bestimmten Patienten können Sie wunderbare kleinianische Deutungen bis zur Erschöpfung vorschlagen. Sie werden wirkungslos bleiben. Diese Patienten werden bei Ihnen nicht wachsen, da die Übereinstimmung zwischen Ihrer therapeutischen Persönlichkeit und jener der Patienten fehlt.

Oft bleiben wir stur, was die Sache noch verschlimmert. Wenn es eine grundsätzliche Nichtübereinstimmung gibt zwischen dem, was wir bieten können und wollen, und unserem Patienten, dann muss sich entweder der Patient sehr strecken, dass er sich für unsere Behandlung eignet, oder wir müssen uns sehr strecken, damit er uns passend findet. In einer solchen Situation steigt die Gefahr der Grenzüberschreitung in der Behandlung wesentlich. Das muss nicht unbedingt eine dramatische Grenzüberschreitung sein, die zu einem Fall für die Ethikkommission wird, aber es kommt zu verschiedentlichem Ausagieren in der Behandlung, das Ausdruck unseres schlechten Verhältnisses zum inneren analytischen Objekt ist. Manchmal ist das ein chronisches Problem von uns, manchmal auch nur ein vorübergehendes – eine Krankheit, Erschöpfung oder eine Lebenskrise –, das dazu führt, dass das psychoanalytische Objekt des Therapeuten sich versteift oder bizarr wird oder ihn dazu verleitet, zu stark auf einen bestimmten Patienten zu reagieren. Ich denke hierbei an Erscheinungen und Begriffe aus dem Gebiet der Immunologie, die in bestimmten Fällen auch nützlich sein können als sinnbildliche Charakterisierung der Mutter-Kind-Beziehung, zum Beispiel die »allergische Reaktion« auf eine Begegnung mit Anderem und der »anaphylaktische Schock« als Reaktion auf Anderssein.

Ähnlich wie Sportler oder Musiker arbeiten wir weniger gut nach einer längeren Pause, nach dem Mutterschaftsurlaub oder nach dem Krankheitsurlaub. Die längere Unterbrechung schwächt unser Fingerspitzengefühl. Die psychotherapeutische Praxis ist eine ziemlich »strahlende« Arbeitsumgebung. Das Analyse-Instrument – ein Begriff von Otto Isakower (1992 [1963]) – kann mit den Jahren zerfallen, wodurch die Arbeitsqualität abnimmt. In einem solchen Fall bewahren das Wissen und die Erfahrung, die ein sensibler und geübter Therapeut gesammelt hat, ihn nicht vor Dummheiten oder Selbstgefälligkeit.

Ist die Bereitschaft, sich von der Psychoanalyse vereinnahmen zu lassen, mit Sich-Aufgeben oder mit Hingabe verbunden?

Ihre Frage scheint von Emmanuel Ghents Unterscheidung zwischen »Sich-Aufgeben« (surrender) und »Hingabe« (submission) in der Objektbeziehung inspiriert (Ghent, 1990). Vielleicht ist das auch eine Gelegenheit klarzustellen, dass, wenn ich »Objekt« sage, ich in der Regel ein inneres Objekt meine, wenn Sie das noch nicht bemerkt haben. Ich bin nicht sicher, dass das auch bei Ghent der Fall ist, obwohl ich schon lange nichts mehr von ihm gelesen habe. In der relationalen Strömung bezieht sich der Begriff »Objektbeziehung« mehr auf die Beziehung zum Objekt in der Realität als auch auf die unbewusste Fantasie. Auch bei Freud ist nicht immer klar, was mit »Objekt« gemeint ist. Es gibt einen Zusammenhang zwischen dem Zustand des Objekts in der Fantasie und im Unbewussten und unserer realen Beziehung zu anderen Menschen. Nach dem heutigen Stand ist meine Psychoanalyse weniger spirituell und mystisch als jene von Ghent, Michael Eigens oder des späten Bion. Ich bin kein Anhänger von psychoanalytischem Mentalismus und offenbar bei meinen therapeutischen Zielsetzungen auch weniger anspruchsvoll als Kinderanalytiker, die von »Objektimplantationen« bei Patienten mit autistischer Persönlichkeitsorganisation sprechen. Offenbar bin ich auch weniger fasziniert von Paradoxien als noch vor 20 Jahren.

»[...] alle Humanität beruht auf Ehrfurcht vor dem Geheimnis des Menschen«, sagte Thomas Mann in einer Vorlesung in Princeton im Jahre 1939. Ich bin neulich auf diesen Text gestoßen und dachte, er reflektiert mein Verständnis von der Literatur und dem therapeutischen Akt. Als analytischer Therapeut versuche ich, mich dem Verständnis des mysteriösen Teils im Menschen anzunähern, der sich in den Umwälzungen des inneren Objekts und der unbewussten Fantasie des Patienten manifestiert. Ich tue dies, indem ich die verschiedenen Übertragungserscheinungen verwende und die Botschaften analysiere, die vom Unbewussten einer Person zum Unbewussten einer anderen Person übertragen werden. Ich denke, ich interpretiere diese Worte Manns im Sinne Freuds, wenn ich darlege, dass »die Ehrfurcht vor dem Geheimnis des Menschen« nicht bedeutet, die Unkenntnis zu idealisieren oder ganz darauf zu verzichten, die Reise der Selbsterkenntnis und des besseren Kennenlernens der Welt anzutreten, sondern vielmehr anzuerkennen, dass diese Reise unendlich ist und unsere Fähigkeit, uns selbst und unsere Umwelt zu kennen, zwangsläufig beschränkt.

Nehmen wir an, ein langjähriger Patient sitzt neben mir im Bus und erkennt mich nicht, obwohl wir uns schon seit Jahren viermal die Woche treffen. Ich kann ihn grüßen, worauf er mir zulächeln und mich herzlich zurückgrüßen wird. Ich habe keinen Grund anzunehmen, dass er nicht wirklich emotional berührt und überrascht ist, mich im Bus zu treffen. Dennoch würde mich interessieren, welchen Einfluss das innere Objekt auf die Fähigkeit des Patienten und meine Fähigkeit hat, etwas an der Realität des äußeren Objekts zu bemerken oder sich ihr zu verweigern. Vielleicht hat das Ausmaß der Trennung vom inneren Objekt oder irgendeine Idealisierung dem Patienten die Möglichkeit verwehrt, mich heute als neben ihm sitzender Mitfahrer im Bus zu erkennen. Das unbewusste System funktioniert nach dem Lustprinzip, was es wiederum zu weitgehender Selektion der bei den Sinnesorganen eingehenden Information zwingt. Vielleicht haben Sie auch solch ärgerliche Bekannte, die immer überrascht sind, Sie zu treffen und Sie fragen: »Was tun Sie denn hier?« Als wäre es wirklich merkwürdig, dass Sie ausgerechnet auf der einen bestimmten Straße gehen. Sie kennen bestimmt auch den Moment, in dem ein Patient Ihnen unvermittelt Komplimente über einen neuen Teppich in der Praxis macht, obwohl jener Teppich schon manche Jahre genau am selben Ort liegt. Wenn solche »Sinnesverwirrungen« eintreten, ist es möglicherweise angezeigt zu schauen, was sich in der inneren Welt des Patienten sonst noch verändert hat. Was hat das Vertraute zum Seltsamen gemacht? Sämtliche Beispiele, die ich hier genannt habe, sollen veranschaulichen, dass die Objektrepräsentation in der inneren Welt sehr anders aussehen kann als das wirkliche Objekt auf bewusster Ebene, da die Aufmerksamkeit und die Fähigkeit, etwas in der äußeren Wirklichkeit wahrzunehmen, in erster Linie von der inneren Wirklichkeit determiniert wird.

Die Unterscheidung zwischen Sich-Aufgeben und Hingabe ist nützlich, wenn wir das Verhältnis des Therapeuten zur Psychoanalyse auf bewusster Ebene prüfen. Sie scheint mir jedoch eher deskriptiv als dynamisch-analytisch. Sie beschreibt etwas auf der Erlebnisebene des Therapeuten, während das eigentliche Drama in der objektalen Welt in den Tiefenschichten des Ichs stattfindet. Man könnte die Sache des Sich-Aufgebens gegenüber der Hingabe oder die Verwendung der Psychoanalyse als Objekt auch noch aus einem anderen Winkel betrachten, nämlich aus der Perspektive der Fähigkeit, Neues zu lernen.

Neulich habe ich in einem alten Anatomieatlas geblättert, auf den ich im Bücherschrank stieß. Beim Blättern fielen Zettel mit meinen handschriftlichen Notizen zu Boden, die ich kaum entziffern konnte. Ich dachte mir, wenn ich jetzt unter irgendwelchen Umständen erneut den Verlauf der kranialen Nerven oder die Bezeichnungen der Handmuskulatur auswendig lernen müsste, würde ich mich dem komplett verweigern. Niemand zwang mich in meiner Jugendzeit, Anatomie zu lernen. Ich liebte dieses Fach und konnte ihm meine Libido zuführen und mich ihm hingeben. Heute würde das nicht passieren. Bei jedem Lernen – auch in einem Fach, das wir gewählt haben und uns gefällt – gibt es eine gewisse Angst vor der Begegnung mit dem Unbekannten oder Unbewussten. Ich kann mich erinnern, wie mich das Anatomiestudium vor 30 Jahren begeistert hat. Es begann als geistige und kognitive Herausforderung und wurde zu einer spirituellen Erfahrung im wahrsten Sinne des Wortes.

Sie können sich vorstellen, wie sehr uns das Psychoanalysestudium erschüttern und in uns täglich Widerstände wecken kann. Das hat mit Narzissmus zu tun, wobei es verschiedene Arten von Narzissmus gibt. Ermöglicht er uns, neugierig zu sein, uns mit etwas Neuem zu umgeben und es zu verinnerlichen, mit der »Idee zu spielen« oder verleitet er uns dazu, die neue Idee als schlechtes oder intrusives Objekt zu behandeln, das uns in Gefahr bringt und deshalb unseren Widerstand erfordert? Ronnie Solan betont in ihren Arbeiten die Funktion der Erinnerungsspuren im narzisstischen System, das ähnlich funktioniert wie das Immunsystem beim Schutz des inneren Objekts und des Vertrauten bei der Begegnung mit dem Anderen und Abweichenden (Solan, 2015).

Es fällt dem Menschen schwer, auf dem eigenen menschlichen Erleben beruhend zu lernen, und noch schwerer fällt es ihm, aus der Erfahrung und dem Erleben anderer zu lernen. Manchmal frage ich einen Supervisanden: »Warum beharren Sie darauf? Warum versuchen Sie nicht umzusetzen, was ich Ihnen vorschlage?« Ich versuche mit ihm zu klären, was für ihn an der analytischen Theorie oder an dem von mir vorgeschlagenen Blickpunkt besonders schwer zu verdauen und zu verinnerlichen ist. Es ist wichtig, den Supervisanden zu helfen, sich selbst treu zu bleiben und sich im Einklang mit ihren Überzeugungen zu entwickeln (Rolnik, 2008b). Doch wenn der Narzissmus des Supervisanden dazu führt, dass er jedes Mal, wenn er etwas Unbekanntes benutzt, das ihm die Theorie oder der Supervisor vorschlägt, das Gefühl hat, sich »aufzugeben«, haben wir ein Problem. Erfahrene Therapeuten nehmen nicht nur an Supervisionen teil, sie treffen sich auch, manchmal jahrzehntelang, in »Lesegruppen«. Das ist eine sehr schöne Einrichtung, die das »analytische Leben« vieler Therapeuten begleitet. Ich denke, Therapeuten sind auf solche Gesellschaft angewiesen, auch weil sich das psychoanalytische Wissen ständig erweitert, ergänzt und komplexer wird und auch weil die Entdeckung älteren psychoanalytischen Wissens uns jedes Mal von neuem überrascht, in uns Ängste weckt und ständige Pflege erfordert.

12

Urlaub, Trennung und Behandlungsabschluss

Im Verlaufe der Pandemie habe ich einige recht ungewöhnliche Trennungen von Patienten und Bekannten erlebt. Das veranlasste mich, eines der Gespräche mit der Gruppe einem Thema zu widmen, das mich seit Beginn meiner Laufbahn als Patient und Therapeut beschäftigt • Inwiefern reflektieren Trennungen und Behandlungsabschlüsse die Theorien, die unsere Arbeit offen und implizit anleiten? • Warum schreiben die meisten Therapeuten erst dann über Trennungen, wenn sie selbst schon alt sind, und wie hängt das mit Trennungsverleugnung als wichtige Antriebskraft der Trennungsprozesse und der mentalen Wachstumsvorgänge zusammen? • Über die Aufnahme von Patienten zu erneuter Behandlung und über eine Therapeutin, die ihren ehemaligen Patienten selbst 40 Jahre nach Abschluss der Behandlung nicht grüßen mag

Dynamische Therapeuten leben ein wenig wie Bauern. Sie sagen keine Termine ab, wenn sie erkältet sind, gehen nur wenig auf Urlaub und haben Bedenken, das Feld und die Weiden sich selbst zu überlassen. Das Thema der Trennung bei Behandlungen liegt mir sehr am Herzen. Vielleicht weil ich mich selbst bisher von drei Analytikern getrennt habe. Es besteht eine recht große Diskrepanz zwischen dem Aufwand, den wir in dieser Sache im Alltag treiben, und der doch relativ spärlichen schriftlichen Behandlung dieser Thematik. Diese Diskrepanz dürfte den Widerstand verkörpern, der in der Praxis zur Geltung kommt, wenn es darum geht, der Trennung Platz einzuräumen und den temporären, vorübergehenden Charakter der therapeutischen Begegnung, ob es sich um eine jahrelange oder nur um eine kurze Behandlung handelt, anzuerkennen. Es besteht auch eine anhaltende Spannung zwischen der Anstrengung des Therapeuten beim Versuch, die analytische Situation zu erzeugen, sie aufrechtzuerhalten und optimal zu verwerten, und einer gewissen Nonchalance, der wir in unserem Gespräch in Bezug auf Trennungen und Behandlungsabschlüsse begegnen, ob sie auf dem Willen des Therapeuten beruhen oder ihm aufgezwungen werden. Bemerkenswerterweise haben gerade die Theoretiker, die über kurzfristige Behandlungen schreiben – unter ihnen einige ausgebildete Analytiker –, die tiefere Bedeutung der Trennungsphase verstanden und die davon abgeleiteten Erkenntnisse in ihre Theorie und Technik integriert. Ausgerechnet wir, die dynamischen Therapeuten, behandeln die Trennungsthematik sozusagen als mündliche Überlieferung, wobei die jungen Therapeuten ihre Aufmerksamkeit ausschließlich auf die Erhaltung der Behandlung und deren Weiterführung lenken und das Ende von Behandlungen in der Regel – verständnisvoll oder kritisch – als bedauerliche Panne einordnen.

Möglicherweise neigen Therapeuten dazu, Behandlungsbeendigungen und Trennungen zu verleugnen, da sie selbst keine Trennung von der Art erlebt haben, wie sie ein

Großteil der Patienten erlebt. Ich meine damit, dass wir auch nach dem Abschluss unserer Behandlung in diesem Beruf bleiben. Zudem beruhte unsere Berufswahl möglicherweise auf irgendeiner psychischen Behandlung, wobei der Umstand, dass wir uns für diesen Beruf entschieden haben, ein Versuch sein könnte, die Trennung von der – erfolgreichen oder nicht erfolgreichen – Behandlung als Kind oder Jugendlicher oder in der Zeit, als die Wahl auf diesen Beruf fiel, zu verarbeiten. Das ist meine Vermutung. Wir wissen jedenfalls, dass sich Analytiker in der realen Welt nur selten ganz von ihren Supervisoren und Analytikern trennen. Meistens unterhalten sie auf ihrem weiteren Berufsweg recht intensive Arbeitskontakte oder sogar Freundschaften mit ihnen. Dem Patienten, der diesen Beruf nicht ausübt, fehlen alle diese Möglichkeiten. Er kann vielleicht erneut beim selben Therapeuten in Behandlung gehen oder ihn anrufen und ihm ein gutes Neues Jahr wünschen, aber die Verbindung mit ihm wird beim Abschluss der Behandlung schwer erschüttert. Der Patient durchläuft durch die Verbindung mit dem Therapeuten einen sehr intensiven und bedeutsamen Prozess – und dann verschwindet dieser plötzlich aus seinem Leben. Eine solche Art von Trennung, denke ich, kann nicht mit den Trennungen verglichen werden, die Patienten erleben, die selbst Therapeuten sind und denen eine klare, leicht erkennbare Gemeinsamkeit mit ihren Therapeuten bleibt – der Beruf, die Psychoanalyse. Ich gebe Ihnen ein Beispiel von dem, was mir als bemerkenswerter Ausdruck des Widerstandes einer Therapeutin gegen die Beschäftigung mit der Frage der Trennung und des Abschlusses erscheint, die sich hinter der vordergründig vorhandenen Bereitschaft verbirgt, auf die Trennung von der Patientin einzugehen.

Betty Joseph stellte auf einer Konferenz der Europäischen Psychoanalytischen Föderation ein Fallbeispiel vor, das sie »Ending Analysis« nannte (Joseph, 2018). Wie schön, dachte ich mir, ein Artikel von Joseph, der sich mit Trennung beschäftigt, ist bestimmt originell und gut verständlich. Die Patientin in diesem Fallbeispiel, eine Frau in ihren Dreißigern, gehörte offenbar zu den letzten Patienten von Joseph. Eine jahrzehntelange Karriere, in der sich die Therapeutin von unzähligen Patientinnen und Patienten getrennt hat, neigte ihrem Ende zu. In diesen Momenten widmet die als bedeutende kleinianische Theoretikerin bekannte Therapeutin einen Artikel zur Frage des Abschieds. Sie schreibt über die Ängste, die der Abschied bei der Patientin weckte, aber der blinde Fleck der Therapeutin in diesem Artikel besteht meiner Meinung nach darin, dass sie »ihr Ende« – ihr fortgeschrittenes Alter und den Abschied vom Beruf, der fraglos einen separaten Artikel verdient hätte – mit dem Abschied der jungen Frau von ihr als Therapeutin vermischt. Ich fragte mich, warum Joseph sich mit dem Abschied aus ihrer Perspektive des »Karriereendes« beschäftigt und nicht aus der Perspektive der Patientin oder irgendeines Patienten, der Abschied nimmt von der Behandlung im Bewusstsein, dass seine Therapeutin oder sein Therapeut nach dem Abschluss seiner Behandlung weiterlebt und andere Menschen behandelt. Auch die erwähnte Patientin von Joseph beschäftigt sich mit dem Alter ihrer betagten Therapeutin und nimmt an, dass sie kurz davorsteht, in den Ruhestand zu gehen. Doch Joseph führte Dutzende, wenn nicht Hunderte von Analysen durch, bei denen sich spannende Abschiede ereignet haben dürften, und man hätte auch diesem wichtigen Teil der Analyse Gedanken und kleinianische Theorie widmen können.

Als ich noch über den Abschluss der Behandlung in ihrem Artikel nachdachte, fiel mir ein Interview ein, das vor vielen Jahre mit ihr geführt wurde. Sie erzählte in jenem Gespräch unter anderem, dass sie der Lehrkommission des Britischen Instituts beim Abschluss ihrer Ausbildung mitgeteilt habe, dass sie ihrer Meinung nach noch nicht reif sei, die Ausbildung abzuschließen. Hatte Joseph vielleicht auch als junge Analytikerin Schwierigkeiten mit Enden und Abschieden?

Früher wurden der Abschluss und der Abschied von Analysen unter der nicht gerade sympathischen Bezeichnung *Termination* behandelt. Auch damals war die klinische Literatur in diesem Bereich eher dürftig und versuchte in irgendeiner Weise auf meta-analytischer Ebene mit Freuds berühmter Abhandlung *Die endliche und die unendliche Analyse* (1937c) zu korrespondieren. Freud beschäftigt sich in dieser Abhandlung mit der Frage, ob es ein natürliches Ende einer Analyse gibt, ob es überhaupt möglich ist, eine Analyse zu einem solchen Ende zu führen, wo doch die Psychoanalyse im Wesen ein unendlicher Prozess sei. »Was [ist] mit der Redensart ›Ende der Analyse‹ gemeint?«, fragt Freud und antwortet trocken: »Die Analyse ist beendigt, wenn Analytiker und Patient sich nicht mehr zur analytischen Arbeitsstunde treffen.« (S. 63) Freud konzentriert sich auf die große Frage: Kann eine Analyse endlich sein? Zu den »kleinen« Fragen, etwa an welchem Punkt eine Behandlung beendet werden sollte oder wie man den Patienten auf den Abschied vorbereitet, steht nur wenig.

Die Frage der Endlichkeit der Analyse gleicht in bestimmter Hinsicht der Frage, was Liebe ist. Beides sind gute und berechtigte Fragen, aber der Fragende kann sie auch dazu nutzen, das Bestehen der Endlichkeit und die Wirklichkeit der Liebe zu verleugnen. Ich bedaure, dass ein derart zentrales Thema nur den Momenten überlassen wird, in denen bedeutende Theoretiker wie Freud oder Betty Joseph sich bereitfinden, ihrer Endlichkeit Gedanken zu widmen. Freud äußerte sich über das erzwungene Ende der Behandlung des Wolfsmannes. Auch Hanna Segal, Nina Coltart und Eric Brenman schrieben über das Ende der Analyse, aber aus unerfindlichen Gründen tun es Analytiker nur dann, wenn sie selbst ein fortgeschrittenes Alter erreicht haben und sich mit der Endlichkeit ihres menschlichen Daseins beschäftigen. Sind das Lebensende und das Ende einer Analyse nicht zwei verschiedene Themen?

Ich erinnere mich an ein weiteres Beispiel eines »blinden Flecks« in der Disziplin rund um das Thema Abschied von Patienten und postanalytisches Verhältnis zu ihnen. Wie stark die Auffassung der Funktion des Analytikers – der zeitlebens »der Analytiker« bleibt – im Habitus der Therapeuten einer bestimmten Generation präsent ist, lässt sich folgender Geschichte ablesen: Eine ältere Psychoanalytikerin begegnete sporadisch auf Konferenzen einem bekannten Psychoanalytiker, der als Jugendlicher bei ihr in Behandlung gewesen war. Etwa 40 Jahre waren seit dieser historischen Behandlung vergangen, aber die Psychoanalytikerin begnügte sich seither damit, dem ehemaligen Patienten zuzunicken, wenn sie ihn traf, ihn ansprechen wollte sie nicht. Der Analytiker war ein wenig beleidigt, vor allem aber war er neugierig zu erfahren, was es damit auf sich hat, dass die 90-jährige Analytikerin so viele Jahre nach der Beendigung der Behandlung noch auf dem »analytischen Verhältnis« zu ihm besteht. Er fasste also Mut und fragte einen gemeinsamen Kollegen, warum ihm die Analytikerin seiner Meinung nach die kalte Schulter zeige. Dieser entgegnete ihm, sie wolle ihm die Möglichkeit nicht verbauen, zu ihr in die Analyse zurückzukehren, sollte er sie irgendwann benötigen. Hätte Freud diese Geschichte gehört, hätte er sich meiner Meinung nach sehr gewundert darüber, wie die Therapeutin den Begriff »analytisches Verhältnis« im Hinblick auf den Psychoanalytiker interpretiert, der bei ihr 40 Jahre zuvor in Behandlung gewesen war.

Liebe, Trennung, Verlust, Wissen und Denken sind in der inneren Welt auf verschiedenen Ebenen und auf verschiedene Weise miteinander verbunden. Patienten sind sich nicht immer bewusst, welchen Einfluss die Art der libidinösen Besetzung des Objekts auf ihr mentales und emotionales Funktionieren hat oder auf die in der inneren Welt stattfindende Bewegung zwischen der Präsenz des Objekts in der Realität und seinem Ausbleiben. Etwas an den Pausen im Verlaufe von psychischen Behandlungen, bei Urlauben, bei Krankheitsabsenzen und bei längeren Mutterschaftsurlauben belebt nicht nur die Objektbeziehung des Patienten und das Übertragungsverhältnis mit uns, sondern deckt auch weniger bekannte Aspekte des mentalen Funktionierens des Patienten auf. Das hat nicht viel mit unserem langsamen und anhaltenden Kennenlernen der inneren Welt des Patienten zu tun. Es besteht hier ein riesiges Potenzial für Selbsterkenntnis, geistiges Wachstum und Entwicklung des Patienten. Aber bei Trennungen gibt es auch »gefährliche Kurven«. Etwas an der Intensität der Objektbeziehung, die sich bei Trennungen ergibt, schreckt Therapeuten ab. Es schreckt sie so sehr ab, dass viele Therapeuten nur wenig Urlaub nehmen. Gar nicht weil sie auf das Einkommen versessen sind oder weil sie sich den Einkommensausfall nicht leisten können. Der Hauptgrund liegt darin, dass Trennung und Urlaub uns und unseren Patienten Schwerarbeit abfordern. Sie erschüttert das Therapieschiff erheblich und die Therapeuten sind nicht sicher, ob sie diesen Erschütterungen standhalten können. Deshalb verzichten sie darauf, manchmal bewusst und manchmal auch unbewusst.

Nur wenig Urlaub zu nehmen lässt sich leicht mit dem Verweis auf die Wichtigkeit rechtfertigen, die die Theorie und die Technik der Kontinuität und Regelmäßigkeit des Behandlungsprozesses beimessen. Aber dieses Argument bringt meiner Meinung nach auch ein mangelhaftes Verständnis der Rolle des Behandlungsrahmens zum Ausdruck. Der feste Rahmen soll nicht dazu missbraucht werden, das Getrenntsein des Patienten und des Therapeuten sowie die Endlichkeit der Analyse zu verleugnen, sondern optimale Bedingungen für das Verständnis und die Deutung der Trennungs- und Verschmelzungsprozesse in der psychischen Realität schaffen. Ich behaupte somit, dass Urlaub, Trennungen und Abschiede integraler Bestandteil des Wachstums- und Änderungsprozesses im Leben und in der Psychoanalyse sind. In solchen Momenten führt der Patient eine äußerst wichtige Arbeit aus, die genauso wichtig ist wie die Arbeit an der Bindung an den Therapeuten. Das fällt ihnen nicht leicht und wir helfen ihnen dabei. Wir deuten, wir ermutigen sie zu diesem Rückfall in die Abhängigkeit, damit wir Erscheinungen deuten können, die die Verletzung des Behandlungsrahmens begleiten. Der Patient leistet gewaltige psychische Arbeit bei Zäsuren, bei Verletzungen des Rahmens und wenn er aus der Bindung herausgerissen wird – an Wochenenden, am Ende der Behandlungsstunde, im Urlaub, bei Krankheit, bei Lockdowns und natürlich beim Abschluss der Behandlung. Trennungen bergen größtes Potenzial für die Selbsterfahrung, was mit Schwerarbeit verbunden ist. Es bietet sich dabei auch immer die Gelegenheit, an Träumen zu arbeiten, da Träume Trennungen intensiv begleiten. Nicht selten weiht Sie der Patient erst nach einer Trennung oder einer Änderung des Settings in seinen Traum ein. Dasselbe gilt auch für das Träumen des Therapeuten, das im Urlaub intensiver als sonst ausfällt.

Letzte Woche ging ich auf Kurzurlaub. Angesichts der herrschenden Umstände überlegte ich mir, ob ich unser Seminar vom Urlaub aus durchführen soll oder nicht, und fand, dass auch der Analytiker nicht unbegrenzt Spaß haben soll – sowohl auf einer griechischen Insel am Strand zu sitzen und aufs Meer hinauszuschauen als auch ein digitales psychoanalytisches Seminar durchzuführen. Ich beschloss also, unsere Begegnung um eine Woche zu verschieben. In der ersten Nacht träumte ich wie ich Jahre nicht geträumt hatte, der Qualität des Traumes, seinem Kalorienwert nach zu urteilen. Allein dafür war es wert, in den Urlaub zu gehen, wobei die Traumausbeute der Patienten, die nun zum Vorschein kommt, während ich mit ihnen über die Vorkommnisse der Woche arbeite, die ich verpasst habe, noch gar nicht berücksichtigt ist. Ich habe in den letzten zwei Tagen schwer gearbeitet. Einer will die Behandlung aufgeben, ein anderer klingelt ohne Verabredung an der Tür, ein Dritter ist verärgert und wieder ein anderer findet, fünfmal die Woche sei zu viel für ihn. Warum reagieren sie so heftig auf meinen Urlaub?

Erstens, weil es mein Urlaub war, nicht ihrer. Patienten können viel besser mit von ihnen veranlassten Behandlungsterminausfällen umgehen als mit Ausfällen, die vom Therapeuten veranlasst wurden. Es fällt ihnen dann leichter, »Abschied zu nehmen« und den Therapeuten als gutes Objekt festzuhalten. Das garantiert noch nicht, dass das Objekt während der Abwesenheit des Therapeuten nicht verdirbt oder dass der Patient den Unterschied zwischen der Anwesenheit des Therapeuten und seiner eigenen Anwesenheit nicht verleugnet, aber der Angriff auf das gute Objekt wird sanfter ausfallen. Zweitens, weil sie nicht ausreichend vorgewarnt und nicht ausreichend darauf vorbereitet wurden. Das emotionale System strebt den Ausgleich an und scheut Überraschungen. Wegen der Covid-Pandemie stand der Zeitpunkt meines Urlaubs erst zehn Tage vorher fest, wodurch zu wenig Zeit blieb, um an Trennungen zu arbeiten, wenn man bedenkt, dass bestimmte Patienten die Auseinandersetzung mit Trennungen verabscheuen. Ein Patient, der den Urlaub des Therapeuten übersteht, wird stets davon profitieren, wenn der Urlaub dazu genutzt wird, um analytische Arbeit zu vollbringen. Er profitiert davon, weil ein Großteil der analytischen Arbeit dann stattfindet, wenn sich das Analysepaar nicht mehr trifft und die Beziehung in der Fantasie weiterführt. Natürlich findet die Beziehung auch dann in der Fantasie statt, wenn sich das Paar ohne

Unterbruch trifft, und selbst während der Behandlungsstunde; doch bei Trennungen hat der Patient die Gelegenheit, die Analyse in seinem Inneren zu suchen, festzustellen, was sie für ihn bedeutet. Wird die Trennung als Abbruch der libidinösen Bindung an das Objekt empfunden und führt sie zu einem Angriff auf das Selbst des Patienten? Trat in Ermangelung eines guten Objekts sofort ein böses Objekt an seine Stelle? Das verfolgende Über-Ich? Oder ist der Patient in der Lage, Sehnsucht ohne Verzweiflung zu empfinden, weil das gute Objekt sich nicht so schnell von ihm abwendet und sich nicht in ein böses Objekt verwandelt? Manchmal macht sich die Trennung vom Therapeuten beim Patienten auch körperlich bemerkbar. Er nimmt zu oder ab, entwickelt Symptome im Verdauungstrakt, leidet an Schwindel, an einem Hautproblem oder an einer Sehstörung.

Nicht nur beim Analysanden, auch beim Analytiker lässt sich die Entwicklung einer Symbiose zwischen dem analytischen Rahmen und den primitiven Teilen der Psyche beobachten. Deshalb müssen auch wir uns ein wenig von unserem »Behandlungsgefängnis« befreien. Auch der Therapeutin oder dem Therapeuten tut es gut, manchmal etwas Distanz von den Patientinnen und Patienten zu gewinnen und etwas Zeit mit ihrer oder seiner inneren Welt »ohne Psychoanalyse« zu verbringen. Wir verstecken in unserer Arbeit und unserer Funktion psychische Zustände, Konflikte und Schmerzen, die wir manchmal aus unserem beruflichen Refugium herausholen und uns außerhalb der Praxis mit ihnen beschäftigen sollten.

Wie erwähnt, beleuchtet eine Trennung während der Behandlung die Objektbeziehungen aus neuen Betrachtungswinkeln. Wenn wir den Patienten in häufiger Regelmäßigkeit treffen, lernen wir seine Bindungsmuster und seine Primärfantasien kennen, die er in seine Beziehungen mit anderen Menschen einbringt. Doch sobald der vertraute Rhythmus des Rahmens eine längere Störung erfährt – manchmal reicht es, wenn Sie eine einzige Stunde verändern, um irgendeine Illusion oder unbewusste Annahme aufzudecken –, kommt etwas an der inneren Struktur zum Vorschein, das ohne Störung des Rahmens nicht aufgedeckt worden wäre. Wir haben die Gelegenheit, ins Innere zu blicken und zu sehen, was wir für den Patienten zu jenem bestimmten Zeitpunkt bedeutet haben. Was sind wir für ihn? Ist er in unserem Innern? Sind wir in seinem Innern? Vielleicht ist er es, der in der Fantasie unsere Last trägt, wie es bei dem Patienten der Fall war, den Arik Brenman in seinem Artikel über die Trennung beschreibt (Brenman, 2006). Vielleicht deckt die Trennung den Umstand auf, dass das Gebäude, in dem er sich befindet, einsturzgefährdet ist und abgerissen werden sollte, wie es ein Patient während meines Urlaubs träumte. Ich habe bereits den Analysanden erwähnt, der nicht glauben wollte, dass ich wirklich in den Urlaub verreist war, und meinte, ich hätte ihm das nur gesagt, um »zu schauen, wie er die Zeit ohne Behandlung durchhält«. Das ereignete sich etwa im fünften Jahr der Analyse, als ich ihm eines Tages mitteilte, dass ich in den Urlaub fahre. Er meinte: »Ach, ich glaube, Sie können damit aufhören so zu tun, als ob Sie weggehen, es wird mir bestimmt wieder gutgehen.« Dann stellte sich heraus, dass er wirklich glaubte, dass meine Mitteilungen alle paar Monate, dass ich in den Urlaub fahre, nur Tricks sind, die verhindern sollen, dass er eine »Abhängigkeit« von der Behandlung entwickelt. Die zweite Möglichkeit, nämlich dass ich, genau wie er auch, Urlaub brauche und Spaß daran habe, kam ihm bis zu jenem Moment nicht in den Sinn.

Ein weiteres Beispiel: Ich sagte einer Patientin, dass ich in der kommenden Woche eine unserer Behandlungsstunden nicht durchführen könne. Sie trug es sogleich im Terminkalender ein und bemerkte dann: »Sie scheinen wirklich sehr gesund zu sein. Unglaublich, Sie haben in all den Jahren, seit ich bei Ihnen in Behandlung bin, keine einzige Stunde wegen Krankheit abgesagt.« Ich entgegnete ihr: »Und jetzt haben Sie Angst, dass ich kaputtgehen könnte, wenn wir uns nicht treffen. Dass ich krank werde.« Etwas an dieser schablonenhaften Deutung von mir störte mich. Sie wies etwas zu viel Identifikation mit der Projektion der Patientin auf. Ich sagte ihr darauf, sie habe wohl vergessen, dass ich vor zwei Jahren im Krankenhaus gelegen sei und ich sie mehrmals angerufen habe, um Sitzungen abzusagen. Darauf meinte sie: »Ich erinnere mich, dass Sie angerufen habe, um Sitzungen abzusagen, und dass Sie gesagt haben, Sie seien im Krankenhaus, doch ich habe Ihnen nicht geglaubt, dass Sie krank sind.« Sie zog es damals vor, sich von mir, dem Analytiker, der ihr die Wahrheit verheimlicht, zu trennen, als mich als kranken Analytiker zu akzeptieren.

Solche Dinge kommen an die Oberfläche, wenn man sich für die Vorgänge in der inneren Welt interessiert, die als Reaktion auf Trennungen auftreten, sie ergeben sich nicht von selbst. Es braucht dazu ein Engagement des Therapeuten, die Vorgänge zu untersuchen, die sich nach der Ankündigung einer bevorstehenden Trennung, während der Trennung und nach der Wiederaufnahme der Begegnungen einstellen. Viele Therapeuten sind erleichtert, wenn sie und der Patient den Urlaub unbeschadet überstanden haben, und machen sich nicht die Mühe, die Tiefenströmungen dieser wichtigen Vorgänge zu untersuchen. Es gibt, wie gesagt, Patienten, bei denen es richtig ist, nicht zu deuten, und es falsch wäre, viel Aufhebens um eine abgesagte Stunde oder um ein verlängertes Wochenende zu machen. Kann sein. Aber es in Assoziationen und in Träumen zu ignorieren oder nicht zu erkennen, wäre meiner Meinung nach ein Versäumnis und Teilnahme an dem Teil des Patienten, der die Trennung, die Beschaffenheit des analytischen Verhältnisses – etwa die Tatsache, dass der Analytiker auch Verhältnisse und Beziehungen zu anderen Menschen hat, nicht nur in seinem Kopf, sondern auch in der Realität, und dass er Urlaub braucht, um Analytiker sein zu können – wirklich verleugnen möchte.

Die Schwierigkeit besteht auch bei kleinen Trennungen im Alltag, etwa wenn die Kinder die Musik laut stellen, wenn Sie sich schlafen legen. Die Fantasien, was sich im Elternschlafzimmer abspielt, im anderen Zimmer, bestehen nicht nur aus den Fantasien über die Verbindung zwischen den Eltern. Allein der Umstand, dass sich die Mutter ins Schlafzimmer zurückzieht, löst beim Kind eine ganze Welt von Fantasien und gewaltige Angst aus. Denken Sie an den Patienten, der nachts nicht einschlafen kann, wenn seine Frau vor ihm einschläft. Er muss unbedingt vor ihr einschlafen, da sie ein Container ist für seine Ängste, und wenn sie in ihre innere Welt eintaucht und einschläft, verliert er den Kontakt mit seinem aufnehmenden und transformierenden Objekt. Manche Fantasien und mentale Funktionsweisen kommen analytisch zum Ausdruck, wenn wir in der Behandlung Trennungen verarbeiten.

Hier noch ein Beispiel: Eine Patientin pflegt ihre betagte Mutter seit längerer Zeit. Ich bemerke, dass sie mich in letzter Zeit häufig nach der Uhrzeit fragt und sich beklagt, dass sie die Stunde als zu lange empfindet. Mehrmals hat sie mir schon unvermittelt mitgeteilt: »Das reicht mir für heute«, und die Stunde einige Minuten zu früh beendet. Ich stelle auch fest, dass sie keine Armbanduhr mehr trägt, und bei einer der Gelegenheiten, bei denen sie mich fragt, wie spät es sei, sage ich ihr, ich wunderte mich, wo ihre Armbanduhr sei. Der Zusammenhang zwischen der Uhr und der betagten Mutter ist klar und ich denke auch, dass neben dem Verlangen, die Trennung aufzugeben und sich mit dem Objekt zu verschmelzen, bei ihr auch eine Angst vor der Trennung und dem Verlassenwerden von der Mutter geweckt wurde. Bei der Übertragung trennt sie sich »vorzeitig« von mir, um dem Schmerz der Trennung von der Mutter zu entgehen. Durch projektive Identifikation platziert sie bei mir ihre Angst vor dem Verlassenwerden, indem sie die Stunde frühzeitig beendet.

Es ist wichtig, die Patienten am Anfang der Arbeit mit ihnen darauf aufmerksam zu machen, dass Sie im Laufe des Jahres auch manchmal Urlaub nehmen. Meiner Meinung nach sollte man manchmal auch Patienten dazu ermutigen, in Urlaub zu gehen, sie daran zu erinnern, dass Urlaub auch gut für die Analyse ist. Natürlich wird dieses Thema auch im Zusammenhang mit dem bei Ihnen üblichen Zahlungsmodus behandelt: Wofür belasten Sie den Patienten und wofür nicht. Ich bereite den Patienten auf Trennungen vor, nicht weil ich befürchte, er könne eine Trennung nicht aushalten, sondern weil ich glaube, dass Trennungen zum Leben und zur analytischen Arbeit gehören. Nehmen Sie Urlaub und ich empfehle Ihnen, eher länger als kürzer in den Urlaub zu gehen. Aber das ist dann schon eine Frage der Lebensweise und des persönlichen Stils. Patienten von Freud waren es gewohnt, dass er ihnen für zwei Monate entschwand, und einige von ihnen empfing er auch im Urlaub, sofern er sich in vernünftiger Entfernung von Wien aufhielt.

Einige Patienten tun sich sehr schwer damit. Man sollte das nicht unterschätzen. Gewisse Patienten sollte man ermutigen, Sie während des Urlaubs – ihres oder Ihres Urlaubs – anzurufen, falls erforderlich. Es gibt Patienten, bei denen es richtig ist, dass sie genau wissen, wo Sie sich im Urlaub aufhalten, während andere eher ermutigt werden sollten, über ihren Aufenthaltsort zu fantasieren, und ihre Neugier unbefriedigt bleiben sollte. Es wird vielleicht auch Patienten geben, die man trösten sollte wie Kinder, denen es auf dem Weg zur Schule schwerfällt, sich von der Mutter zu trennen, indem man einen kleinen Gegenstand findet, der die Behandlung symbolisiert, und ihn als Übergangsgegenstand verwendet. Ich rate davon ab, dass Sie ihnen einen Sessel oder auch nur ein Kissen aus Ihrem Behandlungsraum als Souvenir mitgeben, aber manchmal haben Patienten gute Ideen, wie sie in Kontakt mit dem analytischen Objekt bleiben können, und man sollte ihnen auch helfen, ein solches Übergangsobjekt zu finden. Vielleicht kann man sich mit einem »Übergangsraum« begnügen: Etwa indem sie in diese Gegend zum Einkaufen kommen oder sich in der Nähe in ein Café setzen. Vielleicht schreiben sie in der freigewordenen Zeit endlich ihre Dissertation und bleiben so mit der Analyse in Kontakt. Je mehr Sie das Beziehungsrepertoire des Patienten für die Behandlung in Zeiten, in denen keine Sitzungen stattfinden, bereichern, helfen Sie ihm, sich Ihrer während der Arbeit und der Behandlung zu bedienen, und bereiten ihn auch auf eine wichtige Phase der Analyse vor – auf den Abschied von ihr und auf das Leben danach.

Das alles ist nicht dazu da, »Trennungsängste« zu besänftigen oder die Patienten zur »Regression in die Abhängigkeit« zu ermutigen. Die Regression erfüllt wie die positive oder negative Übertragung eine wichtige Funktion in der Behandlung (und im Leben). An einem bestimmten Punkt kann die Behandlung von der Regression profitieren, an einem anderen Punkt kann sie die Behandlung zerstören. Ein gewisses Maß an Trennungsangst stellt sich in der Analyse bei jedem Patienten ein. Das ist ein analytisches Artefakt, dessen Manifestationen wir auch bei gesunden Menschen beobachten, die während der Behandlung nicht in eine tiefe Regression verfallen. Ich lege die Betonung nicht auf die Beruhigung der Angst, sondern auf die Selbsterkenntnis und das Interesse an der Beziehung zum Analytiker, auf die Beschaffenheit und auf die Schwankungsbedingungen der Beziehung, darauf, dass der Patient das Gefühl hat, auch beim Fernbleiben des Analytikers profitieren zu können und auf Dinge aufmerksam zu werden, die während der Auszeit von der Behandlung möglich wurden.

Der Patient kann beispielsweise feststellen, dass während der Trennung vom Therapeuten bei bestimmten Symptomen eine Besserung eingetreten ist. Er wird vielleicht berichten, dass es ihm in der Zeit, in der keine Analyse stattfand, besser gelang, sich seiner Partnerin anzunähern, denn die intimen Beziehungen und das Sexleben bestimmter Patienten leiden stark unter ihrer Beziehung zum Therapeuten. Unterschätzen Sie das nicht. Im Urlaub kann es passieren, dass sich Ihre Patienten wieder ihren Partnern annähern, die Übertragung etwas ausdünnen und Spaß am Sex haben ohne Schuldgefühle.

Junge Patienten machen vielleicht gefährliche oder idiotische Dinge in der Zeit, in der Sie sich nicht treffen. Vielleicht fügen sie sich Schaden zu, treffen unüberlegte Entscheidungen, um die Erfahrung des Verlassenwerdens nachzubilden. Verschiedene Arten von Acting-out, das kindliche und Borderline-Patienten charakterisiert, repräsentieren einen relativ kleinen Teil einer Vielzahl von Erscheinungen, denen wir bei Trennungen begegnen. Die meisten Patienten reagieren auf die Trennung vom Analytiker auf alle möglichen subtilen und idiosynkratischen Arten, entweder gestützt auf ihre Lebensgeschichte oder auf die Übertragungskonfiguration, die in der Behandlung gerade dominiert. Verleugnet die Patientin ihren Neid oder gönnt sie Ihnen den Urlaub? Suchen Sie die unbewusste Fantasie hinter der bewussten Fantasie, die völlig zufällig in einer beiläufigen Bemerkung der Patientin auftaucht: »Das passierte im Sommer, als Sie allein Ihren Urlaub in London genossen haben…« »Sie glauben, ich bin allein nach London gefahren, als wir uns nicht getroffen haben.« »Ja, an einem der Tage, an denen wir uns nicht trafen, kam ich hier in der Gegend vorbei und ich glaube, Ihre Frau auf der Straße gesehen zu haben.«

Wie erwähnt, beantworte ich die Frage: »Wo fahren Sie hin?«, konkret, wenn es sich um Patienten mit stark gestörter Objektpermanenz handelt. Manchmal schlage ich eine Deutung vor, manchmal antworte ich mit einer Einladung zum Fantasieren: »Sagen Sie mir doch, wo ich mich aufhalte, wenn ich nicht hier mit Ihnen bin. Wo fahre ich in Ihrer Fantasie hin?« Ich versuche also, zusammen mit der Patientin die halbbewusste Fantasie zu ergründen, die sich um ihre Frage rankt. Eine ganze Welt von psychischen Szenarien verbirgt sich hinter der vordergründig neutralen Frage: »Wo sind Sie im Urlaub?« Von dem Moment an, wo das Thema Trennung oder Urlaub auf die Tagesordnung kommt, sollte man gut auf die Träume und alle möglichen Enactments und kleinen Akte während der Behandlungsstunde und außerhalb achten. Die Idee ist nicht nur, das Acting auszumachen und es durch Deutungen abzumildern, sondern das Interesse der Patientin oder des Patienten zu wecken und die Beschaffenheit der durch die Trennung zum Leben erweckten Fantasien zu deuten. Sie werden vielleicht feststellen – das ist meiner Meinung nach eine recht verbreitete Fantasie –, dass Ihre Patientin oder Ihr Patient angesichts Ihres Urlaubs Neid empfindet, da Sie in ihrer Fantasie den Urlaub mit anderen Patienten, mit seiner analytischen Schwester oder seinem analytischen Bruder, verbringen, mit denen Sie sich inzwischen eng befreundet haben. Die Reaktion auf die Trennung weckt also die Angst des Patienten, nicht gut genug oder nicht genug geliebt zu werden, dass der Therapeut die Zeit nur mit ihm verbringen wollen würde, und auch die Fantasie einer Beziehung anderer Art mit dem Therapeuten vielleicht irgendwann nach dem Abschluss der Behandlung.

Eine Patientin berichtet über einen Tagtraum in einer der Stunden, die ich abgesagt hatte: »Ich weiß, dass Sie sich während unserer Stunde, die Sie abgesagt hatten, in Wien aufhielten, mit Freud in einem Kaffeehaus saßen und ihm von mir erzählten und ihn darüber einweihten, dass es mir lieber gewesen wäre, wenn er mich behandelt hätte und nicht Sie. Freud sagte Ihnen, dass Sie mit mir etwas anders arbeiten sollten, etwa mir Geschenke geben, so wie er die Patienten, die er besonders mochte, beschenkte.« Neben dem Bedürfnis, die durch die Absage der Stunde verursachte narzisstische Kränkung auszukurieren und der Verleugnung der Trennung – wenn ich nicht mit ihr bin, dann rede ich wohl mit Freud über sie –, ist diese kreative Halluzination gleichzeitig erniedrigend und erhöhend, sie nähert das durch die Ankündigung seiner Trennung beschädigte Objekt an und entfernt es gleichzeitig. Sie mag mir die annullierte Stunde gönnen mit ihrer Fantasie, dass ich als besserer und großzügigerer Analytiker von der Trennung zurückkehre. Ich werde in der Lage sein, sie zu bewundern und sie zu lieben wie ein guter Therapeut oder Elternteil. Dass in der Fantasie der Patientin die abgesagte Stunde mit ihr einer Begegnung zwischen mir und dem Urvater der Psychoanalyse gewidmet ist, also mit einer historischen Gestalt, mit der der Analytiker und die Analysandin symbolisch verbunden sind, und nicht mit einer lebenden Figur, die ich kenne und mag, hat eine gewisse Bedeutung. Sich in Wien mit Freud zu treffen, bedeutet, einer Begegnung in Tel Aviv fernzubleiben, aber dennoch mit ihr den Kontakt zu wahren durch ein gemeinsames bekanntes Objekt, das psychoanalytische Objekt.

Deutungen, die sich mechanisch oder schematisch auf das Fernbleiben des Therapeuten beziehen, lösen ziemlich viel Widerstand aus. Die Patienten erkennen darin den beharrlichen Versuch des Analytikers, den Patienten abhängig und ohnmächtig zu machen. Es dauert, bis der Patient davon überzeugt ist, dass wir, wenn wir ihn fragen, wie er sein langes

Wochenende oder den Urlaub verbracht hat, wirklich an seiner inneren Welt interessiert sind, nicht daran, seine Kläglichkeit oder Abhängigkeit von uns zu bestätigen. Ich denke, wie gesagt, und werde es auch nicht vor meinen Patienten verheimlichen, dass es durchaus »gute Gründe« für das Fernbleiben des Analytikers von einer Analysestunde gibt und dass es auch dem Behandlungsprozess guttut, wenn der Patient auf Urlaub geht. Wenn es zu Auszeiten wegen Krankheit, dem einem Todesfalls etc. kommt, sollte man sich aus klinischer Perspektive überlegen, wen man über den Grund der Trennung einweiht und in welchem Umfang. Es scheint mir nicht richtig, wenn der Therapeut vor seinen Patienten verbirgt, dass er eine kurze Auszeit nimmt, um den Tod eines ihm nahestehenden Menschen zu betrauern, oder wenn bei ihm eine schwere Krankheit diagnostiziert wurde. Aber ich würde auch nicht sofort alle Patienten darüber unterrichten, dass ich eine Analysestunde absagen musste, weil ich eine dringende Zahnbehandlung hatte oder weil ich eine Einladung erhielt, auf einer Konferenz eine Rede zu halten.

Junge Therapeutinnen verbergen manchmal Schwangerschaften etwas zu lange vor ihren Patienten. Man sollte hierzu etwa mit Hilfe der Gegenübertragung herauszufinden versuchen, warum es gegenüber einem Patienten zu dieser Heimlichkeit in Bezug auf die Schwangerschaft und die Sexualität kommt und gegenüber anderen nicht.

Aus begrifflicher oder theoretischer Sicht kann man eine umfangreiche Analyse des Themas Trennung vornehmen, denn das scheint mir durchaus eine interessante narrative und thematische Achse für die Niederschrift eines klinischen Fallbeispiels zu sein. Wie waren die Trennungen am Anfang und wie entwickelte sich das Verhältnis zu dieser Thematik im Verlaufe der Behandlung? Brachte jedes Fernbleiben des guten Objekts bei der Borderline-Patientin immer noch das böse Objekt zum Vorschein? Träumt der Patient vor dem Urlaub immer noch davon, dass er ohne Reisepass und Flugticket zum Flughafen kommt oder gab es im Verlauf der Behandlung eine Entwicklung, so dass er sich zumindest in seinen Träumen zu organisieren vermag und in »einem Stück« an seinem Ziel ankommt? Ich erinnere mich an eine Patientin, die vor dem Beginn der Behandlung unter anderem wiederholt davon träumte, ohne Koffer und nur mit einer Zahnbürste zum Flughafen zu kommen. Vor dem ersten Sommerurlaub in der Analyse träumte sie, dass sie mir die Hand drückt, die sich dann von meinem Körper ablöst und in ihrer Hand bleibt. Ein anderer Patient träumte oft davon, dass er auf Urlaub geht, aber so viele Koffer hat, dass für ihn selbst kein Platz mehr im Taxi zum Flughafen bleibt und ein heftiger Streit zwischen ihm und dem Fahrer entbrennt, der ihn nicht einsteigen lassen will.

Die Nachverfolgung von Träumen und der Übertragungserscheinungen im Zusammenhang mit Urlaub kann die Entwicklung bei der Verwendung komplexerer Abwehrmechanismen, beim Rückgang der Heftigkeit von Spaltungen, bei der Fähigkeit, den Kontakt mit dem inneren Objekt aus depressiver Position aufrechtzuerhalten, bei der Akzeptanz des Getrenntseins, beim Rückgang von Neid und bei der Bereitschaft veranschaulichen, dem Therapeuten den Urlaub zu gönnen. Man sollte unbedingt weiter aufmerksam verfolgen, was der Patient während der Trennung erlebt hat, auch nachdem Sie sich wieder mit ihm treffen, den Zusammenhang zwischen dem, was der Patienten erlebt und Ihren Urlaub weder überspringen noch ignorieren. Ich schenke dem sehr viel Aufmerksamkeit bei meinen Übertragungsdeutungen.

Woody Allen erwähnt in einem seiner frühen Filme, dass New York im August komplett aus dem Gleichgewicht gerate, weil alle Analytiker im Urlaub seien.

Es gibt Patienten, bei denen unser Urlaub in ihrer Behandlung etwas zu früh kam. Sie werden dem nicht standhalten und sich auch selbst keine Gelegenheit einräumen, herauszufinden, was geschehen war. Sie werden die Behandlung kurz nach der Trennung abbrechen, da sie sie als Zäsur erlebt haben. Grundsätzlich bemühe ich mich, kurz vor meinem Urlaub keine neuen Patienten anzunehmen, auch nicht kurz vor dem Urlaub des jeweiligen neuen Patienten.

Insgesamt gesehen können wir mit unserem Urlaub nicht sehr spontan sein. Man sollte den Patienten den Urlaub möglichst frühzeitig ankündigen und ihn auf den Lebenszyklus der Praxis abstimmen. Wenn der Terminkalender voller Patienten ist, die Sie erst vor einer Woche aufgenommen haben, ist es vermutlich nicht der richtige Zeitpunkt für eine Urlaubsabsenz.

Wie gesagt, halte ich Urlaub für etwas Wichtiges im Leben des Patienten und nicht für einen bedauerlichen Unfall, den er überstehen muss. Wenn in seiner inneren Welt jede Trennung aus dem einen oder anderen Grund mit den Begriffen eines Traumas oder einer Katastrophe verbunden wird, sollte der Therapeut davon ausgehen, dass es sich um eine tiefere Detonation handelt, deren Schockwellen zu suchen sind. Ist der Patient gleichgültig oder verleugnet er komplett die Tatsache, dass sie sich bald zwei Wochen lang nicht treffen werden, sollten Sie ihn auf dieses Verhalten aufmerksam machen. Die »bequemen« Patienten, die so tun, als ob es kein Problem wäre, dass Sie die Sitzungen für eine Woche abgesagt haben, sind meist auch jene, die die Behandlung kurz nach Ihrer Rückkehr aus dem Urlaub abbrechen oder bei Ihnen an der Tür klingeln, wenn Sie schon in den Urlaub verreist sind – und vielleicht werden sie Ihnen das auch irgendwann erzählen. Es ist nicht so angenehm, zu ihrer fest vereinbarten Stunde eine geschlossene Praxis vorzufinden, doch das ist der Preis, den sie dafür zahlen, dass sie nicht in der Lage sind, die Trennung als einen bedeutungsvollen psychischen Vorgang zu sehen.

Es gibt ja jene, die sagen: »Ah, kein Problem, erinnern Sie mich im nächsten Monat daran, wenn es relevant ist, ich werde es dann im Kalender eintragen.« Darauf sage ich ihnen: »Ich sage Ihnen das jetzt, vielleicht sollten Sie es jetzt im Kalender eintragen.« Worauf er entgegnet: »Nein, nein, ist schon gut, das ist ja erst in zwei Monaten. Was weiß ich, was in zwei Monaten sein wird.« Wir beginnen hier eine Art Verhandlung rund um die Vermeidung. Ich erwarte von den Patienten nicht, dass sie sofort meine Lust nach Analyse der Trennungsängste und des Getrenntseins befriedigen, aber die Theorie, die ich vertrete – gewiss eine klinische Theorie – fordert von mir, meinen Urlauben und jenen des Patienten große Aufmerksamkeit zu schenken, und wer sich bei mir in Behandlung befindet, muss sich mit diesem Stil von mir abfinden. Ich bemühe mich, ihn den Patienten anzupassen, nicht alle brauchen es im selben Maße, aber grundsätzlich ziehe ich es vor, die Patienten damit etwas zu belästigen, als die Gelegenheit zu verpassen, diesen Aspekt der inneren Welt zu erforschen. Die Bewegung zwischen dem Zusammensein mit dem Objekt in der Realität und dem Zusammensein mit dessen innerer Repräsentation ist in meinen Augen sehr wichtig. Wenn Sie Ihr imaginäres Fernrohr auf diese Punkte ausrichten, werden sie sehr viele Reaktionen beobachten können.

Menschen mit perversen Strukturen sind zum Beispiel vordergründig gleichgültig bei Trennungen, doch in ihren Träumen und manchmal auch in ihren sexuellen Handlungen kommt es zu einer dramatischen Regression und zu sehr starkem sexuellem Ausagieren, die vom überhandnehmenden Bedürfnis zeugen, die Abhängigkeitsängste in sexuelles Erleben umzuwandeln. Allein die Ankündigung des nahenden Urlaubs löst einen riesigen Sturm aus, nicht nur in den Träumen der perversen Patienten, sondern auch bei ihren sexuellen Praktiken. Es gibt Patienten, die eine durch Sie annullierte Stunde in ihrer inneren Welt als Zeichen dafür werten, dass Sie schwer krank sind und demnächst sterben werden und sie sich nicht darauf verlassen können, dass Sie weiterhin mit ihnen sind. Gewisse Patienten zerstören voreilig Behandlungen, die übers Jahr recht erfolgreich waren, nur um sich der Trennung von Ihnen im Sommerurlaub zu entziehen. Es gibt Patienten, deren Todestrieb sich sofort meldet, indem er Abhängigkeitsängste in einen omnipotenten Ausbruch von Zerstörungswut oder einfach nur in sexuelle Erregung umwandelt.

Je mehr das Ende der Behandlung naht, desto deutlicher wird der Zusammenhang zwischen der Endlichkeit der Analyse und des Lebens, da die Beziehung zum Analytiker ein derart integraler Bestandteil des täglichen Funktionierens des psychischen Systems geworden ist, dass gewisse Patienten die Fantasie haben könnten, wenn kein Kontakt mehr zum Analytiker bestehe, wenn die Analyse nicht mehr stattfinde, gebe es auch kein Seelenleben mehr, was gleichbedeutend mit Tod sei. Die Angst vor der Einsamkeit und der Leere als Funktion des Verhältnisses zwischen den Lebens- und Todestrieben erhält gegen Ende der Behandlung neue Nahrung. Wir begegnen dann möglicherweise allen möglichen manifor- men Versuchen des Patienten, den Trennungsschmerz abzuwehren.

Die Analyse muss von selbst sterben

Die Kriterien für das Ende von Analysen und dynamischen Behandlungen orientieren sich in der Regel an denselben Begriffen und Modellen, mit denen wir die Psychopathologie des Patienten und die analytische Situation zu verstehen versuchen. Es gibt Therapeuten, die den geeigneten Zeitpunkt für die Beendigung der Analyse an der sich abzeichnenden Auflösung von Spaltungen und der Entwicklung einer dauerhaften Integration zwischen dem verfolgenden und dem idealisierten Introjekt erkennen. Andere wiederum betonen die zentrale Bedeutung der Trauerarbeit des Patienten beim Trennungsprozess vom Therapeuten. Ein Therapeut meinte, den Prozess der Trennung von einem Therapeuten sollte der Patient am besten mit einem anderen Therapeuten durchführen, also in der nächsten Behandlung. Hans Loewald (1988) glaubte, in bestimmten Fällen ermögliche gerade die Erörterung der »letzten« Frage in einer Analyse – also ob die Behandlung weitergeführt oder abgeschlossen werden sollte – erstmals die vollständige Offenlegung der Übertragungsneurosen des Patienten.

Ferenczi schrieb 1927: »Die Analyse soll sozusagen an Erschöpfung sterben.« Er fügte hinzu, dass der Therapeut auch dann noch misstrauisch bleiben und glauben sollte, dass der Wille des Patienten, die Behandlung zu beendigen, mit dessen Bestrebung zusammenhängen könnte, etwas von seiner Neurose zu bewahren. Er empfiehlt also, auch den Willen, eine längere, erfolgreiche Analyse zu beendigen, als Ausdruck des Widerstands zu sehen.

Ausbildungskandidaten und Therapeuten im Frühstadium ihrer Karriere investieren den Hauptteil ihrer Energie darin, die Patienten dazu zu bringen, zur Behandlung zu erscheinen und die Behandlung trotz Widerständen aufrechtzuerhalten. Doch je besser die Fähigkeiten zu Holding und Containing des Therapeuten sind und je besser die Fähigkeit, die Patienten zu verstehen, desto mehr beschäftigt ihn die Frage des richtigen Zeitpunkts für die Beendigung der Behandlung. Wie nimmt man neue Patienten auf und wie entlässt man alte? Es ist schön, mit einem freundlichen und ernsthaften Patienten zu arbeiten, der schon mehrere Jahre von uns profitiert und uns einiges über Menschen, über uns selbst und die Welt gelehrt hat, aber auch ihn muss man gehen lassen. Meistens erfahren wir davon im klinischen Material. Natürlich nur, wenn wir das Material, in dem der Patient sich mit dem Ende der Behandlung beschäftigt, nicht ignorieren. Man sollte den »Abgangspunkt« einer längeren, erfolgreichen Analyse nicht verpassen. Man kann jenem Teil des Patienten zuhören, der vom Ende redet. Vielleicht tut er es nicht konkret, steuert aber darauf zu. Patienten reden schon viel früher über das Ende, als sie sich bewusst sind, dass sie über das Ende reden. Es kommt ihnen in den Träumen. Sie beschäftigen sich mit der Frage, ob sie nach dem Abschluss der Behandlung diese wieder aufnehmen können. Wie erwähnt, gehe ich schon am Anfang der Analyse auf das Ende der Behandlung ein. Ich sage, der Abschluss der Behandlung sei ein Prozess, dem wir zu gegebener Zeit ein paar Monate widmen werden, manchmal auch ein ganzes Jahr. Ich erkläre dem Patienten, dass er das Datum wählt, nicht ich. Dass ich ihn nicht vor vollendete Tatsachen stellen werde, aber dass ich ihn auch bitte, uns, wenn möglich, von seiner Seite nicht vor vollendete Tatsachen zu stellen.

Etwas verallgemeinernd meine ich, dass Patienten nicht gerne an Trennungen arbeiten, weder an kleinen noch an großen Trennungen. Sie ziehen es vor, sich eher augenblicklich zu trennen, als sich auf eine Trennung vorzubereiten, sie ziehen es vor, sie als etwas Wirkliches und Konkretes zu sehen. Jetzt habe ich gerade eine solche langjährige Analyse, die schon zwölf Jahre andauert. Zuerst gab sich der Patient ein Jahr für die Trennung und neulich teilte er mir mit, dass wir uns ein halbes Jahr früher trennen werden. Ich willigte unter Protest ein.

Manchmal besteht unsere Aufgabe darin, dem Patienten zu helfen, sich von seinem vorherigen Therapeuten zu trennen, der während der Behandlung gestorben war oder von dem eine angemessene Trennung aus anderen Gründen nicht möglich war. Es kommt eine Frau zu Ihnen, die eine Analyse durchführen möchte. Beim Erstgespräch erzählt sie, sie habe vor einem Monat eine langjährige Analyse beendet. Es sei eine unglückliche Trennung gewesen und sie könne sich nur schwer vorstellen, wie es ohne Analyse weitergehen solle. Möglicherweise besteht die Aufgabe des Analytikers hier darin, ihr nicht zu ermöglichen, »eine neue Analyse anzufangen«, sondern ihr zu helfen, sich von ihrer Therapeutin zu trennen, die sich der Trennungsthematik offenbar entzogen hat. Vielleicht sollte die Patientin also dazu ermutigt werden, ein wenig ohne Analyse zu leben, damit sie in ihrem Inneren das Positive wiederfinden kann, das sie bestimmt auch bei jener so unglücklich zu Ende gegangenen Analyse erfahren hat.

Wir sollten Sensibilität für die Situation der Patienten beim Eintritt in die Behandlung bei uns entwickeln. Ein zu scharfer Übergang von einer längeren Behandlung bei einem Therapeuten zu einer Behandlung bei einem anderen Therapeuten kann sich aus meiner Erfahrung als problematischer Ausgangspunkt erweisen.

Wie manch andere Aspekte der Behandlungstechnik ist auch unsere Haltung zur Beendigung der Therapie von vielen Parametern beeinflusst. Ein Patient, der bei uns war, als wir uns in den Dreißigern befanden, hörte andere Deutungen als ein Patient, den wir als reifere oder ältere Therapeuten aufnahmen. Der Unterschied zwischen einem jüngeren und älteren Therapeuten beschränkt sich nicht auf die »klinische Erfahrung«. Neben seiner Persönlichkeit, der klinischen Fähigkeiten oder der Theorie, auf die sich sein Zuhören und das Verständnis des Gehörten stützt, bildet stets noch etwas anderes am Therapeuten einen Teil des Übertragungsspektrums der Analyse. Einige Patienten begegnen Ihnen in Ihren jüngeren Jahren, wenn Sie mit Ihrer Paarbeziehung beschäftigt sind, mit Kämpfen um den Erhalt einer Zulassung, mit der Veröffentlichung von Fachartikeln, mit dem Einreichen von Anträgen für Forschungszuschüsse, mit Schwangerschaften und mit dem Großziehen von Kindern. Oder sie hören sich die Assoziationen aus der Perspektive eines Großvaters oder einer älteren Frau an, die gerade erst Witwe geworden ist. Der Kontakt mit Wachstum und Entwicklung, mit Leid, Trauer, Verlust und Trennung bildet den Kern jeder Analyse, die diesen Namen verdient, eigentlich jedes geistreichen Lebens.

Die Patienten treffen den Therapeuten an einem bestimmten Punkt in seinem Leben, der ihn immer auch dazu zwingt, an sich selbst zu arbeiten. Der Patient trifft immer auch auf Ängste des Therapeuten, die den freien Zugang zum Therapeuten auch etwas behindern können. Ein junger Therapeut – der seine Fähigkeit, längere Behandlungen durchzuführen als Bestätigung für seine therapeutischen Qualitäten sehen mag – erlebt den Willen des Patienten, sich von ihm zu trennen, auf andere Weise. Ein älterer Therapeut mag dagegen gerade daran interessiert sein, den Arbeitsumfang in der Praxis zu beschränken; doch möglicherweise trifft genau das Gegenteil zu: Der ältere Psychotherapeut reagiert sehr verletzt auf die Ankündigung des Patienten, die Behandlung beenden zu wollen, da die fortgesetzte Behandlung für ihn eine Bestätigung darstellt, dass er immer noch im Vollbesitz seiner Kräfte ist. Die junge Therapeutin freut sich dagegen vielleicht insgeheim über die Gelegenheit, den fordernden, abhängigen oder aufdringlichen Patienten loszuwerden, den sie schon seit ihrer Ausbildung behandelt.

Ferenczi vertrat die Ansicht, dass die Analyse ein »natürliches Ende« hat, also einen Punkt, an dem sich Therapeut und Patient trennen können. Freud war in dieser Hinsicht etwas pessimistischer und betrachtete die Analyse als unendlichen Prozess. Andererseits mögen Sie sich an Freuds Reaktion auf Ferenczis Vorwürfe erinnern – dass er seine negativen Übertragungen nicht analysierte, als er ihn behandelte – und dann werden Sie feststellen, dass Freud sich weigert, sein Verhältnis zu Ferenczi zurückzustufen und auf Ewigkeit sein Analytiker zu bleiben. Er schreibt ihm in einem Brief: »Ich stelle fest, daß Sie mich durch die Anknüpfung an unsere Analyse in die Rolle des Analytikers zurückgedrängt haben, die ich sonst dem erprobten Freund gegenüber nicht wieder aufgegriffen hätte.« (Freud & Ferenczi, 2005, S. 232) Ich denke, beide haben irgendwie Recht. Ferenczi wollte gleichzeitig Analysand und Freund sein. Er wollte Freud als Freund weiterhin uneingeschränkt so benutzen, wie ein Patient seinen Analytiker benutzt, und von ihm Dinge erhalten, die er als Patient von ihm nicht erhielt.

Die Analyse ist tatsächlich ein unendlicher Prozess. Das heißt aber nicht, dass eine bestimmte Analyse mit einem bestimmten Patienten auf Ewigkeit andauern muss. Sie nicht unendlich fortzusetzen, ändert nichts an der Tatsache, dass die Analyse in ihrem Wesen unendlich ist. Aber fünf weitere Jahre anzuhängen führt nicht zwingend zu besseren Resultaten. Ich bin der Meinung, dass manche Analysen und Psychotherapien ein Verfalldatum haben, ab dem sie ins Leere laufen. Man sollte einen solchen Zustand erkennen und anerkennen. Nicht immer ist die Behandlung dabei »festgefahren«. Manchmal hat sie sich schlicht erschöpft und kann eventuell mit einem anderen Therapeuten fortgesetzt werden.

Man findet immer Anzeichen von Widerständen in Behandlungen, doch allein das Vorhandensein von Widerständen befreit uns nicht davon, die Möglichkeit zu erwägen, dass die Analyse sich dem Ende nähert. Anzeichen für das nahende Ende einer Behandlung finden sich in der Rede des Patienten und in seinen Träumen. Sie sind innerlich, nicht äußerlich. Das bedeutet also, der Umstand, dass die Patientin im Verlaufe der Behandlung nicht geheiratet oder ihre Dissertation nicht abgeschlossen hat, obwohl das ihr erklärter Wunsch gewesen war oder von ihr sogar als Grund für die Behandlung angegeben wurde, rechtfertigt die Fortsetzung der Behandlung nicht. Sie hören dem Patienten zu und inhaltlich scheint er sich nicht mit diesen Erwägungen zu beschäftigten, doch seine psychische Haltung und seine mentale Funktionsweise haben sich gewandelt und möglicherweise setzt das weitere Wachstum die Trennung vom Analytiker voraus. Träume helfen mir dabei, solche feinen Änderungen an der psychischen Haltung zu erkennen. Dabei stellt sich die Frage, ob wir erklären sollten, dass es Zeit sei, die Behandlung zu beenden, oder ob wir auf ein solches Zeichen des Patienten warten sollten.

Ein Patient von Bion hat erzählt, Bion habe ihm eines Tages mitgeteilt, »Es ist Zeit, dass wir die Behandlung abschließen und Sie heiraten.« (Culbert-Koehn, 2011) Ich habe noch nie solche Mitteilungen gemacht, aber wenn der Patient sagt: »Ich habe mir überlegt, die Behandlung zu beenden«, kann es gut sein, dass ich diese Aussage an einem bestimmten Punkt nicht mehr deute, sondern ihm ein Abschlussdatum vorschlage. Ich denke, es ist gut und richtig über einen Zeitpunkt für den Abschluss der Behandlung zu reden. Denn sobald wir nicht nur »über das Behandlungsende reden«, sondern ein Datum im Kalender eintragen, beginnt ein äußerst wichtiger Abschnitt in der Behandlung. Wenn er es möchte, ändert er seine Meinung und macht weiter. Aber nur wenn Sie das Behandlungsende als Realität und nicht als weiteres Rohmaterial für die »analytische Mühle« betrachten, beginnt die Trennungsphase mit all dem, was damit verbunden ist. Wir haben ein reales Anfangsdatum und entsprechend sollten wir auch ein Enddatum nennen.

Ich arbeite gerade mit einem Patienten am Abschluss einer Behandlung inmitten eines Sturms, der sich wie eine Regression ausmacht. Eine Regression kann bekanntlich gutartig oder bösartig sein. Sie kann ein Abwehrmechanismus gegen psychischen Schmerz sein, also ein Ausdruck des Widerstands, aber sie kann auf den Behandlungsverlauf auch unterstützend wirken, so wie sie Änderungsprozessen und kreativen Prozessen dient. Die derzeitige Regression interpretiere ich anders, als ich das ähnliche Verhalten desselben Patienten im Verlaufe der Analyse früher interpretiert habe. Ich denke, der Patient kommt auf »ausgewählte Abschnitte« seiner Behandlung und seiner Neurosen als Vorbereitung seiner Trennung von mir zurück. Ich glaube nicht, dass es sich um eine »negative therapeutische Reaktion« handelt. Eine solche hatten wir auch gehabt, doch sobald wir über die Trennung zu reden begannen, kam es zu einer Art verdichtetem Revue-passieren-Lassen sämtlicher Analysejahre im schnellen Rücklauf.

Nachdem wir ein Datum für den Abschluss der Behandlung festgelegt hatten, begann er, sein Erscheinen zu den Sitzungen stark auszudünnen. In den letzten zwei Monaten der Analyse erschien er in der Regel nur noch zu zwei von fünf wöchentlichen Sitzungen, die er dann auf der Couch damit verbrachte, seinen Schlafmangel zu kompensieren. Als ich ihn manchmal auf seine Absenzen und auf seine Schwierigkeit aufmerksam machte, sich der nahenden Trennung zu stellen, sagte er mir, es sei ihm gar nicht aufgefallen, dass er gestern nicht zur Behandlung erschienen sei. Manchmal berichtete er mir von wunderbaren Dingen, auf die er in der psychoanalytischen Literatur gestoßen sei, statt bei mir in der Behandlung zu erscheinen. »Für mich ist Freud lesen wie hier bei Ihnen in der Analyse zu sein«, sagt er.

In einer der Sitzungen, in denen er auf der Couch vor sich hinschlummerte, weckte ich ihn und fragte: »Wo sind Sie?« Er entgegnete: »Ich habe gerade daran gedacht, wie seltsam es ist, dass die Medizin noch keinen Weg gefunden hat, einen Embryo vom Bauch einer Mutter in den Bauch einer anderen Mutter zu transferieren.« Ich realisierte, wie sehr sich der Patient im Rahmen seiner Vorbereitung auf das Behandlungsende und die Trennung von mir bemüht, die Abhängigkeit von mir, seiner analytischen Mutter, zu verleugnen. Wie sehr er hofft, dass er den Schnitt zwischen dem Leben im analytischen Mutterschoß und dem Leben nach der Geburt unbeschadet übersteht und dass ihm Freud in der Fantasie vielleicht als Leihmutter dient, in der er sich weiterentwickeln kann. Ich konnte nun all die Dutzenden von Stunden in den letzten Monaten besser verstehen, in denen ich auf ihn gewartet hatte und er nicht zur Analyse erschienen war, und ich mir seine Fantasie anschaute, ob er die

Behandlung als »Säugling« aus einer »außerkörperlichen« Schwangerschaft beenden könnte, also eines Säuglings, dem es nicht nur gelungen war, die Urszene als Lebenstatsache, sondern auch die Schwangerschaft zu vermeiden.

In diesem Zeitabschnitt der Vorbereitung auf die Trennung von der Analyse redet man auch über Enttäuschungen und Ziele, die nicht erreicht wurden. Man findet Wege, den Zorn über verpasste Ziele zum Ausdruck zu bringen, darüber, was das Erreichen bestimmter Ziele vielleicht verhindert hat, möglicherweise wegen dem Unvermögen des Therapeuten. Ein anderer Therapeut hätte vielleicht mehr verstanden und besser mit bestimmten Materialien und Übertragungen gearbeitet. Vielleicht gelingt es einem anderen Therapeuten, dort zu helfen, wo ich nicht helfen konnte.

Ich rede nicht gern über die Beendigung von Behandlungen mit dem etwas archaischen Begriff der »Übertragungsauflösung«. Es gibt Patienten, die keine Auflösung der Übertragung wünschen, ich respektiere das. Ich bemühe mich, mich zurückzuhalten und die Patienten nicht mit allen möglichen sentimentalen »Offenlegungen« und »Schlussreden« zu überraschen. Das entspricht nicht meinem Stil während der Behandlungen. Deshalb gibt es auch keinen Grund, sich angesichts der nahenden Trennung anders zu verhalten. Es liegt in der Natur der Sache, dass sich bei längeren Analysen ein bestimmtes Verhältnis mit dem Patienten entwickelt. Es gibt Patienten, die wissen, wo ich aufgewachsen bin und meine politischen Standpunkte oder meinen Literaturgeschmack kennen, andere wissen weniger Bescheid. Solche Verhältnisse kommen nicht von ungefähr und es gibt keinen Grund, dies aufgrund der bevorstehenden Trennung zu ändern. Wir pflegen mit jedem Patienten eine andere Beziehung und ich würde die mich betreffenden Fantasien eines Patienten, der sich im Hinblick auf Informationen über mich verschlossen gab, nicht gegen Ende der Behandlung mit der Realität konfrontieren. Was dem Patienten einen mehr oder weniger realistischen Blick auf den Therapeuten ermöglicht, ist die geduldige Deutungsarbeit, die Sie mit ihm geleistet haben, nicht eine plötzliche Entblößung irgendeines Details in Ihrer Biografie im letzten Moment. Die Analyse ist keine Theatervorstellung, nach deren Abschluss die Zuschauer hinter die Kulissen gebeten werden.

Ein guter Abschied von der Psychotherapie befördert die weitere Verwendung und Wirkung der Behandlung in den Folgejahren. Da wird die Unendlichkeit des analytischen Prozesses wirklich auf die Probe gestellt – ob die Behandlung den Patienten weiterhin begleitet, ob sie ihm hilft, zu denken und zu fühlen, sich selbst aufzunehmen und zu transformieren und die eigene Psyche kennenzulernen. Eine erfolgreiche Behandlung bleibt für längere Zeit ein lebendiges Objekt in der Psyche des Patienten. Es gibt zwar auch Behandlungen, die nach einem Unterbruch in eine Art Schockstarre geraten und scheinbar keine Spuren hinterlassen, doch zu einem späteren Zeitpunkt im Leben kann der Patient das analytische Objekt wieder »auftauen«, das er aus welchen Gründen auch immer tiefgefroren hat, und es wieder benutzen.

Neulich fragte mich eine 85-jährige Frau an, ob ich ihr helfen könnte, eine Analytikerin zu finden, die ihr mit etwas behilflich sein könnte, das sie in letzter Zeit wieder beschäftige.

Sie habe mit 30 eine Analyse gemacht und empfinde nun, dass der Zeitpunkt gekommen sei, auf etwas zurückzukommen, bei dem ihr die damalige ausgezeichnete Analyse nicht habe helfen können. Die Zuneigung des Patienten zur Psychoanalyse als inneres Objekt kann sich als beständiger und nützlicher erweisen als die Zuneigung, die der Patient während der Behandlung vom Therapeuten erfahren oder nicht erfahren hat, und als die dabei erreichten oder nicht erreichten Ziele, Nicht nur als Therapeut, auch als Patient. Haben Sie also keine Angst vor der Wut oder der Enttäuschung über Ihre Therapeuten oder über die Analyse, die Sie durchlaufen haben.

Die Tür zum Therapeuten steht den Patienten nach der Trennung immer offen. Wir sagen ihnen das auch so. Ein Teil in mir identifiziert sich sehr stark mit dieser andauernden Verpflichtung den Patienten gegenüber, die auch nach der Behandlung anhält. Manchmal realisiere ich im Nachhinein, dass bei bestimmten Behandlungen etwas nicht so lief, wie es hätte laufen sollen, und stelle mir eine Art Rückruf von Patienten vor, so wie Fahrzeughersteller manchmal Rückrufaktionen durchführen, wenn sie einen schweren Mangel beim Herstellungsprozess feststellen. Ich achte darauf, einige Stunden im Kalender freizuhalten für den Fall, dass ich einen ehemaligen Patienten, der auf mich angewiesen ist, empfangen muss. Aber tief in mir drin denke ich, dass es nicht immer richtig ist, jeden Patienten zu empfangen, der die Behandlung wiederaufnehmen möchte. Rückblickend hätte ich einige ehemalige Patienten besser nicht zur weiteren Behandlung empfangen. Ich glaube, es war ein Fehler von mir, bestimmte Leute zu einer weiteren Behandlungsrunde oder auch nur für ein paar weitere Behandlungsstunden aufzunehmen. Bestimmte Personen eignen sich für die dynamische Behandlung, andere weniger. Bei einigen ist es richtig, sie wieder in Behandlung zu nehmen, andere wenden sich besser an einen anderen Therapeuten, nachdem sie die Behandlung bei Ihnen abgeschlossen haben. Wir sind nicht die einzigen. Es kommt zudem auch vor, dass gegen Ende der Analyse eine bedeutende Angelegenheit auftaucht, die die weitere Auseinandersetzung sehr nahelegt, obwohl wir bereits ein Datum für das Ende der Analyse vereinbart haben. Auch das ist meiner Meinung nach nicht immer richtig. Sie sagen sich, wenn sich die Sonne wieder zeigt in der Analyse, warum sollen wir unsere Expedition dann nicht weiterführen und neue Gipfel erklimmen, um dann zusammen mit dem Patienten noch schönere Aussichten zu genießen?

So wie man nicht viel Aufhebens über jede kleine Regression machen sollte und sie bei der Beendigung der Behandlung nicht gleich in eine Ablehnung umwandeln sollte, kommt es oft vor, dass die Arbeit mit dem Patienten gegen Ende der Behandlung besonders gut zu laufen scheint. Die folgende Frage ergibt sich dann fast von selbst: Wenn sich der Beschluss, die Behandlung zu beenden, derart positiv auf den Behandlungsfortschritt ausgewirkt hat, warum sollte sie dann ausgerechnet an diesem Punkt abgebrochen werden? So kommt es, dass wir einige Patienten behalten, weil sie unterhaltsam oder interessant sind und weil wir sie mögen. Oder wir bleiben Patienten treu, bei denen wir schon eine Weile das Gefühl haben, dass wir Ihnen nicht helfen können, und fürchten uns davor, sie gehen zu lassen und uns mit dem Wissen über uns selbst und über die Grenzen der psychischen

Behandlung abzufinden. So warten wir eben auf einen Moment der Inspiration oder auf irgendein Wunder, das den Patienten und uns aus der Sackgasse herausführt.

Wie Kinder, denen es schwerfällt, sich freiwillig zu trennen, schlafen zu gehen oder mit einem guten Objekt in die Trennung zu gehen, »zerstören« Therapeuten und auch Patienten gute Trennungen. »Ein abwesendes gutes Objekt ist ein anwesendes schlechtes Objekt« (The good object absent, is a bad object presen), schrieb Bion. Das gilt meiner Meinung nach nicht nur für jene Patienten, die den Kontakt zum guten Objekt während seiner Abwesenheit gänzlich verlieren, sondern auch für die Therapeuten. Auch Therapeuten »zerstören« gute Behandlungen durch schlechte Trennungen. Therapeuten kreieren Provokationen, können nicht gut loslassen, »werfen den Patienten zurück ins Meer, ohne ihnen den Haken vom Mund zu entfernen«. Ich habe neulich vom Fall einer älteren Analytikerin gehört, die auf die Mitteilung einer langjährigen Patientin, die Analyse beenden zu wollen, wie folgt reagierte: »Von meiner Seite aus gibt es nichts mehr zu bereden. Wenn Sie die Analyse beenden möchten, dann jetzt sofort.«

Andere Therapeuten bedienen sich einer anderen Strategie der Verleugnung des Analyseendes: Sie kooperieren mit dem Willen des Patienten, keine Trennung durchzuführen, sondern »die Behandlung nur für eine Zeitlang zu unterbrechen«, und ersparen sich damit die Arbeit an der Trennung. Ich halte es für einen Fehler, eine längere Behandlungspause einzubauen, ohne die Sache beim Namen zu nennen – nämlich sie als Trennung zu bezeichnen. Selbst wenn die Analyse aus der Sicht des Praktikanten oder des erfahrenen Therapeuten vorzeitig »durchgefallen« ist.

Die Notwendigkeit, das gute Objekt zu reparieren und zu bewahren, führt dazu, dass die Patienten, die sehr von der Therapie profitiert haben, befürchten, dass die Behandlung endlos gerät. Sie haben mit der schweren Aufgabe begonnen, ihre inneren Objekte zu reparieren, aber in ihrer Fantasie sind sie dieser Aufgabe nicht gewachsen, so dass sie früher oder später alle ihre physischen und materiellen Ressourcen dafür aufbrauchen. Die Erscheinung, die Freud »negative therapeutische Reaktion« nannte, hat mit der Beschaffenheit des Über-Ichs des Patienten und der Kontrolle des Todestriebes darüber zu tun. Sie kann sehr komplexe unbewusste Objektbeziehungen und psychische Vorgänge zum Ausdruck bringen. Beispielsweise teilt Ihnen eine Patientin mit, dass sie die Behandlung nicht beenden, sondern sie nur ein paar Monate unterbrechen möchte, um ihre kranke Mutter pflegen zu können, die mehr auf Pflege angewiesen sei als sie auf die Behandlung. Oder sie meint, es sei unglaublich, dass sie in ihrem Alter immer noch in Behandlung sei und es sei für sie auch unverständlich, dass sie in all den Jahren, die sie hier in Behandlung verbracht habe, niemanden begegnet sei, der ebenfalls eine Analyse durchlaufen habe. Wiederum ein anderer Patient wärmt die altbekannte Klage über die hohen Kosten der Behandlung wieder auf, »die sich nur Privilegierte leisten können«, oder äußert die Befürchtung, von der Behandlung »abhängig« zu werden und sie endlos werden zu lassen. Bei all diesen Beispielen sollte man neben der rationalen Begründung der Behandlungsbeendigung auf jenen Teil des Ichs des Patienten achten, das sich selbst womöglich als irreparabel oder nicht hilfsbedürftig erachtet – und neidvoll auf einen anderen Teil seines Ichs blickt, der von der Hilfe profitiert und an ihr festhält, trotz Schmerzen und Ängsten.

Bevor wir auf die vernünftigen Wünsche des Patienten eingehen – zum Beispiel darauf, die Kosten der Behandlung zu senken oder die Sitzungsfrequenz zu senken, damit die Behandlung weitergehen kann –, sollte man den Konflikt oder die unbewusste Fantasie suchen, die Anteil am Auftreten von negativen therapeutischen Reaktionen zu einem bestimmten Zeitpunkt haben. So wie es nichts in der Behandlung gibt, das nicht vom Widerstand gegen die Arbeit an der Psyche missbraucht werden kann, so kann auch der Widerstand gegen die Beendigung der psychischen Behandlung vom Unbewussten für die Neutralisierung der Behandlung mobilisiert werden. Da das Thema unseres heutigen Gesprächs die Trennung war, möchte ich in diesem Zusammenhang sagen, dass es in meinen Augen manchmal besser ist, eine aktive Haltung einzunehmen und diesen schwierigen Patienten zu helfen, ihre Behandlung auf geordnete Weise zu beenden, als sie immer wieder anzuschieben und die Behandlung so lange zu verlängern, bis sie sie selbst abbrechen.

Die Entscheidung darüber, wann man die Angst vor der Weiterführung der Behandlung nicht mehr deuten sollte und damit beginnt, den Widerstand gegen die Arbeit an der Beendigung und an der Trennung zu deuten, braucht Erfahrung, aber auch Gewissheit darüber, dass das Gute an der Analyse beim Patienten auch ohne uns bestehen bleibt. Es ist wichtig, die Patienten so loszulassen, dass sie selbst weiterschwimmen können und nicht mit einem giftigen Introjekt festsitzen oder mit einer chronischen Übertragung, die ihnen das Leben schwer macht.

13

Psychoanalyse als Weltanschauung

Wir leben in einer Welt mit neuen raffinierten Technologien der Täuschung, Unterdrückung und Versklavung, getarnt als Pluralismus, Autonomie und Entscheidungsfreiheit • Diese Technologien wirken sich genauso auf unsere Objektbeziehungen, Perversionen und Abhängigkeiten aus wie auf unser Verhältnis zu Wissen und Autorität • Gedanken zu Schuld, Demokratie und Politik

1929 schätzte Freud sein Lebenswerk wie folgt ein:

> »Ich weiß nur, dass ich mich abscheulich geplagt habe, worauf das übrige selbstverständlich war. Es hätte auch sehr viel besser sein können. Ich empfand nur das Objekt, vom Subjekt merkte ich nichts. Meine schlimmsten Eigenschaften, eine gewisse Weltwurstigkeit darunter, haben an dem Ergebnis gewiß gleichen Anteil gehabt wie die guten, zum Beispiel trotziger Mut zur Wahrheit. Im tiefsten Inneren bin ich ja doch überzeugt, dass meine lieben Mitmenschen – mit einzelnen Ausnahmen – Gesindel sind.« (Freud, 1929, S. 407)

Freuds »trotziger Mut« und seine Wahrheitsliebe haben die verdiente Anerkennung gefunden. Viele Psychoanalytiker identifizieren sich in der einen oder anderen Form mit diesen Eigenschaften. Ist auch jene »Weltwurstigkeit«, die Freud als eine seiner schlechten Eigenschaften ausmacht, zu einem Merkmal des analytischen Therapeuten geworden?

Kein Zweifel, jedes Mal, wenn in Freuds Schriften die Frage der »psychoanalytischen Weltanschauung« auftaucht, tut er alles, deren Notwendigkeit zu verneinen. Die Notwendigkeit einer solchen Weltanschauung ist in seinen Augen Ausdruck von Engstirnigkeit und von der Bevorzugung des Lustprinzips gegenüber dem Realitätsprinzip. Die Leute, die eine solche Weltanschauung befürworten, verglich er spöttisch mit einem »Wanderer, der in der Dunkelheit singt und dabei seine Ängstlichkeit verleugnet« (Freud, 1926, S. 123). Er lässt keinen Zweifel daran, dass die Gleichsetzung der Psychoanalyse mit einer Weltanschauung, die nicht wissenschaftlicher Natur ist, für ihn nicht in Frage kommt.

Diese Haltung Freuds wird allgemein im Kontext seiner Bestrebung verstanden, die Psychoanalyse von der Philosophie abzugrenzen und sie in den Naturwissenschaften zu verankern. Über die Philosophen meinte er, sie seien nicht in der Lage, eine Lebensreise ohne einen Baedeker [Reiseführer], der über alles Auskunft gebe, durchzuführen. Analytiker haben nach seiner Auffassung neutral und vorurteilsfrei zu sein. Sie sollten Ideologien gegenüber misstrauisch sein und die einzige Weltanschauung, die sie übernehmen sollten, sei eine wissenschaftliche Weltanschauung, die die Grenzen des Wissens akzeptiere, die Wahrheitsfindung mit empirischen Mitteln anstrebe und von der Intuition, von Offenbarungen oder von irgendwelchen göttlichen Vorsehungen Abstand nehme.

Vor allem befürchtete Freud jedoch die Politisierung der Psychoanalyse angesichts ideologischer Interpretationen, besonders in sozialistischen Kreisen, seiner Theorie über die kindliche Sexualität und den Ödipuskomplex. In den 1920er Jahren äußerte sich Freud bereits offen gegen die Veröffentlichung der Artikel von Wilhelm Reich, die einen Zusammenhang sahen zwischen dem Kapitalismus und dem Überhandnehmen des Todestriebs. In den 1930er Jahren stimmte er dem Ausschluss Reichs aus der Internationalen Psychoanalytischen Vereinigung vor dem Hintergrund von dessen mit psychoanalytischen Einsichten angereicherten Attacken auf den deutschen Faschismus zu (Rolnik, 2006). Das waren die unmittelbaren politischen und gesellschaftlichen Umstände, unter denen sich die Diskussion über die psychoanalytische Weltanschauung in der ersten Hälfte des 20. Jahrhunderts entfachte. Sie scheinen bis heute die Tatsache zu verbergen, dass das Verhältnis zum Begriff der Wahrheit eine wichtige Überschneidung zwischen der Psychoanalyse und der politischen Theorie darstellt, auf die man nicht voreilig verzichten sollte.

Freud hatte ein herablassendes Verhältnis zur Religion und äußerte Bewunderung für die Errungenschaften der Wissenschaft. Heutzutage fällt es noch schwerer, eine Haltung zu unterstützen, die die Psychoanalyse in einen Teil der akademischen Psychologie verwandeln will. Gerade in den Forschungsgebieten, die sich mit der menschlichen Psyche befassen, scheint mir die Wissenschaft – die in der Regel das Interesse an der Unterscheidung zwischen Wissen und Wahrheit verliert – ziemlich entschlossen zu sein, die Tendenz der Reduzierung des Subjekts auf seine chemisch-physischen Komponenten zu verstärken. Fast jedes Gespräch über die »Psyche« bedient sich heute essentieller biologischer, kognitiver oder ausgeprägt voluntaristischer Begriffe. Die Psychiatrie und die Neurowissenschaften verfolgen energisch das Bild des Menschen als biologisches Wesen, das gleichzeitig auch kybernetisch-digital ist und somit messbar, kalkulierbar und unendlich optimierbar. Die voluntaristische und vorherrschende Psychologie unserer Zeit besteht ebenfalls auf der Gleichsetzung der Psyche mit der Kognition und klingt so, als würde sie den Menschen als »Beta-Version« einer lebenden, intelligenten und effizienten Maschine verstehen, die sich noch in Entwicklung befindet. Dementsprechend ist das behavioristische Individuum nur bedingt »mindful«. Es zeigt keine Neugier und meidet den Kontakt mit jedem Teil seiner inneren Welt, der ihn aus dem psychischen Gleichgewicht bringen könnte, und benutzt die narzisstischen und psychopathischen Aspekte seiner Persönlichkeit ostentativ als Schutzschild gegen den emotionalen Kontakt mit Schwäche, Abhängigkeit, Unwissen, Schuld, Scham oder Reue. Im Zeitalter der Gehirnforschung gelten das »gute Leben« und psychischer Schmerz als unvereinbar. Generell zieht es das Ich in unserer Zeit vor, nur einen Bruchteil des Selbst auszufüllen und sich nur mit Emotionen und Sentimentalität statt mit Gefühlen abzugeben. Manche unserer Patienten geben sich der Wucht der sinnlichen Erfahrung hin und verwechseln Perfektion und Vollkommenheit mit Genuss, Glück und Befriedigung. Neue Formen von Depressionen, Leere, Angst, Aufmerksamkeitsstörung und die beispiellose Zunahme des Konsums psychotroper Medikamente oder psychoaktiver Stoffe gehören zu den heutigen Manifestationen der Schwierigkeit, fehlendes Wohlbehagen, Leid und Befindlichkeitsstörungen zu ertragen.

Geschuldet ist unser Zeitalter der Verwirrung nicht nur der Gehirnforschungsphilosophie, sondern auch der Annahme, dass die Sozialen Medien die Selbstbehauptungsmöglichkeit des Individuums erweitern. Ich fürchte, das Gegenteil trifft zu. In Wirklichkeit können die gedankenlos in den abgekoppelten Raum geworfenen kryptischen Sprachfetzen jedoch kaum zur Selbstkenntnis und Selbstbestätigung beitragen. Facebook, Twitter und dergleichen helfen Menschen, in Kontakt zu bleiben, schaffen aber keine Nähe. Das Selbst offenbart sich dabei wenig und lernt auch den Anderen nur auf eine sehr sparsame Weise kennen. Statt tiefer Kommunikation erleben wir die Spektakel geistiger Untiefen (Bollas, 2015). Wie viel vom heutigen Nationalismus, religiösen Fanatismus, Islamophobie oder Antisemitismus in Europa sind Cyberspace bzw. Twitter bedingter Fanatismus? Die Technologie hält das digitale Selbst in einem Zustand emotionaler und mentale Dumpfheit und weckt es jeweils für den Konsum sozialer oder sexueller Aggression. Gewalttätige Spektakel werden wie Viren über das Internet zerstreut und vor den Augen von Millionen von Zuschauern ausgeführt, die sich nicht der Tatsache bewusst sind, dass sie beim Zuschauen aus sicherer Entfernung auf ihren Bildschirmen schon etwas zu sehr vom Lustprinzip abgekommen sind (Rolnik, 2015b).

Am Anfang des 20. Jahrhunderts erfüllte die Psychoanalyse eine wichtige Funktion bei der Verwischung der Dichotomie zwischen dem Normalen und dem Pathologischen im Seelenleben und bei der Ausdehnung der Grenzen des psychisch Normalen. In unserer Zeit kommt dem Psychotherapeuten die Aufgabe zu, den Begriff der psychischen Normalität in ihrer gesamten Komplexität zu pflegen und auch auf den politischen Diskurs auszuweiten. Mit Hilfe der Psychoanalyse lassen sich pervertierte Strukturen in den Medien, in der Wissenschaft und in der Politik identifizieren und zwischen wissenschaftlichen Theorien und Menschenbildern unterscheiden, die neue Denkhorizonte öffnen und Menschenbildern, die zwar messbare Fakten herausheben, aber mit der Wahrheit lügen und mit der Realität nur eine beschränkte Objektbeziehung unterhalten, d. h. nur mit jenem Teil der Realität des Subjekts, der messbar und quantitativ erfassbar ist.

Psychoanalytisches Denken kann helfen, Technologien und Kommunikationsformen und Informationen zu identifizieren, die pluralistisch und wissenserweiternd sind, und sie von Kommunikationsformen zu unterscheiden, deren Zweck darin besteht, die Unterscheidung zwischen den Haupt- und Nebensächlichkeiten, zwischen zwanghaft-gefälligem Geschwätz und tiefgehendem kreativem Denken, zwischen Skepsis, welche einer gesunden Wissbegier entspricht, und infantilem Subjektivismus oder Relativismus, die jedes objektive Wissen abstreiten, zu verwischen. Wir leben in einer Welt mit neuen raffinierten Technologien der Täuschung und der Manipulation, Unterdrückung und Versklavung, getarnt als Pluralismus, Autonomie und Entscheidungsfreiheit. Diese Technologien wirken sich genauso auf unsere Objektbeziehungen, Perversionen und Abhängigkeiten aus wie auf unser Verhältnis zu Wissen und Autorität.

Die Behauptung, dass die Entstehung der Psychoanalyse in einer patriarchalen und chauvinistischen Epoche oder allein ihre Konzentration auf das Unbewusste und die innere Welt sie für den politischen oder ethischen Diskurs unserer Zeit irrelevant macht, scheint mir merkwürdig. In der Praxis stellen wir einen Zusammenhang fest zwischen der Entwicklung der Authentizität und der Integrität, einerseits, und dem Vermögen, triebhafte Teile und widersprüchliche emotionale Haltungen in der inneren Welt miteinander in Einklang zu bringen, andererseits. Auch der Begriff des inneren psychoanalytischen Objekts, den ich in unseren vorherigen Gesprächen entwickelt habe, ist in der psychoanalytischen Ethik verankert. Ich ordne einer politischen Weltanschauung, die sich der psychoanalytischen Idee bedient, wonach wir als Menschen zwischen den Lebens- und Todestrieben und zwischen Logos und Eros oder zwischen dem Streben nach weiteren Objekten und der Sehnsucht, die Abhängigkeit vom Vorhandenen und vom Objekt aufzulösen, nicht Dogmatismus, Paternalismus oder Engstirnigkeit zu. Dieser Konflikt erklärt das ambivalente Verhältnis des Menschen zum Wissen, zur Wahrheit, zum Guten und zur Gerechtigkeit. Das ambivalente Verhältnis zu diesen Werten widerspiegelt sich im Bereich der Liebe und Sexualität des Einzelnen und in der Politik, in gesellschaftlichen Institutionen und in den Objektbeziehungstechniken, die wir entwickeln.

Die technische und wissenschaftliche Weltanschauung allein mit ihrem Schwerpunkt auf Methodologie, Datenverarbeitung und dem Ziehen von Schlussfolgerungen gestützt auf empirische Beweise wird die Menschheit nie von Rassismus oder Misogynie befreien können. In ihrer heutigen hypertechnologischen Version verwirklicht die Moderne den Universalismus und die Werte der Aufklärung nicht. Sie ist geprägt von gegensätzlichen ideologischen Haltungen, von der Vergrößerung der gesellschaftlichen Kluft, von der Aufblähung und Ideologisierung von Identitätssplittern und Teilidentifikationen und generell vom »Narzissmus der kleinen Unterschiede« (Freud, 1930a, S. 474).

Man kann den Menschen nicht als psychologisch aktives, denkendes und empfindendes Wesen verstehen, ohne die Welt zu verstehen, in die er hineingeboren wurde und in der er sich entwickelt hat. Meine Gedanken über das Verhältnis von Psychoanalyse und Politik sind von meiner Forschung über die Einstellung der psychoanalytischen Institute zur Machtübernahme der Nationalsozialisten in Deutschland und zur Emigration der Psychoanalyse in der Zwischenkriegszeit und ihrer Aufnahme im *Jischuw* in der Zeit des britischen Palästinamandats geprägt (Rolnik, 2006, 2008, 2008a, 2012, 2013). Zu diesem Zweck habe ich auch die Geschichte der Psychoanalyse in Ländern wie Deutschland, Frankreich, den Vereinigten Staaten, Argentinien, Australien und Russland studiert, um eine vergleichende Perspektive darüber zu gewinnen, wie die mentale Umgebung und die politische Kultur im psychoanalytischen Denken widerhallen, wie sie dessen Entwicklung ermöglicht oder in Extremfällen – wie in Sowjetrussland und in Nazideutschland – die Ausübung der Psychoanalyse fast vollständig unterbindet. Es lohnt sich, die verschiedenen psychoanalytischen Kulturen und Theorien im politischen und kulturellen Kontext kennenzulernen, in dem sie sich entwickelt haben oder heute existieren.

Der hebräische psychoanalytische Diskurs ist sehr stark von verschiedenen Strömungen des zionistischen Denkens geprägt, und seit einigen Jahrzehnten lässt sich darin das Gedenken an die Shoa und in geringerem Maße auch an die Besatzung und Unterdrückung erkennen, denen das palästinensische Volk unterworfen ist.

Das Freud'sche Denken hat viel zur Bewegung für Kinderrechte, zur Frauenrechtsbewegung und zur Bewegung für die Rechte von Homosexuellen beigetragen. Zudem hat es einen Beitrag zum Verständnis des Rassismus in seinen verschiedenen Ausformungen geleistet. Die Essenz des psychoanalytischen Denkens über den Antisemitismus und den Rassismus findet sich in Freuds Beitrag zur Psychologie der Gruppe (1921c) und in einem Abschnitt einer metapsychologischen Abhandlung Freuds, die sich mit einem ganz anderen Thema beschäftigt. In *Das Unbewusste* vergleicht Freud die Triebregungen im Unbewussten mit den »Mischlingen menschlicher Rassen«, die »qualitativ zum System Vbw [Vorbewussten], faktisch aber zum *Ubw* [Unbewussten] [gehören]« (1915e, S. 289).

Die unbewusste Herkunft dieser Abkömmlinge der Triebregungen, so Freud, bleibe das für ihr Schicksal Entscheidende:

> »Man muss sie mit den Mischlingen menschlicher Rassen vergleichen, die im großen und ganzen bereits den Weißen gleichen, ihre farbige Abkunft aber durch den einen oder anderen auffälligen Zug verraten und darum von der Gesellschaft ausgeschlossen bleiben und keines der Vorrechte der Weißen genießen.« (a. a. O., S. 289f.)

Der Vergleich des Triebes mit dem »Mischling«, der von der Politik des Ichs ausgeschlossen bleibt, und dessen Gleichsetzung mit Abkömmlingen der unbewussten Triebregungen, die nicht gleichberechtigt sind, d. h. »keines der Vorrechte der Weißen genießt«, ist ein interessanter Verknüpfungspunkt zwischen dem Freud'schen Triebbegriff und dem, was später als »postkoloniale Theorie« bezeichnet wird. Dieser Vergleich ermöglicht es, den Rassismus nicht nur als allgemeine Einstellung gegenüber dem Fremden und Anderen zu sehen, sondern als bestimmte widersprüchliche Neigung bzw. Weigerung zu dem im Menschen verwurzelten Trieb, das Andere kennenzulernen, und zur Existenz des psychisch Unbewussten generell. Rassismus ist ein Ausdruck der unbefriedigten Lust auf Nähe zwischen Menschen als verschiedene Wesen und der Bevorzugung archaischer, ausschließender und verschmelzender Vereinigungsformen (Rolnik, 2016a).

Der Faschismus, behauptet der Historiker David Ohana, sei eher eine gemeinschaftliche politische Erfahrung, deren Antrieb sich allein aus dem gewalttätigen, emotionalen Akt ergibt, als eine politische Ideologie (Ohana, 2020). Diese Behauptung befreit die Historiker und Soziologen freilich nicht davon, die Umstände des Aufstiegs und Niedergangs des Faschismus mit all seinen Manifestationen im historischen Raum und in der historischen Zeit zu erforschen. Ich denke, als Analytiker können wir metapsychologische Inhalte zu Ohanas Erkenntnis über die faschistische Erfahrung beisteuern: Wir wissen einiges über die Wechselwirkung zwischen faschistischen Tendenzen und Erscheinungen auf individueller und kollektiver Ebene, einerseits, und dem Verhältnis der Kultur oder der Gesellschaft zur unbewussten psychischen Realität, andererseits. Gesellschaftliche Ideale und individuelle Idealisierungstendenzen sind eng miteinander verknüpft. Das dynamische Unbewusste der Psychoanalyse ist notgedrungen destabilisierender als das deskriptive Unbewusste des philosophischen Idealismus, der Romantik oder der Mystik. Das Verhältnis der Politik und der Kultur zum Unbewussten hat einen Einfluss auf das mentale Funktionieren des Einzelnen und des Kollektivs, auf ihre Einstellung zu den Werten des Pluralismus sowie auf ihre Objektbeziehungen zu ihnen Nahestehenden und zu Entfernten, zum Fremden und zum Ähnlichen.

Die Psychoanalyse erachtet die Fähigkeit der Menschen, zwischen geheimen Wünschen und der Realität zu unterscheiden, nicht als selbstverständlich, auch nicht die Fähigkeit zu denken und zu fühlen. Es müssen nicht nur die individuellen mentalen Voraussetzungen und die ermöglichenden Entwicklungsbedingungen erfüllt sein, sondern auch die gesellschaftlichen und politischen Voraussetzungen, damit die menschliche Psyche sowohl in der subjektiven Erfahrung als auch in der äußeren Realität zur Geltung kommen kann. Eine Gruppe von Menschen kann längere Zeitabschnitte wirken und leben, ohne wirklich zu denken und ohne wirklich zu fühlen, ja selbst, ohne wirklich zu träumen.

Bei Patienten, die zuweilen von einem »faschistischen Geisteszustand« (fascist state of mind) beherrscht sind, wie es Christopher Bollas (1992) nannte, vernichtet der psychische Apparat Teile des Selbst und verinnerlichte Objektteile. Archaische mentale Funktionsweisen, pervertierte oder psychotische Strukturen können die Fähigkeit behindern, Zweifel und Ungewissheit aufzunehmen und zu transformieren sowie zu denken und zu fühlen. Dieses Wissen beschränkt sich, wie erwähnt, nicht nur auf die analytische Praxis. Gesellschaften und Gruppen können einen Zustand erreichen, in dem sie ein paranoid-schizoides Verhalten an den Tag legen und eine narzisstisch-charismatische Führung bevorzugen, die die Verleugnung ganzer Teile der inneren und äußeren Realität fördert – bis hin zur Selbstzerstörung. In der totalitären Gesellschaft verzichten die Menschen auf eigenständiges Denken und verschließen »freiwillig« die Augen vor der Realität. Sie verweigern sich dem Wissen auch dort, wo es ihnen zugänglich ist. In einer demokratischen Gesellschaft ist die Unterscheidung zwischen Vorurteil und *Lebenstatsache* bedeutsam (»facts of life«, Money-Kyrle, 1971). Lebenstatsachen bestehen nicht nur aus bewiesenem Wissen, das von der Wissenschaft als objektive Wahrheit anerkannt wird, sondern auch aus psychologischem Wissen, das sich weder quantifizieren noch messen lässt und als Wahrheit gilt, Wissen, das die objektive und subjektive Dimension der menschlichen Erfahrung miteinander verbindet und zu dessen Gewinnung die Psychoanalyse einiges beigesteuert hat. In diesem Geiste betrachten wir als Psychoanalytiker die Bedeutung von Schuld als Vorbedingung für psychische Entwicklung.

Schuld

Der junge Freud wollte einst Parlamentarier werden und als er dann schließlich Seelenarzt wurde, stellte er fest, dass eine der Voraussetzungen für ein gutes Leben darin besteht, dass man nicht alles im inneren Leben beurteilen kann. Das Ich solle sich deshalb besser bemühen, seine Hoheit auch dann zu bewahren, wenn sich das Über-Ich gegen das Ich stelle. Freud erkannte zwei Ursachen für Schuldgefühle: Angst vor Autorität und Angst vor dem Über-Ich. Das Über-Ich hat mehrere Funktionen: das Ich zu überwachen, ihm Ideale vorzusetzen (das Ich-Ideal) und als moralischer Kompass, also als Gewissen zu wirken. Die Autorität und das Über-Ich verlangen den Verzicht auf die Triebbefriedigung, um nicht bestraft zu werden oder um die Elternliebe nicht zu verlieren. Der Verlust der Liebe des Über-Ichs bedeutet das Todesurteil für das Ich. Freud schreibt 1923: »Leben ist also für das Ich gleichbedeutend mit Geliebtwerden, vom Über-Ich geliebt werden.« (1923b, S. 288) Die Unterscheidung zwischen Schuldgefühlen und unbewusster Schuld, die Entladung durch Selbstgeißelung und Gewalt in verschiedener Form sucht, ist zu einem dominanten Thema in der analytischen Praxis geworden.

Freuds Diskussion der Schuld beschränkt sich auf die Angst vor dem Verlust der Liebe des Objekts oder dem Verlust der Liebe des Über-Ichs. Er war sich bewusst, dass die Theorie die Entstehung von Schuldgefühlen aufgrund berechtigter Umstände wie der Beschädigung des Objekts nicht abdeckt. Jedoch revidierte er die Schuldtheorie nach der Hinzufügung des Todestriebes nicht von Grund auf. In *Das Unbehagen in der Kultur* (1930a) geht er kurz auf die Unterscheidung zwischen Schuld und Reue ein und behauptet, dass Reue ein Ausdruck des Ambivalenzkonflikts, d. h. des ewigen Kampfes zwischen dem Lebens- und dem Todestrieb sei.

Melanie Klein fügte mit ihrer Beschreibung der »depressiven Position« unserem Verständnis des Schuldgefühls eine weitere Dimension hinzu: das Schuldempfinden als Ausdruck der Entwicklung einer Angst um das Objekt und des Willens, dieses Objekt zu reparieren. Freud und Klein vertreten unterschiedliche Ansichten über den Ursprung des Über-Ichs und dessen Entstehungsumständen. Während das Freud'sche Über-Ich als Erbe des Ödipuskomplexes gilt, entsteht das kleinianische Über-Ich aus der Spaltung zwischen dem guten und dem bösen Objekt, die im ersten Lebensjahr im Ich stattfindet. Beide haben sich, wie erwähnt, eingehend mit der ausufernden Feindseligkeit, die das Verhältnis des Über-Ichs zum Ich prägt und mit den Umständen seiner Verwandlung in ein unerschöpfliches Reservoir von Missgunst, Grimm, glühenden Zornes, rasender Wut – die »Reinkultur des Todestriebes«, wie es Freud nannte –, befasst. Klein betonte nicht nur den Todestrieb und die Folgen, aus denen das Über-Ich entsteht, sie wies auch auf die Bedeutung des realen guten Objekts im Kampf hin, den das Ich vom Tag der Geburt an gegen das böse Objekt und den Todestrieb führt.

Unter anderem wurden für das tendenziell aggressive Verhalten des Über-Ichs zum Ich Einflüsse außerhalb des Werdeganges des Individuums verantwortlich gemacht. Die in der

Phylogenese des Menschen hinterlegte Gestalt des mörderischen Urvaters wird auf den Vater oder die Mutter projiziert und erzeugt die strenge Autorität. Als analytischer Therapeut gebe ich mich nicht mit der These zufrieden, dass Aggression aufgrund eines Traumas, einer frühen Entbehrung oder einer Frustration auf das Über-Ich projiziert wird und es schlechtmacht. Ich sehe im Schuldgefühl ein Zeichen der Öffnung der Seele vom ersten Moment an für Einflüsse von außerhalb der Psychologie und der individuellen Lebenserfahrung; Einflüsse, die einerseits der frühen Menschheitsgeschichte entstammen und andererseits der Kultur, in die wir hineingeboren sind.

So wie die Urvergangenheit des Menschen in der inneren Welt durch das Über-Ich repräsentiert wird, nehmen auch die gesellschaftlichen und kulturellen Umstände an der Gestaltung des Gewissensklimas teil, in dem sich die Menschen entwickeln. In *Massenpsychologie und Ich-Analyse* (1921c) weist Freud darauf hin, dass sich die ethischen Maßstäbe des Einzelnen, der Teil einer Gruppe ist, von denselben unterscheiden können, die der Einzelne individuell verinnerlicht hat. Diese Abhandlung verfasste Freud in einer Zeit politischer Umwälzungen und Massenkundgebungen in Wien nach dem Ersten Weltkrieg. Er beschreibt darin die beiden Achsen, um die sich undemokratische Ideologien drehen: Selbstliebe, die einerseits zu einem Gemeinschaftsgefühl und zu Solidarität führt und andererseits zu feindseliger Rechthaberei gegenüber jeder Person, die nicht zum eigenen Stamm gehört. Eine der Funktionen, die die Gruppe, die Organisation und die politische Kultur für ihre Mitglieder erfüllt, ist sie vor Schuldgefühlen zu schützen. Historiker der Shoa haben damit die Bereitschaft »anständiger Leute« erklärt, aus tiefer innerer Überzeugung mit mörderischen Aktionen im Krieg zu kooperieren. Man brauchte ein scharfes Ohr, um dem Widerhall des Holocaust in der Innenwelt von Menschen nachzuspüren, die darin nicht direkt als Täter oder als Opfer verwickelt waren. Die kollektive Verdrängung von Schuldgefühlen, die für Westdeutschland nach dem Weltkrieg charakteristisch war, attestierte die Unfähigkeit der Deutschen zu trauern: ihre narzisstische, größenwahnsinnige Besetzung der Person des omnipotenten Führers; für die gescheiterten Hoffnungen, die sie in den Krieg gesetzt hatten; und für ihre Weigerung, die Verantwortung für Mord und Zerstörung zu übernehmen, die ihre katastrophale politische Entscheidungen über sie und die Welt gebracht hatte. Sie waren »gute Deutsche«, die die Verantwortung deshalb verweigerten, weil sie keine Mitglieder der NSDAP waren. Damit sprachen sie ihr Gewissen frei von der kollektiven Verantwortung, kultivierten eine voyeuristische Haltung gegenüber jedem politischen Aspekt ihres Lebens und zogen sich in eine private Existenz frei von jeder Verpflichtung zurück (vgl. Mitscherlich, 1967; Bohleber, 1997; Sebald, 2003).

Das Über-Ich hat also nicht nur die Aufgabe, das Ich zurechtzuweisen und zu überwachen, sondern auch es zu unterstützen und ihm Trost zu spenden. Die Betonung, die Melanie Klein und ihre Nachfolger auf den reparativen Trieb und die Angst um das Objekt legten, entwickelte jenen Teil von Freuds Schuldtheorie weiter, der unterentwickelt geblieben war: Liebe als Quelle von Schuldgefühlen und Reue. Den Begriff der depressiven Position behielt sich Klein für die Phase oder die psychische Position vor, in der die Angst um das Objekt und die Versuche es zu reparieren und die Verfolgungsangst vor der bösen Wirkung des Über-Ichs überwiegen. Die Kombination der beiden Schuldverständnisse – von Freud und von Klein – hat meines Erachtens weitreichende Auswirkungen nicht nur auf die analytische Praxis, sondern auch auf den Standort, den die Politik in der psychischen Realität einnehmen könnte.

Beginnen wir mit der Praxis: Wenn wir das Schuldgefühl des Patienten als Psychotherapeuten auf die Identifikation mit dem krankhaft verfolgenden Über-Ich zurückführen, also als solches, das das Selbst in einer verfolgenden Position »blockiert«, sind wir natürlich bestrebt, den Patienten von der Last dieser außer Kontrolle geratenen innerpsychisch richtenden Instanz zu »befreien«. Wie erkennt man die übermäßige, richtende Tätigkeit des Über-Ichs, das sich belastend auf das Selbst auswirkt? Wie erkennt man, wenn ein Mensch hilflos vor seinem inneren »Tor des Gesetzes« steht? Verfolgende Schuld ist von Groll, Verzweiflung, Angst und Selbstgeißelung geprägt. Wir finden sie etwa in der Melancholie. Das Ich lässt sich selbst fallen, weil es sich vom Über-Ich gehasst und verfolgt statt geliebt fühlt. Das Schuldempfinden des Melancholikers kann dazu führen, dass er nicht auf der Straße gehen kann, ohne sich gezwungen zu fühlen, jede arme Straßenkatze, die ihm über den Weg läuft, bei sich aufzunehmen. Seine Wohnung ist voll von Katzen und sein Schuldgefühl lässt nicht nach. Das Schuldgefühl des Patienten kann sich auch als Abwehr gegen psychischen Schmerz bei der Begegnung mit Teilen seiner Persönlichkeit entpuppen, die seine Abhängigkeitsbedürfnisse erbarmungslos angreifen. Von einer solchen Schuld kann sich der Patient nur schwer befreien, auch wenn er alle verlassenen Katzen dieser Welt bei sich aufnimmt. Menschen, die Selbstmord begehen, begründen die Tat manchmal damit, dass sie ihre Liebsten mit ihrem Tod befreien möchten.

Der Dichter Chaim Nachman Bialik gibt der Mühe des Melancholikers, sich von der auf ihm lastenden verfolgenden Schuld zu befreien, poetischen Ausdruck. Im Gedicht *Aḥilat Ascham* [Schuld zu sich nehmen], auch *Ba'al Teschuwa* [Der Reumütige] genannt (verbreitet als Satire über den Chassidismus aufgefasst), beschreibt der Dichter, wie er am Vorabend des jüdischen Versöhnungstages Jom Kippur ein Huhn über dem Kopf schwenkt, das damit seine Sünden übernimmt bzw. ihn von seinen Sünden befreit – ein verbreitetes religiöses Ritual. Nach dem Fasten isst er Hühnerschenkel, die er sich selbst zubereitet hat, stellt dann aber fest, dass er das Huhn mit seinen Sünden gegessen hat und alle seine Sünden und Untaten damit den Weg zurück in seinen Körper gefunden haben. Ein ähnliches Schicksal erwartet den Melancholiker, der das Objekt verschlungen hat, auf das er seine gesamte Liebe und alle seine Aggression gerichtet hat.

Depressive Schuld oder »Gewissensschuld« ist dagegen etwas anderes als melancholische oder paranoide Schuld. Sie äußert sich in Trauerempfinden, Engagement und Verantwortungsbewusstsein für das Objekt und das Selbst. Diese Art von Schuldbewusstsein veranlasst die betreffende Person vielleicht nicht dazu, alle wild lebenden Katzen der Stadt zu adoptieren, aber es wird sie dazu drängen, ihr inneres Objekt zu reparieren und die Grenzen ihrer Verantwortung zu erkennen. Aus der Behandlungsperspektive hat die Fähigkeit des

Patienten, einen Zusammenhang zwischen den unbewussten Angriffen auf das innere Objekt und deren Verbindung zu Schuld zu erkennen, besondere Bedeutung. Ein Psychotherapeut, der die Bedeutung des Schuldgefühls für den Unterhalt und das Funktionieren der inneren Welt kennt, wird nicht voreilig versuchen, den Patienten von »Schuld« zu befreien mit der Begründung, sie sei »irreal«, »irrational« oder infantilen Ursprungs. Er wird bestrebt sein, dem Patienten dabei zu helfen, die triebhaften und fantasmatischen Umstände – und auch die bestimmten Übertragungsumstände – zu erkennen, in denen sie geweckt wird.

Das ist nicht ganz einfach, da wir bei der Arbeit mit Patienten, bei denen das Über-Ich sich in eine verfolgungsgeprägte Richtung entwickelt hat, oft sadomasochistische Nachstellungen zwischen dem Therapeuten und dem Patienten erleben. Wenn uns ein Patient eröffnet, dass er gleich »platzt«, weil er sich seit Beginn der Stunde aus unerfindlichen Gründen zurückhält und nicht die Toilette aufsucht, sollten wir prüfen, ob sich durch ein solches Drama eine Übertragung anbahnt. Als Therapeuten identifizieren wir uns vielleicht mit den Projektionen des beschuldigenden Patienten und empfinden möglicherweise, dass wir Bedürfnisse oder bestimmte Interventionen von unserer Seite zu stark zurückbinden. Beispielsweise zögern wir, eine Stunde pünktlich zu beenden, den Patienten darauf aufmerksam zu machen, dass er die Rechnung für den laufenden Monat noch nicht beglichen hat, oder verzichten darauf, Urlaub zu nehmen, aus Angst vor der Reaktion des Patienten.

Im folgenden Beispiel kann man das sadomasochistische Potenzial der Schuld im Übertragungsverhältnis erkennen: D. kommt in die Behandlung, nachdem er sich selbst und seine Familie finanziell zugrunde gerichtet hat. Es ist schwierig zu erkennen, ob D. sich selbst die Schuld gibt für seine Verschwendungssucht oder ob er seine Familie beschuldigt, ihm ermöglicht zu haben, eine große Erbschaft zu verschwenden und nun mittellos dazustehen. Ein festes Ritual begleitet den Beginn der Behandlungsstunde. D. betritt die Praxis und fragt in spöttischem Ton: »Doktor Freud, ist es okay, wenn ich mir ein Glas Wasser nehme?«, um dann gleich selbst zu antworten: »Ich weiß, dass Sie es hassen, wenn ich Sie so nenne und Sie frage, ob ich mir Wasser nehmen darf.« Darauf streckt er mir sein Telefon entgegen, damit ich es für ihn an mein Ladegerät anschließe, und sinkt mit seinem ganzen Gewicht und mit dem Glas Wasser, das er sich eingeschenkt hat, auf den Sessel hinab. Einmal im Monat bleibt D. mit dem Auto mit leerem Benzintank irgendwo stecken und ruft »die ganze Welt« an, damit ihn jemand aus seiner misslichen Lage befreit. »Hab' ich nicht tolle Freunde? Fast immer kommt jemand und rettet mich«, sagt er.

Eines Tages schlug ich D. vor, selbst für das Aufladen seines Telefons zu sorgen. Ich beschloss mit einer Handlung das umzusetzen, was ich seit Langem in der Übertragung spürte, nämlich dass D. sich auch mir gegenüber passiv-aggressiv verhält, auf eine Weise, die ihn selbst schwächt und indem er mich beherrscht. Ich sagte ihm, dass er sich wünschen würde, dass ich ihm mit der Leere helfe, die er empfinde, und mit seiner Begierde, aber er tue sich schwer damit, etwas von mir zu verlangen und zu erhalten, was er sich nicht selbst geben könne, wie etwa psychische Hilfe und Verständnis. So wurde ich in seiner Vorstellung zu einer Person, die streng zu ihm ist und ihm Dinge vorenthält. Ich führte dies auch auf seinen ewigen Kampf gegen das Übergewicht und auf die Gier zurück, die es ihm schwer machte, sein Vermögen zu bewahren. Ich sprach mit ihm über die Phantasie, je schwächer und ärmer er sei, desto mehr würden sich andere um ihn kümmern und desto weniger müsse er Verantwortung für die Vorgänge in seiner inneren Welt übernehmen, nicht mehr auf das aufpassen, was er habe und keine Schuld mehr für seine Aggressionen und sein zerstörerisches Verhalten und den Schaden empfinden, den er sich selbst und seiner Familie zufüge.

Die Arbeit mit Patienten wie D. hat mich gelehrt, dass eine der Herausforderungen bei Behandlungen, in denen sich das Über-Ich als besonders heimtückisch erweist und deren Ich zu schwach ist, um Schuld und Reue auszuhalten, darin besteht, gleichzeitig sozusagen auf zwei Hochzeiten zu tanzen, nämlich das Schuldgefühl als Folge der unbewussten Angriffe auf das Objekt zu deuten und die Angriffe auf das Objekt als Folge der Abhängigkeit von ihm und der Liebe zu ihm. Das ist eine Sisyphus-Aufgabe, die früher oder später auch pathologische Teile im Über-Ich des Analytikers aktiviert. Das kann zu einer verfälschten Analyse führen, in der sich der Therapeut gegen die Projektionen des Patienten durch scheinheilige Empathie wehrt, die dem Patienten ermöglicht, den Anschein einer engagierten Teilnahme an der Behandlung zu wahren, indem er in einer Position verharrt, die sich einerseits der psychischen Realität und andererseits einem authentischen Verhältnis zum Therapeuten verweigert.

Es ist nie leicht für das Ich, sein eigener Meister zu sein. Doch die Situation des Ichs gegenüber dem Über-Ich ist manchmal schwieriger als die Situation des Ichs gegenüber dem Es. Es gibt keinen direkten Zusammenhang zwischen der Härte des Über-Ichs und einem realen Erleben eines Traumas oder der Identifizierung mit Elterngestalten, die in der Realität hart und nachtragend waren. Disproportionale Feindseligkeit scheint phylogenetisch im archaischen Über-Ich mancher Patienten verwurzelt zu sein, das sich überwiegend im Unbewussten befindet. Bei vielen unserer Patienten ist nicht das Es der wirklich dominante Faktor, sondern gerade das archaische Über-Ich. Sie können es nur schwer entschlüsseln und abmildern und sind auf ständige Reibung mit ihm angewiesen – wie es der Patient in dem soeben erwähnten klinischen Beispiel tat –, um es in der Empfindung einigermaßen unter Kontrolle zu halten. Diese Patienten brauchen Hilfe, um sämtliche verfügbaren Kräfte gegen das Über-Ich in seinen perversen und bedrückenden Versionen mobilisieren zu können. »Es gibt […] nichts, was tierischer wäre als das reine Gewissen«, schreibt die Lyrikerin Wisława Szymborska in ihrem Gedicht *Lob der schlechten Selbsteinschätzung*. In der Praxis stoßen wir manchmal auf Patienten, die eine umgekehrte Strategie entwickelt haben, um der Macht ihres Über-Ichs zu begegnen. Diese Patienten haben in der psychoanalytischen Literatur alle möglichen Bezeichnungen erhalten: böse Hysteriker, bösartige Narzissten, Soziopathen etc. Sie phantasieren über einen psychischen Zustand und Objektbeziehungen frei von Leid, Schuld- und Reuegefühlen.

Ich bezweifle, dass das voluntaristische, objektivistische oder libertäre Selbstverständnis und Menschenbild, die die Schuld als Lebenstatsache und unerlässlichen Teil des Menschseins komplett verleugnen, aus der kulturell-evolutionären Perspektive oder selbst aus der ökologischen Perspektive überhaupt Bestand haben können. In einer Welt ohne Schuldgefühle gibt es keine Liebe, sondern nur die Idealisierung der Technologie, die unterwürfige Bewunderung der Mächtigen und Reichen und Selbstliebe. In einer Welt ohne Schuldgefühle lernt man nicht aus der Erfahrung. Es wäre deshalb gut, wenn der Schuldbegriff auch Teil des politischen Diskurses über die Nachhaltigkeit der Zivilisation und der Instandsetzung der Ökosysteme wäre. Je deutlicher die Schäden des Kapitalismus und der Industrialisierung werden, desto schwerer fällt es uns, Verantwortung für diese Schäden zu übernehmen, über sie zu trauern und unsere Kräfte zu mobilisieren, um zu retten, was noch zu retten ist. Wie auch immer, viele Helden der Kultur, des Kapitalismus und der Politik in unserer Zeit repräsentieren für ihre Anhänger die Möglichkeit einer Welt ohne Schuldgefühl und Scham, nicht nur in der innerpsychischen und zwischenmenschlichen Sphäre, sondern auch im Verhältnis zwischen dem Menschen und seiner natürlichen Umwelt.

Wir können die gewaltige Aufgabe, die die Gesellschaft nach der Covid-Pandemie aus der Perspektive des kollektiven Schuldgefühls erwartet, noch nicht abschätzen. Wenn wir uns in Richtung paranoide Schuld bewegen, wird das zur Suche nach Sündenböcken, zu Desinformation, gesellschaftlicher Polarisierung und vielleicht sogar zu Gewaltausbrüchen in einem Umfang führen, wie er uns von der ersten Hälfte des 20. Jahrhunderts bekannt ist. Eine psychoanalytische Weltanschauung kann helfen zu verstehen, inwiefern ein populistischer Angriff auf die Wissenschaft und auf die Impfungen in unserer Zeit – sowie die Verleugnung der Folgen des ungehemmten Kapitalismus auf den Erdball und die Umwelt – Merkmale melancholischer, verfolgender Schuld aufweisen. Nicht Skepsis und Wahrheitsliebe stehen meiner Meinung nach hinter der Präferenz von »alternativen Tatsachen« und »Fake News«, sondern Ungläubigkeit und Misstrauen, die als Abwehrmechanismen dienen. Depressive Schuldgefühle und Gewissensbisse können dazu beitragen, Solidarität, Verantwortungsgefühl und Kooperationsbereitschaft zwischen den zerstrittenen Teilen in uns und zwischen den Völkern zu stiften, damit wir über die Verluste trauern sowie technologische und wirtschaftliche Modelle, gesellschaftliche Strukturen und politische Institutionen reparieren bzw. reformieren können.

Die Unterscheidung zwischen verantwortlicher Politik und Politik der Schuld ist kritisch. Es gibt im Wesentlichen zwei Arten der Abwehr von psychischem Schmerz: Die Spaltung des eigenen Selbst, welche die Projektion von Teilen des Ichs und unerträglichen psychischen Materialien auf eine andere Person ermöglicht, die darauf zum Objekt des Hasses oder der Idealisierung wird – Rassismus, Antisemitismus oder ein Personenkult um einen Anführer – oder dass das Selbst sich gegen sich selbst richtet und das innere Objekt und das Denk- und Empfindungsvermögen angreift. Beide Mechanismen erkennt man nicht nur in der analytischen Praxis, sondern auch im Politischen, in der Wissenschaft und in der Kultur.

Der Zusammenhang zwischen Psychoanalyse und Demokratie ist eher komplex. Die Psychoanalyse provoziert die direkte Auseinandersetzung mit unbewussten Wünschen und Phantasien von der Art, die undemokratische Begierden fördern, die in der menschlichen Seele verwurzelt sind, also Begierden, die faschistische oder autokratische Herrschaften zu verstärken und auszunützen wissen; beispielsweise die Sehnsucht nach der Verschmelzung mit dem Ich-Ideal, die Angst vor dem Anderen, die Angst vor der Trauerarbeit, die Bevorzugung des gewalttätigen Handelns gegenüber dem Denken oder der unbedingte Verzicht auf Reue und Gewissensbisse. Für die Demokratie und gegen die Autokratie kämpfen, heißt ins Psychoanalytische übersetzt, sich der Verlockung widersetzen, das Vollkommene, die Einstimmigkeit, die Gleichgültigkeit und den »psychischen Frieden« anzustreben, die uns nicht-demokratische Staatsformen und auch bestimmte Strömungen in der Wissenschaft, Kultur und Religion nahelegen.

Die psychoanalytische Behandlung steht im Einklang mit dem demokratischen Projekt, da sie in der Fähigkeit zu denken und zu fühlen und in der Verbindung zwischen dem Denken und dem Fühlen und zwischen Logos und Eros mentale Errungenschaften erkennt, die sich die Menschheit mit großer Anstrengung erarbeitet hat, Errungenschaften, die ständig Angriffen von innen und von außen ausgesetzt sind.

Selbstbetrug, die natürliche Neigung des Menschen, sich der Integration angesichts von Ängsten, Schuldgefühlen und psychischem Schmerz zu entziehen, die menschliche Neigung zu Phantasieren, um Gefühle von Ohnmacht, Abhängigkeit, Trennung, Unvollkommenheit und Neid zu verleugnen oder zurückzudrängen, sind alles »Lebenstatsachen«, die von der Psychoanalyse erklärt werden. Das psychoanalytische Menschenbild und die psychoanalytische Weltanschauung beruhen auch auf »abstrakten« menschlichen psychologischen Bedürfnissen wie das Träumen, das Spielerische und das Schöpferische, das wir als unabdingbar für die psychische und kognitive Entwicklung, für die Sozialisierung, die Selbstfindung und das Kennenlernen der Umwelt erachten. Die Geschichte lehrt uns, dass auch die Fähigkeit des Schaffens, Spielens und Träumens weitgehend vom Politischen und von der Verpflichtung des Politischen gegenüber der Wahrheit als universalem Wert abhängt.

Die Politik kann Menschen helfen, die Wahrheit als Richtschnur für ihr Leben zu benutzen – auf intrapsychischer, intersubjektiver und transsubjektiver Ebene –, oder ihnen diese Möglichkeit nehmen. Sie kann auf die Art der Abwehr Einfluss nehmen, die Gruppen bei ihrem Austausch mit der Wahrheit, mit dem Trieb, mit der Schuld und mit der Realitätswahrnehmung benutzen.

Ich möchte Ödipus zum letzten Mal zu unserem Gespräch bitten

Die Auseinandersetzung mit der Wahrheit ist allen Wissenschaften und Künsten gemein. Freud und seine Nachfolger haben eine komplexe Theorie und ein ebensolches System entwickelt, um die offenen und latenten Manifestationen des menschlichen Bedürfnisses nach Wahrheit als psychische und mentale Funktion von Einzelnen und Gruppen zu ergründen. Die Philosophie vor Freud hat keine umfassende Theorie hervorgebracht – und selbstredend auch keine Methode –, die die emotionalen Hindernisse erklären könnte – also Ambivalenz,

Hassliebe, die feine Balance zwischen Lust, Schmerz, Abhängigkeit, Angst und Schuld –, die dann zur Geltung kommen, wenn das Individuum (und auch die Gruppe, die Wissenschaft oder Kultur) sich mit der Frage der Wahrheit aus emotionaler, psychologischer, also nicht aus rein rational-philosophischer, utilitaristischer und kognitiver Perspektive auseinandersetzt.

Unser erstes Gespräch in den ersten Wochen des ersten Lockdowns begann ich mit Ödipus. Ich möchte ihn nun zum letzten Mal zu unserem Gespräch bitten.

Der Ödipusmythos wurde von Freud als Hinweis für die Sehnsucht des Heranwachsenden nach erotischer Bindung zu einem Elternteil gedeutet, doch die Lebensgeschichte von Ödipus beschränkt sich nicht auf die Auseinandersetzung mit dem Sexualtrieb. Sie verkörpert auch die Essenz der Wahl zwischen Selbsterkenntnis und der Anerkennung der Wahrheit, einerseits, und der Selbsttäuschung, andererseits. Bevor Ödipus sein eigenes Schicksal besiegelte, befreite er die Thebaner von einer Seuche. Er hatte die Fähigkeit, Lebensrätseln mutig entgegenzutreten und selbständig zu denken – und löste das Rätsel der Sphinx. Man kann sagen, Ödipus hätte klug sein können, doch der Konflikt mit dem Trieb, mit dem Wissen und mit dem Psychischen machte ihn hochmütig und dumm.

Die Psychoanalyse erforscht die Wahrheitsempfindung des in den Lebens- und Todestrieben verwickelten Subjekts. Das Politische hat meines Erachtens bedeutenden Einfluss auf die Beschaffenheit unserer Suche nach der Wahrheit und deren zahlreicher Verkörperungen und wirkt sich gewaltig auf unser Verhältnis zu den Lebens- und Todestrieben aus. Die Politik beeinflusst die Bereitschaft der Einzelnen und von Gruppen, mehr als nur eine Perspektive in ihrer inneren und intersubjektiven Welt zu integrieren. Wir können der politischen Welt nicht gleichgültig gegenüberstehen, sind wir doch auch auf die Politik angewiesen, um uns selbst als Subjekte zu konstituieren, die nach der Wahrheit streben und versuchen, im Einklang mit der Wahrheit zu leben, auch wenn sie unseren unmittelbaren Begierden und Interessen nicht dienlich sind. Die Politik ist es auch, die den Menschen die Möglichkeit gibt oder verwehrt, die Koexistenz mehrerer Wahrheiten und Perspektiven in der Gesellschaft zuzulassen, ohne Rückgriff auf physische Gewalt und Massenpsychosen. Aus einem Briefwechsel zwischen Einstein und Freud geht hervor, dass die beiden sich vor der Machtübernahme der Nationalsozialisten in Deutschland mit diesen Fragen beschäftigten (Freud 1933a; Ronik in Ashkenazi et al., 2018, S. 39–56).

Denken Sie auch an das Höhlengleichnis von Platon: Platon selbst sagt, dass die Gefangenen jeden töten würden, dem die Flucht aus der Höhle gelungen sei und der erleuchteter und mit mehr Wissen über die Realität wieder zurückkehre. Er liefert jedoch keine Antwort auf die Frage, warum die Gefangenen den Philosophen würden töten wollen, der mit neuem und befreiendem Wissen über die Welt in die Höhle zurückkehrt. Hier kommt die Psychoanalyse zum Zug und versucht, den emotionalen, irrationalen Aspekt unserer Hassliebe zur Wahrheit zu deuten, der von der Naturwissenschaft, der Philosophie oder von der politischen Wissenschaft meist unbeachtet bleibt. Die Politik hat die Aufgabe, den Philosophen, den Künstler und den Wissenschaftler – und auch den Seelentherapeuten – zu beschützen, damit sie die Suche nach der Wahrheit zum Wohle aller Höhlenbewohner fortsetzen können. Sich dem Denken zu verweigern, schreibt Hanna Arendt in der Einleitung zu ihrem Werk *Vita Activa oder vom tätigen Leben* (1958), bedeute nicht, dumm oder unintelligent zu sein, sondern das Denken zu verweigern und den gleichgültigen Rückgriff auf »Wahrheiten« vorzuziehen, die trivial und leer geworden seien. Mit dem Begriff »Die Banalität des Bösen« schlug Hanna Arendt einen historisch-soziologischen Ansatz des Verlusts der Fähigkeit, zu denken und ethisch zu handeln, vor, der in gewisser Hinsicht die Denktheorien Freuds, Lacans und Bions ergänzte, die sich wiederum auf die inneren emotionalen Widerstände des Menschen gegen das Wissen konzentrieren.

Ich möchte meine »Redekur« mit den Worten beschließen, die Ludwig Wittgenstein vor 100 Jahren geschrieben hat:

> »Wir fühlen, dass selbst, wenn alle möglichen wissenschaftlichen Fragen beantwortet sind, unsere Lebensprobleme noch gar nicht berührt sind. Freilich bleibt dann eben keine Frage mehr; und eben dies ist die Antwort.« (1921, Satz 6.52)

Die Psychoanalyse ist weder eine Religion noch eine Ideologie. Sie hat keinerlei Anspruch, alle möglichen ethischen und wissenschaftlichen Fragen zu beantworten. Genauso steht sie auch der provokanten Behauptung, dass alles »politisch« sei, skeptisch gegenüber. Sie bietet jedoch einen besonderen Zugang und einen besonderen Berührungspunkt zu unseren Lebensproblemen. Mich überrascht sie stets von Neuem.

Literatur

Alon, D. (2013): »Identification« and »Cannibalisme« in Freud's Thought: Concepts that illustrate Deleuze's and Guattari's Notion of Rhizomatic Thinking. *Ma'arag: The Israel Annual of Psychoanalysis. Bd. 4*, S. 34–71 [Heb.].

Arendt, H. (1958): *Vita activa oder Vom tätigen Leben*. Stuttgart: Kohlhammer.

Ashkenazi, O, Bargal, D. & Rolnik, E. (2018): *Einschtain, froid weha-milḥ ama ha-baa* [Einstein, Freud und der nächste Krieg]. Carmel: Jerusalem.

Balter, L., Lothane, Z. & Spencer, J. H. (1980): On the Analyzing Instrument. *Psychoanalytic Quarterly*, 49, 474–504.

Bernhard, T. (1988): *Alte Meister*. Frankfurt a. M.: Suhrkamp.

Bialik, C. N. (1925): *Offenbarung und Verhüllung in der Sprache*. Berlin: Jüdischer Verlag.

Bion, W. R. (1961): Group Dynamics. In: *Experiences in Groups and Other Papers*. London: Tavistock:139–191.

Bion, W. R. (1967): Notes on memory and desire. *Forum der Psychoanalyse* , 2, 271–280.

Bion, W. R. (1973): *Brazilian lectures: 1973 Sao Paulo*. London: Karnac, 1990. Dt.: Bion, W. R. (2010): *Die brasilianischen Vorträge*. Übers. v. E. Vorspohl. Frankfurt a. M.: Brandes & Apsel.

Bion, W. R. (1977): Caesura. In: Bion, W. R. (1989): *Two papers: The grid and caesura*. London: Karnac, S. 35–56.

Bion, W. R. (1979): Making the best of a bad job. In: Bion, W. R. (1994): *Clinical seminars and other works*. London: Karnac, S. 321–331.

Bion, W. R. (2013). *Los Angeles Seminars and Supervision*. Hrsg. v. J. Aguayo & B. Malin. London: Karnac.

Bion-Talamo, P. (1997): Bion: A Freudian Innovator. *British Journal of Psychotherapy*, 14, 47–59.

Bleger, J. (1967): Psycho-Analysis of the Psycho-Analytic Frame. *International Journal of Psychoanalysis*, 48, 511–519.

Bleger, J. (2013): *Symbiosis and Ambiguity: a psychoanalytic study*. London: Routledge.

Bleger, L. (2018): José Blegers psychoanalytisches Denken. In: K. Münch (Hrsg.): *Internationale Psychoanalyse Band 13: Südamerikanische Akzente. Ausgewählte Beiträge aus dem International Journal of Psychoanalysis*. Gießen: Psychosozial, S. 59–90.

Bohleber, W. (1997): Trauma, Identifizierung und historischer Kontext. Über die Notwendigkeit, die NS-Vergangenheit in den psychoanalytischen Deutungsprozeß einzubeziehen. *Psyche – Z Psychoanal*, 51, 958–995.

Bollas, C. (1987): *The Shadow of the Object. Psychoanalysis of the Unthought Known*. New York, NY: Columbia UP.

Bollas, C. (1992). *Being a Character. Psychoanalysis and Self Experience*. London: Routledge.

Bollas, C. (2000): *Hysteria*. London: Routledge.

Bollas, C. (2001): Freudian Intersubjectivity: Commentary on Paper by Julie Gerhardt and Annie Sweetnam. *Psychoanalytic Dialogues*, 11, 93–105.

Bollas, C. (2007): *The Freudian Moment*. London: Karnac.

Bollas, C. (2012): *Der Schatten des Objekts. Das ungedachte Bekannte: Zur Psychoanalyse der frühen Entwicklung*. Stuttgart: Klett-Cotta.

Bollas, C. (2015) Psychoanalysis in the Age of Bewilderment: On the Return of the Oppressed. *International Journal of Psychoanalysis*, 96, 535–551.

Brenman, E. (2006): *Recovery of the Lost Good Object*. London: Routledge, S. 22–33.

Brenman-Pick, I. (2018 [1985]): Durcharbeiten in der Gegenübertragung. In: I. Brenman-Pick: *Authentizität in der psychoanalytischen Begegnung. Ausgewählte Schriften*. Gießen: Psychosozial, S. 37–56. Engl.: I. Brenman-Pick (1985): Working Through in the Countertransference. *International Journal of Psychoanalysis*, 66, 157–166.

Britton, R. & Steiner, J. (1994): Interpretation: Selected Fact or Overvalued Idea? *International Journal of Psychoanalysis*, 75, 1069–1078.

Caper, R. (1997): A Mind of One's Own. *International Journal of Psychoanalysis*, 78, 265–278.

Caper, R. (2020): *Bion and Thoughts Too Deep for Words: Psychoanalysis, Suggestion, and the Language of the Unconscious*. The Routledge Wilfred R. Bion Studies Book Series. London: Routledge.

Carpy, D. V. (1989): Tolerating the Countertransference: A Mutative Process. *International Journal of Psychoanalysis*, 70, 287–294.

Collingwood, R. G. (1994 [1946]): *The Idea of History*. Oxford: Oxford UP.

Cremerius, J. (1981): Die Präsenz des Dritten in der Psychoanalyse. Zur Problematik der Fremdfinanzierung. *Psyche – Z Psychoanal*, 35, 1–41.

Culbert-Koehn, J. (2011): An Analysis with Bion: An Interview with James Gooch. *Journal of Analytical Psychology*, 56, 76–91.

Dickinson, E. (1896): *Gedichte*. Übers. v. G. Kübler. München: Hanser, 2015.

Eifermann, R. R. (1987): »Deutschland« und »die Deutschen«: Agieren von Phantasien und deren Entdeckung in der Selbstanalyse. *Jahrbuch der Psychoanalyse*, 20, 165–206.

Eifermann, R. R. (1996): Uncovering, Covering, Discovering Analytic Truth: Personal and Professional Sources of Omission in Psychoanalytic Writing and Their Effects on Psychoanalytic Thinking and Practice. *Psychoanalytic Inquiry*, 16, 401–425.

Eissler, K. R. (1953): The Effect of the Structure of the Ego on Psychoanalytic Technique. *Journal of the American Psychoanalytic Association*, 1, 104–143.

Eissler, K. R. (1974): On Some Theoretical and Technical Problems Regarding the Payment of Fees for Psychoanalytic Treatment. *International Review of Psychoanalysis*, 1, 73–101.

Fenichel, O. (1945): *Psychoanalytische Neurosenlehre. Bd 1–3*. Oltern/Freiburg i. Br.: Walter, 1974–1977.

Ferenczi, S. (1909): Introjektion und Übertragung. In: Ferenczi, S. (1970): *Schriften zur Psychoanalyse, I*, Frankfurt a. M.: S. Fischer, S. 12–47.

Ferenczi, S. (1927): Das Problem der Beendigung der Analysen. *Internationale Zeitschrift für Psychoanalyse*, 14, 1–10.

Ferenczi, S. (1928): Die Elastizität der psychoanalytischen Technik. In: Ferenczi, S. (1972): *Schriften zur Psychoanalyse, II*, Frankfurt a. M.: S. Fischer, S. 237–250.

Ferenczi, S. (1933): Sprachverwirrung zwischen dem Erwachsenen und dem Kind. In: Ferenczi, S. (1972): *Schriften zur Psychoanalyse, II*, Frankfurt a. M.: S. Fischer, S. 303–313.

Ferenczi, S. & Rank, O. (1924): *Entwicklungsziele der Psychoanalyse. Zur Wechselbeziehung von Theorie und Praxis*. Leipzig: Internationaler Psychoanalytischer Verlag.

Freud, S. (1887–1904): Brief vom 28. Mai 1888. In: Briefe an Wilhelm Fließ 1887–1904. Frankfurt a. M.: S. Fischer, 1986, S. 8.

Freud, S. (1890a): Psychische Behandlung (Seelenbehandlung). *GW V*, Frankfurt a. M.: S. Fischer, S. 287–315.

Freud, S. (1895): Entwurf einer Psychologie. *GW Nachtragsband 1885–1938*, Frankfurt a. M.: S. Fischer, S. 375–486.

Freud, S. (1895d): Studien über Hysterie. *GW I*. Frankfurt a. M.: S. Fischer, S. 75–31.

Freud, S. (1899): Über Deckerinnerungen. *GW I*. Frankfurt a. M.: S. Fischer, S. 531–554.

Freud, S. (1900a): Die Traumdeutung. *GW II/III*. Frankfurt a. M.: S. Fischer.

Freud, S. (1901a): Über den Traum. *GW II/III*. Frankfurt a. M.: S. Fischer, S. 643–700.

Freud, S. (1905e): Bruchstück einer Hysterie-Analyse [Dora]. *GW V*, S. 161–286.

Freud, S. (1909b): Analyse der Phobie eines fünfjährigen Knaben [»Der kleine Hans«]. *GW VII*. Frankfurt a. M.: S. Fischer, S. 241–377.

Freud, S. (1909d): Bemerkungen über einen Fall von Zwangsneurose [Der Rattenmann]. *GW VII*. Frankfurt a. M.: S. Fischer, S. 379–463.

Freud, S. (1910): Die zukünftigen Chancen der psychoanalytischen Therapie. *GW VIII*, 104–115.

Freud, S. (1913c): Zur Einleitung der Behandlung. *GW VIII*. Frankfurt a. M.: S. Fischer, S. 454–478.

Freud, S. (1914g): Erinnern, Wiederholen und Durcharbeiten. *GW X*. Frankfurt a. M.: S. Fischer, S. 126–136.

Freud, S. (1915a): Bemerkungen über die Übertragungsliebe. *GW X*. Frankfurt a. M.: S. Fischer, S. 306–312.

Freud, S. (1915e): Das Unbewußte. *GW X*. Frankfurt a. M.: S. Fischer, S. 64–303.

Freud S. (1916): Brief an Lou Andreas-Salomé vom 25. Mai 1916. In: *Briefe 1873–1939*. Frankfurt a. M.: S. Fischer, S. 327f.

Freud, S. (1916–17a): Vorlesungen zur Einführung in die Psychoanalyse. *GW XI*. Frankfurt a. M.: S. Fischer.

Freud, S. (1916–17g): Trauer und Melancholie. *GW X*. Frankfurt a. M.: S. Fischer, 428–446.

Freud, S. (1921c): Massenpsychologie und Ich-Analyse. *GW XIII*. Frankfurt a. M.: S. Fischer, S. 71–161.

Freud, S. (1923b): Das Ich und das Es. *GW XIII*. Frankfurt a. M.: S. Fischer, S. 237–289.

Freud, S. (1926): Hemmung, Symptom und Angst. *GW XIV*, 113–205.

Freud, S. (1926e): Die Frage der Laienanalyse. *GW XIV*. Frankfurt a. M.: S. Fischer, S. 207–286.

Freud, S. (1929): Brief an Lou Andreas-Salomé vom 24. Juli 1929. In: *Briefe 1873–1939*, Frankfurt a. M.: S. Fischer, S. 407.

Freud, S. (1930a): Das Unbehagen in der Kultur. *GW XIV*. Frankfurt a. M.: S. Fischer, S. 419–506.

Freud, S. (1933a): Warum Krieg? *GW XVI*. Frankfurt a. M.: S. Fischer, S. 13–27.

Freud, S. (1937c): Die endliche und die unendliche Analyse. *GW XVI*. Frankfurt a. M.: S. Fischer, S. 59–99.

Freud, S. (1937d): Konstruktionen in der Analyse. *GW XVI*. Frankfurt a. M.: S. Fischer, S. 114–155.

Freud, S. (1939a): Der Mann Moses und die monotheistische Religion. *GW XVI*. Frankfurt a. M.: S. Fischer, S. 101–246.

Freud, S. (1985): *Übersicht über die Übertragungsneurosen. Ein bisher unbekanntes Manuskript.* Hrsg. v. I. Grubrich-Simitis. Frankfurt a. M.: S. Fischer.

Freud, S. & Ferenczi, S. (2005): *Briefwechsel, Bd. III/2*: Böhlau: Wien.

Freud, S. & Weiss, E. (1970): *Briefe zur psychoanalytischen Praxis*. Frankfurt a. M.: S. Fischer.

Ghent, E. (1990): Masochism, Submission, Surrender – Masochism as a Perversion of Surrender. *Contemporary Psychoanalysis*, 26, 108–136.

Glover, E. (1926): A »Technical« Form of Resistance. *International Journal of Psychoanalysis*, 7, 377–380.

Green, A. (1983): The dead mother. In: *On private madness*. London: Karnac, 2005.

Green, A. (1998): The Primordial Mind and the Work of the Negative. *International Journal of Psychoanalysis*, 79, 49–665.

Greenson, R. (1960): The conflict between Psychoanalysis and Religion. In: Nemiroff, Sugarman, & Robbins (Hrsg.): *On loving Hating and Living Well – The Public Psychoanalytic Lectures of Ralph R. Greenson*. Madison, CT: IUP, 1992.

Heimann, P. (1950): Bemerkungen zur Gegenübertragung. *Psyche – Z Psychoanal*, 18, 483–493.

Heimann, P. (1956): Dynamics of transference interpretations. *International Journal of Psychoanalysis*, 37, 303–310.

Heimann, P. & Rolnik, E. J. (2005): »... wie geht es zu, daß ich alles so anders sehe ...?« Ein Brief zur psychoanalytischen Technik an Theodor Reik (Berlin, 7. Februar 1933). *Luzifer-Amor. Zeitschrift zur Geschichte der Psychoanalyse*, 18, 7–15.

Hildesheimer, W. (1991): *Die Subjektivität des Biographen. Bd. 3. Gesammelte Werke in sieben Bänden*. Hrsg. v. Ch. L. Hart Nibbrig u. V. Jehle. Frankfurt a. M.: Suhrkamp, S. 468.

Isaacs, S. (1939): Criteria for Interpretation. *International Journal of Psychoanalysis*, 20, 148–160.

Isakower, O. (1992): The analyzing instrument in the teaching and conduct of the analytic process. *Journal of Clinical Psychoanalysis*, 1, 181–222.

Jacobs, T. J. (1986): On Countertransference Enactments. *Journal of the American Psychoanalytic Association*, 34, 289–307.

Jacobs, T. J. (1999): Countertransference Past And Present: A Review Of The Concept. *International Journal of Psychoanalysis*, 80, 575–594.

Jacobs, T. J. (2018): On Countertransference Enactments. *PEP/UCL Top Authors Project Video Collection*, 1(1), 25.

Joseph, B. (1983): Über Verstehen und Nicht-Verstehen. *Psyche – Z Psychoanal*, 40, 991–1006.

Joseph, B. (2018): Ending analysis. *International Journal of Psychoanalysis*, 99, 1427–1434.

King, P. & Steiner, R. (1991): *The Freud-Klein Controversies 1941–45*. New Library of Psycho-Analysis 11. London: Tavistock/Routledge.

Klein, M. (1957 [1937]): Love, Guilt and Reparation. In: Klein, M.: *Love, Guilt and Reparation*. Vintage: 1998, S. 306–343.

Klein, M. (1957): Neid und Dankbarkeit. *Psyche – Z Psychoanal*, 11, 241–255.

Kohut, H. (1977): Die zwei Analysen des Herrn Z. In: Ders.: *Die Heilung des Selbst*. Frankfurt a. M.: Suhrkamp, 1979, S. 216–229.

Loewald, H. W. (1988): Termination Analyzable and Unanalyzable. *Psychoanalytic Study of the Child*, 43, 155–166.

Lubrani Rolnik, N. (2009): *Leben in der Geschichte: Playback-Theater und die Improvisationskunst* [Hebr].

Mann, Th. (1939): *Der Zauberberg* (Einführung in den Zauberberg. Für Studenten der Universität Princeton. Als Vorwort). In: *Thomas Mann Collected Works in XIII vols. Reden und Aufsätze.* Vol. IX. Frankfurt a. M.: S. Fischer, 1974.

Mann, Th. (1991): *Der Zauberberg*. Frankfurt a. M.: Fischer TB.

Mitscherlich, A. & M. (1967): *Die Unfähigkeit zu trauern. Grundlagen kollektiven Verhaltens*. München: Piper.

Money-Kyrle, R. (1971): The Aims of Psychoanalysis. In: Meltzer, D. (Hrsg.): *The Collected Papers of Roger Money-Kyrle*. Strath Tay: Clunie, 1978, S. 442–449.

Ohana, D. (2020): *The Fascist Temptation: Creating a Political Community of Experience*. London: Routledge.

Rolnik, E. J. (2000): Die psychoanalytische Bewegung nach der Machtergreifung der Nationalsozialisten. *The Journal of Holocaust Reseach*, 20, 67–38.

Rolnik, E. J. (2001): Between Memory and Desire: From History to Psychoanalysis and Back. *Psychoanalysis and History*, 3, 129–151.

Rolnik, E. J. (2006): Final analysis: the psychoanalytic movement and its first encounter with National Socialism. *Dapim Studies on the Shoah*, 20, 7–38 [Hebrew].

Rolnik, E. J. (2008): Berliner Empfindlichkeiten, Russische Bildwelten, und Jerusalemer Wirklichkeiten: Die Etablierung der Psychoanalyse im jüdischen Palästina/Israel. *Jahrbuch der Psychoanalyse. Bd. 57*, 57–77.

Rolnik, E. J. (2008a): »wo sich die Intellektuellen gegenseitig im Wege stehen«: Ein Beitrag zur Migration deutschprachiger Psychoanalyse und Ihre Schicksale. *Luzifer-Amor. Zeitschrift zur Geschichte der Psychoanalyse*, 42, 88–99.

Rolnik, E. J. (2008b): »Why is it that I See Everything Differently?« Reading a 1933 Letter from Paula Heimann to Theodor Reik. *JAPA*, 56, 409–430.

Rolnik, E. J. (2010): Therapy and Ideology: Psychoanalysis and Its Vicissitudes in Pre-state Israel (Including Some Hitherto Unpublished Letters by Sigmund Freud and Albert Einstein). *Science in Context*, 23, 473–506.

Rolnik, E. J. (2011): The Making of Israeli Psychoanalysis: A Historical Perspective. In: Thompson, N. & Loewenberg, P. (Hrsg.): *100 Years of Psychoanalysis. The Centenary History of the International Psychoanalytic Association 1910–2010. Evolution and Change*. London: Karnac, S. 371–389.

Rolnik, E. J. (2012): *Freud in Zion: Psychoanalysis and the Making of Medern Jewish Identity*. London: Karnac.

Rolnik, E. J. (2013): *Freud auf Hebräisch: Geschichte der Psychoanalyse im jüdischen Palästina.* Götting: Vandenhoeck & Ruprecht.

Rolnik, E. J. (2015): Before Babel: Reflections on Reading and Translating Freud. *Psychoanalytic Quarterly*, 84, 307–330.

Rolnik, E. J. (2015a) Vor Babel: Freud lesen, Freud übersetzen. *Psyche – Z Psychoanal*, 69, 527–550.

Rolnik, E. J. (2015b): *Psychoanalyse und Gesellschaft: Vom Interdisziplinaeren zum Transdisziplinaeren in der Psychoanalytischen Sozialpsychologie*. Paper read in the Institute for Sociology, Goethe University Frankfurt.

Rolnik, E.J. (2016): Freud Lesen Freud Übersetzen: Über Theorie-und Kulturtransfer in der Psychoanalyse. In: *Paradigma der Moderne: Jüdische Geschichte in Schlüsselbegriffe*. Göttingen: Vandenhoeck & Ruprecht, S. 179–197.

Rolnik, E.J. (2016a): The Bad, The Mad and the Functional: One Anti-Semitism or Many. In: Strach z cizího. Antisemitismus, xenofobie a zkušenost »uncanny« [Fear of Strangeness. Antisemitism, Xenophobia and Uncanny Experience]. Hrsg. v. R Telerovský & M. Mahler [Czech.]). Czech Psychoanalytical Society, S. 229–238.

Rolnik, E.J. (2017): When Freud and Einstein tried to Answer an Age-old question: Why War?. *Haaretz Magazine*. 25. Mai 2017. Online: https://www.haaretz.com/life/books/2017-05-25/ty-article-magazine/.premium/when-freud-and-einstein-tried-to-answer-an-age-old-question-why-war/0000017f-f755-d044-adff-f7fda5230000.

Rolnik, E.J. (Hrsg.) (2019). *Sigmund Freud – Briefe. Annotated Edition*. Modan [Heb.].

Rolnik, E.J. (2020): Freud als Briefeschreiber. *Zeitschrift für psychoanalytische Theorie und Praxis*, 35, 421–431.

Rolnik, E.J. (2022): »The Jewish Offensive« – The Reception of Freud's Moses and Monotheism in Mandatory Jewish Palestine. In: L.J. Brown (Hrsg.): *On Freud's Moses and Monotheism*. London: Routledge.

Rosenfeld, H. (1978): Notes on the Psychopathology and Psychoanalytic Treatment of Some Borderline Patients. *International Journal of Psychoanalysis,* 59, 215–221.

Sandler, J. (1976): Gegenübertragung und Bereitschaft zur Rollenübernahme. *Psyche – Z Psychoanal*, 30, 287–305.

Sandler, J. (1983): Reflections on Some Relations Between Psychoanalytic Concepts and Psychoanalytic Practice. *International Journal of Psychoanalysis*, 64, 35–45.

Sebald, W.G. (2003): Konstruktionen der Trauer. Zu Günter Grass »Tagebuch einer Schnecke« und Wolfgang Hildesheimer »Tynset«. In: *Campo Santo*. München: Hanser.

Solan, R. (2015): *The enigma of childhood: The profound impact of the first years of life on adults as couples and parents*. London: Routledge.

Spotnitz, H. (1969): *Modern Psychoanalysis of the Schizophrenic Patient*. New York: YBK Publ.

Steiner, J. (1994): Patient-Centered and Analyst-Centered Interpretations: Some Implications of Containment and Countertransference. *Psychoanalytic Inquiry*, 14, 406–422.

Steiner, J. (2011): The Numbing Feeling of Reality. *Psychoanalytic Quarterly*, 80, 73–89.

Strachey, J. (1934): The Nature of the Therapeutic Action of Psychoanalysis. *International Journal of Psychoanalysis*, 15, 127–159.

Weber, M. (1919): *Wissenschaft als Beruf.* München/Leipzig: Duncker & Humblot.

Whitehead, A.N. (1929): *The Aims of Education and Other Essays*. New York, NY: Macmillan.

Wille, R.S. (2008): Psychoanalytic Identity: Psychoanalysis as an Internal Object. *Psychoanalytic Quarterly*, 77, 1193–1229.

Winnicott, D.W. (1953): Transitional objects and transitional phenomena: A study of the first not-me possession. *International Journal of Psychoanalysis,* 34, 89–97.

Winnicott D.W. (1960): Ego distortion in terms of true and false self. In: *The Maturational Processes and the Facilitating Environment*. New York, NY: IUP, 1965, S. 140–152.

Winnicott, D.W. (1965): The Value of the Therapeutic Consultation. In: *Psycho-Analytic Explorations*. London: Karnac, 1989, S. 318–324.

Winnicott D. W. (1968b): The use of an object. *International Journal of Psychoanalysis,* 50, 711–716.
Wittgenstein, L. (1921): *Logisch-Philosophische Abhandlung*. Berlin: 2018, Satz 6.52.
Woolf, V. (2012): *Orlando – eine Biographie*. Übers. v. M. Walz. Frankfurt a. M.: Insel.

Personenregister

Sachregister